汉英双语

神经科学提要

Chinese-English Fundamentals of Neuroscience

主　编：吕国蔚　　Editor-in-Chief：Lu Guowei

副主编：李菁锦　　Associate Editors：Li Qingjin

高翠英　　Gao Cuiying

编　者：（按姓氏笔画）　　Contributors：

崔秀玉　　Cui xiuyu

董苍转　　Dong Cangzhuan

高翠英　　Gao Cuiying

李菁锦　　Li Qingjin

刘晓红　　Liu Xiaohong

吕国蔚　　Lu Guowei

邵　国　　Shao Guo

北京大学医学出版社

HANYING SHUANGYU SHENJING KEXUE TIYAO

图书在版编目(CIP)数据

神经科学提要/吕国蔚主编. —北京：北京大学医学出版社，2005.1

ISBN 7-81071-757-X

Ⅰ. 神...　Ⅱ. 吕...　Ⅲ. 神经生理学—英、汉
Ⅳ. R338

中国版本图书馆 CIP 数据核字(2004)第 133938 号

汉英双语——神经科学提要

主　　编：吕国蔚
出版发行：北京大学医学出版社(电话:010－82802230)
地　　址：(100083)北京市海淀区学院路 38 号　北京大学医学部院内
网　　址：http://www.pumpress.com.cn
E - mail：booksale@bjmu.edu.cn
印　　刷：北京地泰德印刷有限公司
经　　销：新华书店
责任编辑：韩忠刚　责任校对:金彤文　责任印制:张京生
开　　本：787mm×1092mm　1/16　印张:16.5　字数:405 千字
版　　次：2005 年 6 月第 1 版　2005 年 6 月第 1 次印刷　印数:1－2000 册
书　　号：ISBN 7-81071-757-X/R·757
定　　价：35.00 元

序

神经科学是内容极其复杂和难以掌握的一门科学，其复杂的程度令人难以置信，但本书作者却成功地将它的基本内容分解为明确易懂的单元，并整合成有条理的框架，为读者学习和理解神经科学提供一条清晰的路线图。应该承认，做到这一点是不易的。

语言经常被说成是与思维分不开的，但语言却又有别于思维，它具有一种将思路编码成为人们借以相互沟通的信号的能力。语言的设计以单词和语法两种成分为基础。汉语和英语都有各自的单词和语法。作为汉英双语教材，本书不限于只在中文名词后简单地括以英语名词，而是以汉英对照的形式，既有各自的单词也有各自的语法，因此是一部名副其实的双语教材。

不论就内容、结构和语言、形式来说，本书均堪称国内首部。大学生、研究生、生物学、医学、心理学工作者以及其它对神经科学有兴趣的读者，通过阅读本书将从中既学习神经科学的基本知识又了解相应的英语表述。我相信本书的出版，将有助于我国双语教学的进一步开展与普及。

韩济生

神经生物学教授

中国科学院院士

北京大学神经科学研究所所长

Foreword

Neuroscience is a subject of science characterized by its unbelievable complexity. This whole complex is, however, successfully dissected by the authors into well defined and comprehensible units and integrated them into a well organized frame. In this way, a distinct and clear line map is provided to readers for their easy learning and understanding. I must confess this is by no means an easy-reading goal.

Language is often said to be inextricable from thinking. However, language is different from thinking in its ability to encode ideas into signals by which people can communicate with each other. The design of language is based on two components: words and grammar. Both Chinese and English have their own words and grammar. As a bilingual textbook, this book uses words and grammar in both Chinese and English in terms of Chinese-English contrast style but not limited to simply bracket English terms following Chinese ones. It should thus reasonably be a veritable bilingual textbook.

The book may be counted as the first in our country judged by its content and structure or its language and style. The book will be of benefit not only to students, graduates, professionals in biology, medicine and psychology but also to other readers who are interested in neuroscience. By reading the book, one will learn both basic knowledge in neuroscience and its corresponding expression in English. I do believe that the publication of this book would be helpful to further the launching and popularization of bilingual teaching.

Ji-Sheng Han

Professor of Neurobiology
Academician
Chinese Academy of Science

Director
Neuroscience Research Institute
Peking University

前　言

本书是在已分别出版的 *Essentials of Neurophysiology*（1991，人民卫生出版社）和《简明神经生理学》（2001，世茂出版社）两书的基础上编写的。为响应 2001 年国家教委在高校推广双语教学的通知和应高校双语教学的需要，在北京大学医学出版社的支持下，本书以汉英对照的形式出版。

本书由神经系统基本构成、神经细胞基本活动、神经系统主要功能和特殊感官感觉活动等四篇内容组成，附有参考文献、附图和词汇表。本书除汉英对照外，仍保持原来二书的基本特色，以简单、明了的语言和有条理的框架或提纲的形式，表述神经科学的核心或基本内容，导引读者以明快的心态，纵览和掌握神经生理学的基本奥秘和原理。

本书适用于综合大学生物系和高等医药院校的研究生、本科生、大专生以及临床医师和生理学教师使用，也可作为科普读物，供有兴趣的其他读者了解人脑活动的基本原理。

吕国蔚

2004 年 5 月

Preface

The book is compiled on the basis of separately published *Essentials of Neurophysiology* (1991, Peoples' Health Press) and *Concise Neurophysiology* (2001, Shi-Mao Press). To respond to the announcement by National Ministry of Education on popularization of bilingual teaching, the book is published in bilingual form under the support of Peking University Medical Press.

The present book is composed of four parts: basic structure of the nervous system, fundamental activity of nerve cells, essential function of the nervous system, and sensory action of special sense organs. References, illustrations and glossary are attached in the book.

In addition to the contrast form of Chinese vs English, the writing style of original two books remains in the present book; the core and basic material in neuroscience are written in terms of simple and clear language and well organized frame. In this way, readers of this book are expected to be guided to lucidly and lively glance into and grasp the basic mystery and principle in neuroscience.

The book is written for graduates, undergraduate students, physicians and teachers of physiology. The book may also be acted as a popular reading material for people who are interested in knowing the working principles of human brain.

Guo-Wei Lu, MD

May, 2004

Preface

The book is compiled on the basis of separately published *Essential of Neurophysiology* (1[illegible]98, People's Health Press) and *Concise Neurophysiology* (2004, Shi Mao Press). To respond to the announcement by National Ministry of Education on popularization of bilingual teaching, the book is published in bilingual form under the support of Peking University Medical Press.

The present book is composed of four parts: basic structure of the nervous system, fundamental activity of nerve cells, essential function of the nervous system, and sensory action of special sense organs. References, illustrations and glossary are attached in the book.

In addition to the contrast form of Chinese vs English, the writing style of original two books remains in the present books: the core and basic material in neuroscience are written in terms of simple and clear language and well-organized frames. In this way, readers of this book are expected to be guided to lucidly and lively glance into and grasp the basic mystery and principle in neuroscience.

The book is written for graduates, undergraduate students, physicians and teachers of physiology. The book may also be acted as a popular reading material for people who are interested in knowing the working principles of human brain.

Guo Wei Liu, MD

May, 200[illegible]

目　录

Contents

神经科学提要

（中文）

第一篇　神经系统基本构成

第一章　神经系统的组成

一、神经系统的主要分类

为了便于学习和叙述，可将神经系统做如下的划分：

A、中枢神经系统（central nervous system，CNS），由脑和脊髓组成。

B、周围神经系统（peripheral nervous system，PNS），包括体神经及其神经节和末梢（感受器和效应器）。体神经由31对脊神经和12对脑神经组成。

C、自主神经系统（autonomic nervous system，ANS），是神经系统的一种机能而不是解剖部分，可再分为：

1. 交感神经系统。
2. 副交感神经系统。

二、中枢神经系统的局部解剖

A、基于从解剖和发育观点，中枢神经系统可分为六部分。

1. 端脑——包括大脑半球。
2. 间脑——埋于大脑半球内，但在脑的基底部是可见的。
3. 中脑——是高位脑和低位脑之间的通路。
4. 后脑——包括脑桥（跨中枢神经系统轴的神经纤维桥）和小脑。
5. 延髓——脑和脊髓之间的过渡区域。
6. 脊髓——感觉-运动反射中枢及上（感觉）、下（运动）信息传递的通路。

B、中枢神经系统的一种常用的简单划分是前脑、脑干和脊髓。

1. 前脑即端脑。
2. 脑干包括间脑、中脑、脑桥和延髓。

C、神经轴包括脊髓和脑干。因神经轴是以节段形式组成，因此前脑或端脑在节段以上的解剖结构称为上节段结构。

三、脑的解剖

- A、端脑
  - 大脑皮层（大脑半球）
    - 脑叶
      - 额叶
      - 顶叶
      - 枕叶
      - 颞叶
      - 岛叶
    - 神经纤维
      - 投射纤维
        - 内囊
        - 外囊
        - 极外囊
      - 联络纤维
        - 长纤维
          - 扣带
          - 上纵束
          - 下纵束
          - 上枕额束
          - 下枕额束
          - 钩束
        - 短纤维
          - 弓状纤维
          - 皮层内纤维
      - 连合纤维
        - 胼胝体
          - 嘴部
          - 膝部
          - 体部
          - 压部
        - 前连合
        - 穹窿连合
    - 侧脑室
      - 前角
      - 体
      - 中央部
      - 后角
      - 下角
  - 基底核（基底节）
    - 尾核
    - 豆状核
      - 壳状核
      - 苍白球
    - 屏状核
    - 杏仁核
  - 嗅脑
    - 嗅球
    - 嗅束
    - 嗅三角
    - 嗅纹
      - 内侧嗅纹
      - 中间嗅纹
      - 外侧嗅纹
    - 齿状回
    - 海马
    - 布罗卡斜角带
    - 神经纤维
      - 投射纤维
        - 内侧前脑束
        - 穹窿
          - 穹窿伞
          - 穹窿脚
          - 穹窿体
          - 穹窿柱
        - 髓纹
        - 终纹
      - 连合纤维
        - 海马
        - 终纹
        - 前连合
      - 联络纤维—纵纹

- B、间脑
  - 上丘脑
    - 缰
    - 缰连合
    - 髓纹
    - 松果体
    - 后连合
  - 丘脑
    - 神经核
      - 前核
      - 内侧核
      - 外侧核
    - 神经纤维
      - 视束
      - 下丘臂
      - 下丘
  - 底丘脑
    - 神经核
      - 红核
      - 黑质
      - 丘脑底核
    - 神经纤维
      - 结合臂
  - 后丘脑
    - 内侧膝状体
    - 外侧膝状体
  - 下丘脑
    - 乳头体
    - 灰结节
    - 漏斗
    - 视交叉
    - 正中隆起
  - 第三脑室

- C、中脑
  - 四叠体
    - 上丘
    - 下丘
    - 滑车神经根
  - 被盖
    - 核群
      - 动眼神经核
      - 滑车神经核
      - 三叉神经中脑核
      - 红核
      - 黑质
      - 脚间核
      - 被盖核
    - 纤维
      - 结合臂
      - 内侧丘系
      - 外侧丘系
      - 三叉神经中脑束
      - 被盖腹侧交叉
      - 被盖背侧交叉
      - 内侧纵束
  - 大脑脚
    - 脚底
      - 脚间窝
      - 动眼神经
    - 黑质
  - 大脑水管

- D、后脑
  - 小脑
    - 小脑脚
      - 小脑上脚（结合臂）
      - 小脑中脚（脑桥臂）
      - 小脑下脚（绳状体）
    - 小脑核
      - 顶核
      - 球状核
      - 栓状核
      - 齿状核
    - 小脑蚓
      - 蚓锥体
      - 蚓垂
      - 小结
    - 小脑半球
      - 小脑前叶
      - 小脑后叶
      - 小脑绒球
      - 小脑扁桃体
  - 脑桥
    - 脑桥基底部
      - 脑桥臂
      - 三叉神经根
      - 脑桥基底核
      - 锥体束
      - 脑桥小脑系统
    - 脑桥被盖
      - 脑桥被盖纤维
        - 结合臂
        - 斜方体
        - 内侧丘系
        - 外侧丘系
        - 三叉神经脊束
        - 三叉神经中脑束
        - 前庭脊髓束
        - 内侧纵束
      - 脑桥被盖核
        - 前庭核
        - 面神经核
        - 上泌涎核
        - 展神经核
        - 三叉神经运动核
        - 三叉神经脊束核
        - 三叉神经感觉主核
        - 三叉神经中脑核
        - 上橄榄核
        - 斜方体核
        - 外侧丘系核
        - 蓝斑核
    - 第四脑室
      - 脑室顶
        - 结合臂
        - 前髓帆
      - 脑室底
        - 内侧隆起
        - 面神经丘
        - 上凹
        - 髓纹
        - 听三角
        - 蓝斑

- E、末脑(延髓)
  - 外部结构
    - 锥体
    - 锥体交叉
    - 背腹外部
    - 弓状纤维
    - 下橄榄
    - 展神经根
    - 面神经根
    - 听神经根
    - 舌咽神经根
    - 迷走神经根
    - 副神经根
    - 舌下神经根
    - 楔束和结节
    - 薄束和结节
    - 灰结节
    - 绳状体
  - 内部结构
    - 薄束核
    - 楔束核
    - V 脊核和束
    - 下橄榄核
    - 橄榄小脑纤维
    - 前庭核
    - 蜗神经前、后核
    - 副神经核
    - 舌下神经核
    - 疑核
    - 迷走神经背核
    - 泌涎上核
    - 泌涎下核
    - 孤束及孤束核
    - 绳状体
    - 内弓状纤维
    - 内侧丘系
    - 内纵束
    - 前庭脊髓束
    - 网状结构
    - 锥体束
  - 第四脑室
    - 顶部
      - 脉络膜组织及血管丛
      - 后髓帆
      - 绳状体
    - 底部
      - 听区
      - 髓纹
      - 迷走三角
      - 舌下神经三角
      - 下凹

四、脊髓的解剖

- 脊髓
  - 灰质
    - 柱
      - 背侧柱
        - 顶—后边缘核
        - 头—胶状质罗朗多
        - 颈—固有核
        - 底—背核（克拉克氏核）
      - 中间内外侧柱 (T1~L3,S2~S4)
      - 腹侧柱
        - 内侧
          - 背内侧柱
          - 背外侧柱
        - 中央
        - 外侧
          - 背后外侧柱
          - 背外侧柱
          - 腹外侧柱
    - 连合
      - 前连合
      - 后连合
  - 白质
    - 索
      - 背索
        - 薄束
        - 楔束
      - 中间内外侧索
      - 外侧索
        - 上行
          - 脊髓小脑背束
          - 脊髓小脑腹束
          - 脊髓丘脑侧束
          - 脊髓顶盖束
          - 脊髓橄榄束
        - 下行
          - 皮质脊髓侧束
          - 网状脊髓外侧束
          - 红核脊髓束
      - 腹侧索
        - 上行 — 脊髓丘脑腹束
        - 下行
          - 皮质脊髓腹束
          - 顶盖脊髓内侧束
          - 网状脊髓内侧束
          - 前庭脊髓束
    - 连合
      - 前连合
      - 后连合

五、中枢神经系统的被膜和血管组成

- A、脑脊膜
  - 脑
    - 脑膜
      - 硬脑膜
        - 骨内膜（外层）
        - 脑膜（内层）
          - 大脑镰
          - 小脑幕
          - 小脑镰
          - 鞍膈
      - 蛛网膜 —— 蛛网膜粒（颗粒体）
      - 软脑膜
        - 脉络丛
        - 脉络膜
    - 腔隙
      - 蛛网膜下腔
      - 脑池
        - 大池
        - 桥池
        - 脚间池
        - 交叉池
        - 大脑外侧窝池
      - 硬膜下腔
      - 硬膜外腔
  - 脊髓
    - 脊膜
      - 硬脊膜
      - 蛛网膜
      - 软脊膜
    - 腔隙
      - 蛛网膜下腔
      - 硬膜下腔
      - 硬膜外腔

B、动脉血液供应

- 脑
  - 颈内动脉
    - 大脑前动脉
      - 前交通支
      - 中支
      - 后支
      - 内侧纹状动脉
    - 大脑中动脉
      - 外侧纹状动脉
      - 额下外动脉
      - 额升动脉
      - 顶升动脉
      - 顶颞动脉
      - 颞动脉
    - 脉络丛前动脉
    - 后交通动脉
      - 海马动脉
      - 内侧丘脑动脉
  - 椎动脉
    - 基底动脉
      - 大脑后动脉
        - 后中间内侧动脉
        - 后中间外侧动脉
        - 脉络丛后动脉
        - 颞前动脉
        - 颞后动脉
        - 距状沟动脉
        - 顶枕动脉
      - 后交通支动脉
      - 小脑上动脉
      - 脑桥动脉
      - 内听动脉
      - 小脑下前动脉
      - 小脑下后动脉
    - 脊髓前动脉
    - 脊髓后动脉
- 脊髓
  - 椎动脉
    - 脊髓前动脉
    - 脊髓后动脉
    - —— 髓内分支到达白质和腹侧灰质
  - 肋间动脉
  - 腰动脉
  - 骶动脉
  - （肋间动脉、腰动脉、骶动脉）—— 根部分分支到达背侧和腹侧灰质
- 脑脊膜
  - 颅部
    - 咽升动脉 —— 脑膜后动脉
    - 枕动脉
    - 颌内动脉
      - 脑膜中动脉
        - 后支
        - 前支
      - 脑膜副支
      - 脑膜返支
    - 泪腺动脉
  - 脊髓部 —— 同脊髓

第二章 神经组织的组织学

一、神经组织的特性

A、生命物质特有的基本特性中，应激性和传导性这两种特性在神经组织尤其发达。

B、神经细胞的构造，使其可以通过树突提供的极大表面积接受刺激，然后通过其轴突将因而引起的兴奋波远距离传递。

C、神经元学说——神经细胞完整性的概念。神经细胞（神经元，neuron）在结构上是营养和功能独立的单位。神经元间的信息传递是通过特殊的细胞接触或终末——突触（synapse）来完成的。神经系统不是一个合体细胞组织。

D、从机能观点来看，神经细胞也是独特的，不同于机体其它组织的细胞，神经元间不能彼此交换。神经元间的精确定位和联系决定其机能的特异性。

二、神经系统的细胞类型

A、神经元——一般根据细胞形状分类（图 1-2-1）。

1. 多极（multipolar）神经元——胞体发出大量树突，分为两个亚型。

a. 高尔基 Ⅰ型（Golgi typeⅠ）——长轴突、大胞体、多树突。

b. 高尔基Ⅱ型（Golgi type Ⅱ）——短轴突、小胞体、少树突。

2. 双极（bipolar）神经元——自长胞体两端各发出一个突起。

3. 单极（unipolar）神经元——仅有一个突起的神经细胞。

4. 无轴突（anaxonic）神经元——感受器和效应器均位于树突部。没有传导突起（轴突）。

B、神经胶质（neuroglia）——中枢神经系统的间质组成。根据大小和起源分为两类：

1. 大胶质细胞（macroglia）——体积大，来源于神经外胚层。根据形状又分为两类：星形胶质细胞和少突胶质细胞。

2. 小胶质细胞（microglia）——胞体小，有少量的原生质突起，起源不清楚，推测来自中胚层。

C、室管膜细胞（ependymal cells）

1. 来源于神经外胚层。

2. 用以被覆中枢神经系统的腔（脑室和脑管）。

三、神经细胞形态学（图 1-2-1，图 1-2-2）

A. 神经元细胞体（胞体 soma）。胞体亦称为核周体，是指胞核周围的细胞区。

1. 细胞膜（原生质膜 plasma membrane）

a. 电镜下呈三层结构，厚度为 7～8nm。

b. 突触部位膜结构发生局部改变。

2. 细胞核（nucleus）

a. 一般较大，圆形，位于细胞中央。

b. 有大而明显的核仁。

c. 染色质颗粒稀少——染色浅。

3. 细胞器（cytoplasmic organelle）

a. 尼氏体（Nissl substance）——是神经元特有的，在大细胞中尤其明显。见于核周体和近端树突内，轴突内不存在。电镜显示尼氏体呈颗粒状即粗面内质网（rough endoplasmic reticulum，rER）。

b. 高尔基体（Golgi apparatus）——大多数动植物细胞中均有，在许多神经元内特别明显，常见于胞核周围。

c. 溶酶体（lysosomes）——由膜包被着的囊泡，内含水解酶，随着老化，常聚集形成脂褐素颗粒。

d. 线粒体（mitochondria）——遍布于神经细胞胞浆。

e. 微管和微丝（microtubule and microfilament）——分布于核周体和神经元的所有突起内。

B、神经细胞突起

1. 树突（dendrite）

a. 视为胞体的延伸；

b. 用于大幅度增大胞体表面积因而增加突触数目；

c. 树突棘（dendritic spine）——出现在第二三级树突分支上，进一步增大突触接触的表面积。

2. 轴突（轴索 axon）。

a. 神经元的传导部分。

b. 由轴丘（axon hillock）、轴突始段（initial segment）、投射段（projection segment）（常伴有侧枝）和终末分支即轴突终端组成。轴突终点称为轴突末梢（axon terminal）。

c. 轴突胞浆（轴浆 axoplasm）中含有线粒体、神经微丝、微管、滑面内质网和囊泡（vesicle）。

d. 细胞膜称为轴膜。

四、神经胶质细胞形态学

A、星形胶质细胞（astroglia）是含有大量胞浆性突起的星形细胞。

1. 公认有两种类型

a. 原浆性星形胶质细胞见于灰质（gray matter）。

b. 纤维性星形胶质细胞遍布于白质中（white matter）。

2. 功能

a. 结构性支持；

b. 修复功能；

c. 参与血脑屏障（blood - brain - barrier）；

d. 维持神经元周围的离子环境。

B、少突胶质细胞（oligodendrocytes）几乎没有明显可见的突起。

1. 分为三型

a. 束间细胞（interfascicular）——位于白质。

b. 卫星细胞（satellite）——亦称神经元周围细胞，位于灰质中，与神经元胞体联系紧密。

c. 血管周围细胞（perivascular）——见于小血管周围，呈小的群集状。

2. 功能

a. 在中枢神经系统中形成髓鞘（myelin）。

b. 为神经元提供营养。

C、小胶质细胞是小而密集的细胞，核深染。

1. 具有许多细小的、高度分支并带有小棘的突起。

2. 其起源（神经胚层或中胚层）与功能（支持细胞或网状内皮）尚有争议。

五、室管膜细胞（ependymal cell）

A、这些非神经细胞也划为神经胶质。

B、功能

1. 在中枢神经系统组织和脑脊液（cerebrospinal fluid，CSF）之间形成选择性屏障。

2. 通过分泌和吸收机制可调节脑脊液。

六、突触（synapase）（图 1－2－3，1－2－4）

A、神经元作为神经系统的完整成分，通过称为突触的特化的细胞间连接，能相互联系。

B、根据神经细胞突起间的结构联系，突触可分为轴－树（axodendritic）、轴－体（axosomatic）、轴-轴（axoaxonic）和树-树（dendrodendritic）型突触。更复杂的突触形式是交互突触、串联突触（如轴-轴-树型）和突触小球。

C、根据传递方式，突触可分为电突触和化学突触两种。

1. 电突触（electrical synapse）

a. 低等脊椎动物较常见。

b. 称为缝隙连接（gap junction）。

c. 在两个神经元之间提供一条低阻电通道。

2. 化学突触（chemical synapse）

a. 是哺乳动物神经系统的主要类型。

b. 是一种极性结构，有突触前和突触后成分。

c. 分为Ⅰ、Ⅱ两型，两型间有很多级别。Ⅰ型突触间隙为 30nm，较小的接头区域的 1～2μm，靠近突触后膜处有明显的致密物质。Ⅱ型突触间隙为 20nm，接头面积较小（少于 1μm），接近突触前、后膜处密度低。

d. Ⅰ型化学性突触见于树突棘，Ⅱ型突触见于树突干和胞体处。

e. 化学性突触的一个显著特征是存在囊泡，聚集在突触前终末部分，平均直径约为 20nm，内含化学递质。

f. 突触囊泡移向活动区，在该区发生胞吐。

D、神经细胞中的囊泡和颗粒（granule）类型

1. 电镜下透明物质（electron lucent）

小，球形，	40～60nm	乙酰胆碱（acetylcholine）
		氨基酸（amino acids）
小，扁平形，	30～60nm	γ-氨基丁酸（GABA），甘氨酸（glycine）
有包被的吞饮囊泡		?

2. 电镜下致密物质（electrondense）

小，	40～60nm	儿茶酚胺（catecholamine）

中等，	80～100nm	儿茶酚胺
大，	100～160nm	神经分泌颗粒（肽类 peptide）
很大，	200～400nm	溶酶体

七、神经组织的基本结构（小结）

- 神经元
  - 组成
    - 胞体
      - 胞浆
        - 线粒体
        - 神经胞质
        - 神经原纤维
        - 高尔基体
        - 尼氏体
        - 细胞膜
      - 胞核
        - 核质
        - 染色体
        - 核仁
        - 核膜
    - 突起
      - 轴突
        - 轴膜
        - 神经胞质
        - 轴浆
      - 树突 —— 同胞浆
  - 分类
    - 形态学分类
      - 按突起数量
        - 单极神经元
        - 双极神经元
        - 多极神经元
      - 按轴突长度分
        - 高尔基 I 型（长轴突）
        - 高尔基 II 型（短轴突）
    - 生理学分类（机能）
      - 传入神经元
      - 传出神经元
      - 中间神经元

- 神经节
  - 组成 —— 中枢神经系统以外的细胞体
  - 分类
    - 感觉性
      - 脑神经节
      - 脊神经节
    - 运动性 —— 自主神经节

- 支持细胞
  - 中枢神经系统 —— 神经胶质
    - 星形胶质细胞
      - 纤维性星形胶质细胞
      - 原浆性星形胶质细胞
    - 少突胶质细胞
    - 小胶质细胞
  - 外周神经系统 —— 同神经元被膜

第二篇 神经细胞基本活动

第一章 轴突传导

一、神经元功能

A、神经元是独特设计的细胞，能借助电、化学活动沿其膜快速传递信息。

B、神经元从感受器系统抑或其它神经元接受信息。感受器系统（receptor system）提供外环境和体内状态的量度。

C、神经元整合多种来源的输入传递信息，并进行运算，以获得合适的解答。

D、典型条件下，神经元能在几毫秒内将其运算结果传到邻近的或远隔脑部的神经元。

E、人脑所完成的令人难以置信的功能——知觉经验（perceptual experience）、意识觉醒（conscious awareness）、敏锐思维（subtlety of thought）、精细动作（finess action）等等——是数以万计的神经元通过细胞膜进行复杂而精细的电化学协同活动的基础上产生的。这是如何实现的，已远远超出我们目前对神经系统的理解水平，我们也许只能从头开始。

二、静息电位（resting potential）（图 2-1-1）

A、膜电位（membrane，transmembrane potential）是由膜两侧离子的浓度差以及膜的选择通透性决定的。

离子	浓 度（内/外）	静息膜的通透性
K^+	高/低	高
Na^+	低/高	低
Cl^-	低/高	高
大的阴离子	高/低	零

B、膜电位是由于 K^+ 在其浓度梯度的驱动下向细胞外扩散趋势形成的。然而，由于大的阴离子不能通透而留在细胞内造成电荷失衡，K^+ 不能全部扩散到细胞外。随着 K^+ 的外流，电荷被分隔在膜两侧，阳离子在膜外，阴离子在膜内，从而形成电位。该电位继续增大直到能抗衡由 K^+ 浓度梯度造成的 K^+ 外流的力量。

C、当驱使某种特定离子向一个方向通过细胞膜的浓度梯度被相反的跨膜电势梯度精确抵消时，则达到了该离子的平衡状态。在此平衡状态下，可应用 Nernst 方程：

$$E=\frac{RT}{ZF}\log_e\left(\frac{C_{out}}{C_{in}}\right)$$

对于一个阳离子，

$$E=60\log_{10}\left(\frac{C_{out}}{C_{in}}\right)mV$$

因此，对某一特定的跨膜浓度梯度（细胞外/细胞内），Nernst 方程给出抗衡该梯度的平衡电位。

D、如果膜对某一离子高度通透，膜电位则要接近该离子的平衡电位。如此，猫的运动神经元（motor neuron）钾离子平衡电位（E_k）按下式计算，约为$-90mV$（膜内为负）：

$$E_k = 60\log_{10}\frac{(5.5mM)}{(150mM)} = -90mV$$

实际跨膜电位（transmembrane potential）为$-70mV$，因此驱动K^+的浓度梯度，大于相反的跨膜电位梯度，K^+在静息状态受这种「被动力」驱动，从细胞内流向细胞外。这种外向流动，通过Na^+-K^+泵活动，将K^+泵入细胞内，予以抗衡。

E、静息状态下膜对Na^+几乎是不通透的，Na^+平衡电位因而与静息膜电位相差甚远。

$$E_{Na} = 60\log_{10} = \frac{(150mM)}{(15mM)} = +60mV$$

因此，静息时，Na^+浓度梯度和膜电位梯度均驱使Na^+流向细胞内，但由于通透性低，流入细胞内的Na^+并不多。

F、Na^+和K^+的浓度是靠需氧代谢能的Na^+-K^+泵（sodium - potassium pump）（主动转运 active transport）来维持的。

1. 膜主动转运机制，利用来自细胞代谢的力量，将Na^+泵回细胞外，K^+泵回细胞内。

2. 每泵出细胞外 3 个Na^+，即泵入细胞内 2 个K^+。

3. 由于向膜外净泵出阳离子，Na^+-K^+泵对膜电位的形成也有较小的直接作用。

4. Na^+-K^+泵通过维持离子借以扩散所致的浓度梯度，对膜电位起着重要的间接作用。膜电位主要由这些离子的扩散而产生。

G、稳态膜电位（steady - state membrane potential）可由 Goldman 方程相当精确地计算出来．该方程考虑到了各主要离子的不同通透性。

$$V_m = \frac{RT}{F}\ln\frac{P_k(k^+)_O + P_{Na}(Na^+)_O + P_{Cl}(Cl^-)_i}{P_K(k^+)_i + P_{Na}(Na^+)_i + P_{Cl}(Cl^-)_O}$$

三、动作电位（action potential）

A、膜电位在动作电位过程中的变化。

1. 神经细胞需接受信息才成为“活动”细胞，膜电位发生短暂的正向变化，称为动作电位、神经冲动（nerve impulses）或锋电位（spike）（图 2 -1- 2）。

2. 引起动作电位方式有三：感受器的激动、来自其它神经元的突触传入、细胞膜本身的内在变化（起步神经元 pace maker neuron）。

3. 当细胞看来处于生理性活动时，膜电位发生快速变化，从 $-70mV$ 或 $-90mV$ 突然变到 $+30mV$，然后迅速恢复到原水平。

4. 动作电位以快速的正电变化开始，称为上冲或上升相，神经和肌肉的上升相持续约 0.2～5ms 。上升相过程中，细胞失去其静息极化的负电荷，此相也称为去极化相(depolarization)（膜电位接近于零）。

5. 去极化相引起各种运动过程恢复静息膜电荷。兴奋引起去极化，随后继以自发的复极化（repolarization）（从零回到静息电位水平）。

6. 电位超过零水平的部分，称为超射相（overshoot phase）。电位低于静息电位水平，称为超极化（hyperpolarization）。

7. 由足以能使膜去极化刚好少许超过阈电位水平的刺激和极强的刺激触发的动作电位

是相同的。

8. 分辨刺激水平的能力取决于单位时间传递的动作电位的数目而不决定于动作电位的大小。多数神经细胞发生反应的频率介于每秒 0～100 个动作电位之间。

B、阈电位（threshold potential）（图 2-1-3）

1. 膜从静息电位去极化达 $-50mV$ 时，即可触发动作电位或兴奋（excitation），动作电位开始发生的电位称为阈电位。

2. 在阈电位水平，膜电荷不稳定。

a. 电荷快速、自动地扩散甚至常使极化反转，导致超射。

b. 在阈电位水平触发的膜自发的进行性放电状态，称为兴奋，持续时间很短，不到 1ms。

3. 在静息电位和阈电位之间的任何电位水平，尽管 Na^+ 通透性增加，移入细胞内的 Na^+ 少于移出的 K^+，这样就防止刺激直接引起的去极化以外的进一步去极化，而且刺激一旦消除，电位即回到静息水平。

4. 一旦达到阈电位，电位变化过程即不再依赖刺激强度，去极化得以继续进行并变成动作电位，完全是由于膜的通透性改变，允许 Na^+ 顺着跨膜存在的电位梯度和浓度梯度扩散。

四、动作电位的离子基础（图 2-1-4）

A、神经细胞膜的选择通透性是膜电位水平的函数。

B、无论通过何种方式使膜去极化（内侧相对于外侧的负电性降低）都能导致通常通透性低的 Na^+ 通透性增高。外向跨膜电流是去极化的。

C、Na^+ 通透性增高导致这些阳离子内流，从而引起去极化。去极化一旦超过某一数值（阈电位），则发生自我增强的连续反应（动作电位或锋电位）。

D、根据强度-期间曲线（intensity-duration curve），最小阈水平是刺激强度和刺激持续时间两个因素的函数。然而，缓慢给予阈下去极化电流可使阈值升高（适应，adaptation）。

E、动作电位一旦产生，其波形即与刺激电流无关（全或无定律，all-or-none law）。

F、这一再生性过程的顶峰，由于具有正平衡电位最常备的离子 Na^+ 内流，使膜内电位变正。

G、动作电位的正相仅持续很短暂时间，因为两个内在的复原机制能在 1～2ms 将其恢复至静息膜电位。

1. Na^+ 失活。动作电位一旦产生，Na^+ 通透性即迅速丧失。

2. K^+ 激活。K^+ 通透性增强，导致 K^+ 外流，使去极化的膜重新充电，形成正超射或后超极化 。

H、在动作电位锋电位期间及稍后，细胞膜不能再兴奋（绝对不应期）（absolute refractory period），此后，膜兴奋性逐渐恢复（相对不应期）（relative refractory period）。

小结

电位变化	离子运动
局部反应 (local responses)	钠离子通透性轻度增加，但 K^+ 外流能使电位恢复至静息水平
锋电位 (spike potential)	当达到放电水平，Na^+ 通透性突然增加
上升相 (arising phase)	$P_{Na+} > P_{K+}$ →Na^+ 内流（进一步去极化→Na^+ 通透性进一步增高，正反馈）→静息电位消失→反转电位产生（趋于 Na^+ 平衡电位）
下降相 (falling phase)	Na^+ 通透性降低，K^+ 通透性增加→K^+ 外流→反转电位消失→膜电位向静息电位水平复原
后电位 (after - potential)	
后-去级化 (after - depolarization)	K^+ 进一步外流
后-超级化 (after - hyperpolarization)	钠泵的生电作用，引起 Na^+ 外流→细胞内、外液间的 Na^+ 、K^+ 恢复正常分布

五、动作电位的分子机制（图 2-1-5）

A、Hodkin 和 Huxley 设想为电导，假想的通道允许特定的离子顺其浓度梯度自由通过细胞膜。

B、据推断，离子通道（ionic channel）开放，使膜呈漏斗形开口。膜上有控制 Na^+ 开放（激活）和关闭（失活）的分子［闸门］。

C、据认为，闸门有一电轴（偶极子）与其相连。最近发现闸门朝向变化（闸门电流）(gating current)。

D、电压依从性（voltage - dependent）离子通道的密度变化范围很大（1～12 000/μm）。神经元的局部区域因而可有不同的兴奋特性。

E、郎飞结（node of Ranvier）处 Na^+通道密度极高，可能反映这一小块膜的特化，可在跳跃式传导（saltatory conduction）（见下）中产生动作电位。

F、电压依从性离子通道的主要类型有：

1. 内向电流（inward current）——I_{Na}（快钠）、Ic_a（钙）、I_B（Na^+ 和/或 Ca^{2+} 缓慢内流）「暴发式的」，I_{Ti}（短暂内流，Ca^{2+} 依从性非特异的阳离子流）。

2. 外向电流（outward current）——I_K（延时整流器），I_{CR}、I_{K-ca}（Ca^{2+} 激活的钾离子流）、I_A（快速，短暂的 K^+外向电流）和 I_m（毒蕈碱 muscarine）。

六、动作电位的不应期（refractory period）（图 2-1-6）

A、与动作电位有关的不应期可分为两期：

1. 在动作电位锋电位的 l ms 内，无论第二个刺激多强也不能引起第二个动作电位，此时膜处于绝对不应期。

2. 紧接着有一间期，高于阈值的刺激强度可以引起第二个动作电位，称为相对不应期（可持续 10～15ms 或更长一些）。

B、不应期的机制与改变 Na^+ 和 K^+ 通透性的膜机制有关。

1. 绝对不应期相当于 Na^+ 通道的失活期。

2. 相对不应期相当于 Na^+ 通道恢复期。复极化过程中 K^+ 通透性增高。且在正后电位（positive afterpotential）和负后电位（negative afterpotential）的全过程一直保持这种状态。

C、动作电位之后，膜恢复至其起始静息状态需要时间。不应期限制可兴奋膜在给定时间内产生动作电位的数目。

七、动作电位的传导

A、神经轴突可以设想为具有海底电缆的特性。

1. 一个导电的（低阻）轴——轴浆。

2. 外周绝缘层（轴膜 axon membrane）包裹轴心，并将轴心同导电的外部介质——细胞间液隔开。

B、膜具有电阻（resistance）和电容（capacitance）两种电缆特性（cable property）。

C、发生在电缆某一点的电位将被动和递减地扩散，扩散多远决定于膜与轴心电阻的比值。由被动电流扩散造成的电位也称为电紧张电位（electrotonic potential），由电缆特性控制。与这一扩散有关的参数称为电缆的空间常数（space constant），指起始的跨膜电位递降至其原始值$\frac{1}{e}$的距离。

1. 膜电阻越高，扩散越远（空间常数越大）。

2. 轴心、电阻越低，扩散越远（空间常数越大）。

D、神经膜某一区域的动作电位通过被动传导（passive conduction）沿电缆传播。动作电位所在处的内向电流在运动中的锋电位之前的部位引起外向电流回路，外向去极化电流使动作电位向其邻近的区域扩布（图 2-1-7）。

E、这种电紧张电流回路扩布的距离取决于 C 中所列的特性，这些特性也控制动作电位沿神经传导的速率。

F、在自然界中发现主要有两种方法可提高神经传导速度；它们的作用机理都是通过增大膜的空间常数起作用。

1. 粗直径轴心的电导与直径的平方成正比地增加，但单位长度的膜电导却只呈线性增加。因此，粗轴突空间常数大，传导较快。

2. 高阻抗的髓鞘大大增加跨膜电阻，有髓鞘轴突因而传导较快。换言之，电紧张电流回路如不经膜分流，则可沿膜传播得更远。

G、有髓鞘轴突（myelinated axon）的跳跃传导（saltatory conduction）

髓鞘在郎飞结处周期性地间断。动作电位期间大量的跨膜离子通量仅在结处发生。电流回路从激活的结处几乎没有衰减地沿高阻抗的结间区域传播，再从邻近末激活的结处流出，使该结处去极化，触发动作电位。这种连续的电脉冲好像从一个结跳到另一个结，称为跳跃传导效应（图 2-1-8）。

1. 髓鞘也降低轴突的电容，导致静息状态下结间区域贮存的电荷减少，这样只需较少的电荷移动即可使轴突去极化，从而使电紧张电流的扩布加速。

2. 有髓纤维的传导速度与直径成正比，无髓纤维（nonmyelinated axon）则与直径的平方根成正比。有髓鞘轴突的冲动传导比同样粗细的无髓鞘轴突快 6 倍。

H、动作电位并非其本身沿膜传导，而是每一个动作电位通过局部电流在膜的毗邻区触发一个新的动作电位。

1. 向细胞内增加正电荷和从细胞外移除正电荷使膜两侧电位差降低。由于电流的流动，这个起始的去极化作为刺激，可触发一个动作电位。这样，原来的动作电位提供一个电刺激，使新的膜区去极化刚好超过其阈电位。

2. 上述情形发生时，新膜区开始 Na^+ 激活周期。在该区产生动作电位。一旦新区去极化至阈电位，动作电位在该处产生即仅决定于该区的电化学梯度和膜的通透性。

3. 因以上因素与参与原动作电位产生的那些因素相同，所以新动作电位与原动作电位相同。信号沿膜传导时不发生失真。到达膜终点的信号与起始端的相同。

4. 由于分子本身的影响，从一点到另一点的电位变化或电荷运动比两点之间的离子运动快得多。然而，局部电流的流动是递减的——其振幅随距离的增加而减小。

5. 由于膜降低局部电流，所以局部电流是递减的，即使如此，这种递减只是一小段距离并且无任何影响，因为只要有去极化所需的局部电流量，即可发生新膜区动作电位，而且传导没有递减，因新的动作电位沿膜不断产生。

6. 这些过程一直重复直至膜的终点。

7. 轴突的纤细终末可能不产生锋电位，因此通过这些区域的传导完全靠电缆特性。

八、复合动作电位的传导

A、外周神经是混合神经（mixed nerve），有不同直径的纤维。

B、因此一个电震可激动其中大量纤维产生动作电位。

C、这样，由一个电震激动大量纤维产生的复合动作电位（compound action potential）含有以不同速度传导的成分。

D、靠近电震部位，纤维几乎同步活动，但随着记录距离的延长，慢成分将落后，形成多相动作电位（multiphasic action potential）。

E、传导速度（conduction velocity）是我们在一条神经上鉴定不同纤维的一个标准。已区分出 A_α、A_β、A_δ和 C 类纤维，A 类和 C 类纤维的速度-直径比分别为 6 和 1.7。

F、快纤维阈值低，产生动作电位幅度大。这两个特性，同其传导速度快一样，均与其纵向电阻低有关。

G、哺乳动物神经的神经纤维类型

纤维类型		纤维直径 (μm)	传导速度 (m/s)	绝对不应期 (ms)	机能
A	α	12～20	70～120	0.4～1.0	躯体运动、初级肌梭传入、本体觉
	β	5～12	30～70	0.4～1.0	触觉、运动觉、压觉
	γ	3～6	15～30	0.4～1.0	到肌梭的运动纤维触、压觉
	δ	2～5	12～30	0.4～1.0	痛、温、触觉
B		2～3	3～15	1.2	自主神经节前纤维
C（背根）		0.4～12	0.5～2	2.0	痛觉、反射反应
（交感神经）		0.3～1.3	0.7～2.3	2.0	交感神经节后纤维

H、哺乳动物 A、B、C 类纤维对不同因子引起的传导阻滞的相对易伤性。

	最易伤	中等易伤	最不易伤
对缺氧的敏感性	B	A	C
对压力的敏感性	A	B	C
对局麻药的敏感性	C	B	A

第二章　肌肉收缩

一、肌肉的功能

A、肌肉位于全身各处，行使不同功能，这些功能涉及从姿势和运动的维持到发音和呼吸的进行。位于内脏的肌肉使植物功能进行到其末端。

B、机体中肌肉行使的各种不同功能，全都取决于肌肉作为一种组织的一个基本特征，即其将化学能变为机械功的能力。

C、释放出的部分能量转变成被称为肌肉收缩事件的机械功，其余部分以热的形式出现。

D、肌肉分为三种类型：躯体肌（somatic）（横纹肌，striated）、内脏肌（visceral）（平滑肌，smooth）和心肌（cardiac）。骨骼肌（skeletal muscle）通常因随意活动而收缩；平滑肌收缩常是不随意的。

E、骨骼肌的功能

1. 非随意反射（reflex）活动；
2. 维持位置；
3. 执行随意运动。

二、肌纤维（muscle fiber）结构（图 2－2－1）

A、肌膜（sarcolemma）——一层坚韧无构造的鞘，含有肌纤维细胞浆（肌浆 sarcoplasm）和细胞器。

1. 肌膜负责肌肉动作电位的扩布。
2. 肌膜限制了肌纤维的伸展程度。

B、肌核（nucleus）

C、肌原纤维（myofibril）——未分支的平行微丝，延伸纤维全长。

1. 每条肌原纤维是一条复合的微丝，其基本单位是肌丝（myofilament），是肌纤蛋白或肌凝蛋白的长蛋白分子链。
2. 粗的肌纤蛋白微丝和细而长的肌凝蛋白微丝的排列赋予骨胳肌以特征性的明带（light band）和暗带（dark band）（横线）。

D、肌浆——由肌纤维的胞浆组成。

1. 它含有线粒体（mitochondria）（肌粒）、高尔基复合体。肌红蛋白（myoglobin）、糖原（glycogen）、脂质包含物（lipid inclusion）和肌浆网（sarcoplasmic reticulum）。
2. 不同纤维的肌浆量变化很大，红肌（red muscle）比白肌（white muscle）中含量丰富。

E、肌浆网——一种特化的内质网系统。

1. 电子显微图片显示为由膜被覆的微管或微池样网状结构——以规律性排列的形式在

肌原纤维之间及其周围走行。

2. 这些微管在其两端密集成终池（terminal cistemae）。

3. 终池沿肌原纤维全长，由肌膜的特化凹陷（称为核管或 T 管，T - tubule）相互分开。这些 T 管代表细胞外间隙，其作用是将外部冲动由细胞外区传到细胞区。

F、肌节（sarcomere）——肌原纤维的结构单位。

1. 每一肌节代表肌纤蛋白微丝和肌凝蛋白微丝的一种重叠排列。

2. 粗的肌凝蛋白微丝在其两端都与细而长的肌纤蛋白微丝重叠。重叠的区域组成肌原纤维的 A 带（A band）或各向异性带、暗带。

3. 肌纤蛋白细丝与邻近肌节的肌凝蛋白粗丝相重叠。

4. 肌纤蛋白微丝没有重叠的区域称为各向同性带、明带或 I 带（I band）。

5. 肌纤蛋白微丝之间在 I 带中部的联结是通过交叉联系方式完成。这种联结形成致密的 Z 线（Z line）或 Z 盘（Z disk）。

6. 肌凝蛋白微丝之间在其中部 M 线（M line）或 H 带（H zone）也发生类似的交叉联系。

7. 肌节存在于两个 Z 线之间，长约 2.3μm。因此，它含有两个 I 带的各 1/2 和一个 A 带全长。

三、骨骼肌类型

A、I 型纤维（红肌）

1. 氧化酶（oxidative enzyme）活性高。

2. 对肌原纤维 ATP 酶（ATPase）反应弱（糖酵解（glycolytic activity）活性低）。

3. 收缩速度慢。

4. 富含肌红蛋白。

5. 线粒体含量高。

B、Ⅱ型纤维（白肌）

1. 氧化酶活性低。

2. 对肌原纤维 ATP 酶反应强（糖酵解活性高）。

3. 收缩速度快。

4. 肌红蛋白量少。

5. 糖原含量高。

四、兴奋-收缩偶联（excitation - contraction coupling）（图 2-2-2）

A、许多不同刺激可兴奋肌纤维。压力、热、化学因素等等能使这些纤维收缩。然而对于神经，最常见的刺激是电刺激。

B、肌纤维的兴奋通常是由到达其运动神经元末梢的神经冲动引起的。神经末梢释放的乙酰胆碱使运动终板处的肌纤维膜去极化形成终板电位（end - plate potential，EPP）。

C、EPP 能产生可扩布的肌肉动作电位，使 T 管和终池去极化，从而促进 Ca^{2+} 从肌浆网终池释出。

D、Ca^{2+} 被肌钙蛋白（troponin）结合，肌钙蛋白对肌动蛋白的抑制作用因而停止。

E、这促使肌动蛋白和肌凝蛋白微丝之间形成活性横桥（cross bridge），二者相互滑行，引起肌纤维缩短和 ATP 水解为 ADP 。

F、滑行过程中，肌凝蛋白和肌纤蛋白微丝本身均未缩短。因此收缩中 A 带宽度 (1.6μm) 保持不变，但 I 带和 H 带变窄。

G、Ca^{2+} 从肌钙蛋白解离，然后钙泵（Ca^{2+} pump）及其积极的活动，重新将 Ca^{2+} 存于终池。ATP 释放的能量还被用来将 Ca^{2+} 泵回肌浆网。

H、每根肌纤维都遵循全或无定律。单个肌纤维的收缩是不分级的，而整块肌肉的收缩则是分级的。

五、肌肉力学（图 2－2－3）

A、肌肉受到刺激即发生一连串的快速收缩和舒张（颤搐）(twitch)。动作电位和收缩开始之间有一潜伏期（latency，latent period)。潜伏期末，首先发生肌肉松弛（潜伏期舒张，latency relaxation)。然后张力增至最大收缩（contraction)。收缩到顶峰后发生肌肉舒张。

B、单根肌纤维兴奋产生一次短暂的颤搐。收缩速度取决于纤维类型：

1. 红肌缓慢。

2. 白肌迅速。

C、由于一整块肌肉由不同类型的纤维混合组成，因此，整块肌肉收缩过程的任一给定时间。

1. 一些纤维处于收缩过程。

2. 一些纤维则处于舒张时相。

3. 另一些纤维对新的神经冲动绝对不反应或相对不反应。

D、肌肉在其静息长度下受刺激时，肌肉将产生最大的等长张力（isometric tension)。若肌肉长度增加或缩短，则由神经刺激引起的张力将减少（张力-长度曲线，tension－length curve)。

E、间接刺激肌肉所得的强度-期间关系曲线与刺激神经所得的曲线相同，但直接刺激引起的关系却有别于神经，尽管在形式上仍为双曲线。

F、当给予两个刺激并进行性缩短刺激间隔时，将达到某一点，此时肌肉收缩发生总和所产生的肌张力比单个颤搐引起的张力要大。

G、肌肉受到连续刺激的情况下，也能看到同样的现象（肌强直，tetanus)。

1. 快肌纤维的融合频率（fusion frequency）比慢肌的快得多。

2. 强直收缩过程中所产生的张力大于单个颤搐产生的张力。

3. 强直刺激产生的张力是某一特定肌肉所能达到的最大收缩力。能达到数倍于单次颤搐产生的张力的数值。

六、肌肉做功（muscular work)

A、肌肉可以等张或等长的方式收缩。等张收缩（isotonic contraction）见于肌肉对抗一个恒定的轻负荷。而缩短时，外功得以完成，但产生的张力极小 。等长收缩（isometric contraction）时，肌肉不能缩短，未做外功，但产生了张力的递增并以热的形式产生能量。

B、当肌肉受到刺激并且张力达到超过伸展力的限度时，肌肉即快速缩短，缩短的程度和速度取决于负荷量。负荷越大：

1. 潜伏期越长；

2. 缩短期（shortening period）越长；

3. 缩短速度（shortening velocity）越慢。

C、当肌纤蛋白和肌凝蛋白之间形成的横桥的数量能达到最多时，等长收缩可产生最大的张力。这可能就是肌肉被过度牵拉或缩短时不能产生最大张力的缘故。

D、等张条件下肌肉的工作情况由下列因素决定：

1. 反应形式（pattern of response）；

2. 负荷（load）；

3. 肌肉长度（muscle length）；

4. 温度（temperature）；

5. 肌肉大小（muscle dimension）。

E、前负荷（preload）和后负荷（afterload）对肌肉做功的影响：

1. 每块肌肉都有自己的最适前负荷（adequate preload）或最适初长（adequate initial length）。

2. P_0与活动的横桥数目成正比；最大速度（V_{max}），反映单个横桥活动释放的机械能的效益或速率。据认为，最大速度可用做反映收缩能力的指标。

3. 后负荷在等张和等长收缩中的作用：

		等张收缩	等长收缩
后负荷	0	＜一定水平	＞一定水平
张力变化	0	肌肉缩短前肌张力增加。后负荷越重，张力越大；肌肉开始缩短后，肌张力不再增加。	P_0
长度变化	V_{max}	肌肉缩短在张力增加之后发生，后负荷越重，肌肉缩短发生越晚，缩短速度越慢，肌肉长度越短。	0
做功	0	＝肌张力×缩短长度	

七、肌肉能量学

A、为肌肉收缩过程提供能量的化合物是 ATP 。

1. 为从 ADP 再生成 ATP 的磷酸贮备来自磷酸肌酸（creatine phosphate）。

2. 恢复过程中，通过 ADP 的氧化磷酸化（oxidative phosphorylation）生成 ATP。

3. ATP 的水解不需氧，因此肌肉收缩过程中不耗氧。

B、糖原是肌肉的主要燃料，并且可以在不需氧的情况下可能通过糖酵解（glycolysis）再生成有限量的 ATP 和磷酸肌酸。

C、为使肌肉长时间连续收缩，必须发生氧化磷酸化，在所消耗能量和所生成能量之间达到平衡。这只有含高氧化酶活性的红肌才可能实现。

第三章　突触传递

一、突触的功能

A、突触（synapse）是两个神经元之间自动特化的接头，一个神经元的电活动可通过突触影响第二个神经元的兴奋性。

B、突触的组成包括内含充满神经递质囊泡的突触前神经末梢（presynaptic nerve terminal），20～30nm 的突触间隙（synaptic cleft）和增厚的突触后膜（postsynaptic membrane）。突触后膜上有控制离子通道的特异递质受体（receptor）。

C、大多数突触发生在一个神经元的轴突末梢与第二个神经元的胞体或树突之间——轴-树突触；也有轴-体、轴-轴。体-体、体-轴、树-树突触以及轴-轴-树突触。

D、向突触传递信息的神经元称为突触前神经元，将信息自突触传出的神经元为突触后神经元。

每个突触后神经元的树突或细胞体表面都有成千上万的突触接头（synaptic junction），来自许多突触前神经元的信息从而可会聚在这些神经元上。

E、若轴突终止在骨骼肌上，该突触即称为神经肌肉接头或终板（neuromuscular junction or plate）。止于内脏肌纤维或腺体细胞的突触没有特殊名称，一般可称为神经效应器（neuroeffector）。

F、每个被激动的突触在其突触后细胞上引起一个小的兴奋性或抑制性电信号，在短时间内显示出成千上万个由许多不同突触前细胞会聚（convergence）在单个突触后细胞上的突触。

G、该突触后神经元任一时刻的兴奋性水平取决于同一时刻活动的突触数目以及兴奋性或抑制性突触的多少。

1. 若突触后神经元达到阈电位并产生反应，动作电位即沿其轴突传出到其分散的终末分枝，影响其它许多细胞的兴奋性。

2. 因此突触后神经元的功能如同神经性整合器（neural integrator），其输出信息反映以兴奋性或抑制性输入到来的零散信息的总和。

二、化学传递（chemical transmission）（图 2－3－1）

A、通过突触接头的信息传递称为突触传递，它可以是化学突触（chemical synapse）或电突触（electrical synapse）。脊椎动物（vertebrate）的突触大多数是化学性的，电突触则属例外。另外，突触也可以是兴奋性（excitatory）或抑制性（inhibitory）的。

B、化学传递是由接头的突触前成分释放一种物质来完成的。这种物质通过突触间隙，作用于接头的突触后膜。

C、被激动的兴奋性突触的突触后膜发生去极化，而被激动的抑制性突触的突触后膜则发生超极化。

1. 通过局部电流机制，电流从兴奋性突触经胞浆流向抑制性突触。

2. 因此，兴奋性突触活动时，整个胞体，包括轴突始段在内轻度去极化，抑制性突触活动时则轻度超极化。

D、突触传递过程比动作电位时程长 10 倍。

E、突触传递的特征。

1. 前向传导（forward conduction）

冲动只能从突触小结通过突触传向后继的神经元。

2. 突触延搁（synaptic delay）

传递需一定时间，因为①突触小泡释放递质物质；②递质向突触后神经元膜扩散；③递质作用于膜受体；④受体活动以增加膜通透性；⑤离子向内扩散以改变膜电位。

3. 突触总和（synaptic summation）

通过时间和/或空间总和（temporal and/or spatial summation）增加递质释放量可使突触后电位达到高或临界水平。

4. 强直后易化（post-tetanic facilitation）

快速重复的冲动系列刺激兴奋性突触一段时间，然后静息片刻，突触后神经元对后继刺激的反应，通常强于正常。

5. 突触传递的疲劳（fatigue）

兴奋性突触受到重复高频刺激时，突触后神经元放电的次数开始时很多，但在随后数毫秒或数秒内进行性减少。

6. 对内环境（internal environment）变化的易伤性

a. 碱中毒（alkalosis）或酸中毒（acidosis）分别大大地提高或降低神经元活动。

b. 神经元的兴奋性也高度依赖氧和二氧化碳的适宜供应。

7. 对药物的易伤性

a. 咖啡因（caffeine）、茶碱（theophylline）和可可碱（theobromine）可能通过降低神经元的兴奋阈提高神经元的兴奋性。

b. 士的宁（strychnine）通过抑制一些抑制性递质（可能是甘氨酸）提高神经元的兴奋性。

c. 长期以来人们一直认为大多数麻醉剂（anesthetic）增加膜的兴奋阈。

三、递质释放

A、突触前末梢动作电位的去极化使 Ca^{2+} 通道开放，于是 Ca^{2+} 能顺其浓度梯度进入细胞内，并到达参与递质释放的临界位点（critical site）。

B、Ca^{2+} 内流是将动作电位与递质释放耦联起来的关键因素。Ca^{2+} 引起末梢分泌电位（secretory potential）——一种再生性 Ca^{2+} 动作电位。所释放的递质量与动作电位振幅和细胞外 Ca^{2+} 浓度有关。

C、递质以称为量子（quantum）的微泡形式通过胞吐作用释放。Ca^{2+} 浓度不影响包入每一量子的递质分子数，但影响释放特定量子的概率。

D、一个成熟的神经元在其所有突触使用同一种递质，或者一个神经元仅释放一种递质——神经元生化特性的 Dale's 定律（Dale's law）。

E、Na^+ 和 K^+ 内流不是触发突触前膜递质释放所必需的。

F、突触仅单向工作，因所有的递质均贮存在突触间隙的一侧。

G、释放过程的每一步均需要时间。最短的突触延搁（synaptic delay）约 0. 5ms 。突触延搁的大部分时间似由 Ca^{2+} 通道开放所占用。

四、递质物质

A、递质（transmitter）可定义为一种由一个神经元经突触释放并以某种特异方式影响另一个细胞（神经元或效应器）的物质。

B、一种物质符合下列标准才能被接受为一个神经元特定突触的递质。

1. 在神经元内合成。

2. 存在于突触前末梢，释放的量足以使其对受影响的神经元或效应器发挥预期的作用。

3. 如果以适宜的浓度外源性供给，可精确模仿内源性释放的递质的作用。

4. 存在将该物质从作用点移开的特殊机制。

C、八种物质可以毋庸置疑地起递质作用。这些典型的递质物质如下：

1. 乙酰胆碱（图 2-3-2）

2. 生物胺（biogenic amines）：多巴胺（dopamine）

3. 生物胺：去甲肾上腺素（noradrenaline）

4. 生物胺：5-羟色胺（serotonin）

5. 生物胺：组胺（histamine）

6. 氨基酸：γ-氨基丁酸（gama-aminobutyric acid）

7. 氨基酸：甘氨酸（glycine）

8. 氨基酸：谷氨酸（glutamate）

D、还有许多其它物质，它们均有不同程度的不确切性。血管活性肠肽（vasoactive intestinal peptide，VIP）、胆囊收缩素-8（cholecystokinin-8，CCK-8）、P-物质（substance P）、神经紧张肽（neurotensin）、脑啡肽（enkephalin）、生长抑素（somatostatin）、内啡肽（endorphin）、血管加压素（vasopressin）及其它活性肽等25种短肽已经发现位于神经元内，药理作用十分活跃，泳入神经元时引起抑制、兴奋或两种作用兼有。

E、化学传递可分为四步：

1. 递质的合成；

2. 递质的贮存和释放；

3. 递质与突触后膜受体相互作用；

4. 递质从突触间隙移除（重摄 reuptake、扩散 diffusion 和失活 inactivation）。

F、突触对许多药物和神经毒素（toxin）敏感，这些药物和神经毒素能调制递质的合成、贮存、释放、失活或摄取，或者阻断突触膜受体的位点，防止受体与递质结合。

五、递质的作用

A、递质分子一旦释放，只有与受体相互作用才有效。决定一个突触是兴奋性的还是抑制性的是受体。

B、所有递质受体都有两个共同的生化特性：

1. 位于膜上，面朝外；这对于受体与经突触间隙到来的递质相互作用是重要的。

2. 是具有结合递质的活性位点的蛋白质。

C、受体复合物由结合成分和离子载体成分两部分组成。后者是膜上离子流经的通道。

D、一个神经元可具有任一数目的与各种各样递质物质结合的受体。

E、一种特定的递质并非总是开启突触后神经元同一种离子闸门或引起同样的生化改变。

六、突触的兴奋作用

A、与受体结合时典型的兴奋性递质打开特定类型的信道。这种化学性闸控的通道允许 Na^+ 进入神经元和 K^+ 流出神经元同时进行，因而导致对 Na^+ 和 K^+ 通透性同时增大。

B、由于 E_{Na} 和静息电位差别很大，Na^+ 内流和 K^+ 外流，导致去极化（称为兴奋性突触后电位（excitatory postsynaptic potential，EPSP）。（图 2-3-3）

C、EPSP 力争达到接近于 0mV 的平衡电位（equilibrium potential）介于 E_{Na} 和 E_K 之间。若递质释放量足以引起一个高于产生峰电位阈的总 EPSP、突触后神经元将首先在其阈值最低的轴丘或轴突始段产生峰电位。

D、从细胞上不同突触来的 EPSP 可以总和，引起阈水平的去极化和动作电位（空间总和 spatial summation）。若 EPSP 是由于接连刺激同一突触前纤维而产生的结果，即称为时间总和（temporal summation）。

E、由于突触活动所致的去极化越大，发放的动作电位数即越多（直到由绝对不应期时程设定的限度）。

F、神经元的反应几乎总是以所谓的动作电位簇（burst）或串（train）的形式出现。

七、突触后抑制（postsynaptic inhibition）

A、有些递质，如甘氨酸和 γ-氨基丁酸通过其受体位点（receptor site）发生作用，打开 Cl^- 和/或 K^+ 通道，因而增加 Cl^- 和/或 K^+ 的通透性。

B、Cl^- 内流和 K^+ 外流的增加均使突触后细胞超极化（抑制性突触后电位（inhibitory postsynaptic potential，IPSP）（图 2-3-4）。

C、IPSP 趋于达到 E_{Cl}（－70mV）和 E_K（－90mV）之间的电位（－80mV）。IPSP 通过使轴突始段膜电位不达到产生锋电位的阈来起抑制作用。

D、从神经元上不同突触来的 IPSP 可以总和，使膜电位远离从而达不到细胞发放的水平。

E、EPSP 和 IPSP 是相互拮抗（antagonism）的。细胞的发放率取决于该细胞的整个胞体-树突膜上所有 EPSP 和 IPSP 的复杂加权总和（图 2-3-5）。

F、抑制性突触主要在胞体上，因而比主要在树突上的兴奋性突触更靠近轴突始段。那些靠近始段的突触较之那些位于树突末端的突触具有更大的影响。

G、突触后抑制所起的作用较短且较快。

H、突触后抑制，即侧抑制（lateral inhibition），交互抑制（reciprocal inhibition）和回返抑制（recurrent inhibition），在中枢神经系统中是常见的。

八、突触前抑制（presynaptic inhibition）

A、一个突触前末梢（P_1）与另一个突触前末梢（P_2）组成的突触称为突触前轴——轴突触。P_2 末梢含有各种递质受体（突触前受体 presynaptic receptor）。

B、P_1 末梢的递质通过与 P_2 末梢的突触前受体结合，使 P_2 末梢的 Ca^{2+} 通道关闭，从而使由到达 P_2 末梢的动作电位引起的 Ca^{2+} 内流和递质释放减少。结果在突触后细胞发生较小的兴奋效应。

B'、P_1 末梢的递质通过与 P_2末梢的受体结合，使 P_2末梢膜去极化，以致到达该末梢的动作电位幅值减小，较小的动作电位导致递质释放减少，对突触后细胞的兴奋作用降低。

C、突触前抑制有用，因为它可以有选择地控制一个神经元个别分支的活动，多见于视网膜（retina）、脊髓（spinal cord）和背索核（dorsal column nucleus）等感觉传入点。

D、通过调制 Ca^{2+} 通道或控制膜电位水平，突触前作用的时程可达几分钟甚或几小时，赋予化学性突触一短时记忆（short time memory）。

九、神经效应器通讯（neuroeffector communication）

A、传出神经元支配肌细胞和腺细胞（glandular cell），横纹肌、心肌、内脏和血管平滑肌（smooth muscle of blood vessel）以及腺体（gland）均是神经系统的执行器官或效应器。

B、化学递质将信息从轴突传到效应细胞、动作电位到达轴突末梢部位，引起递质释放，递质扩散至效应细胞并改变其活性。

C、神经效应器递质已被充分阐明，即乙酰胆碱或去甲肾上腺素。

1. 周围神经系统的躯体神经部分由从中枢神经系统到骨骼肌细胞的所有纤维组成。这些纤维释放的递质物质是乙酰胆碱。

2. 周围神经系统自主神经部分的纤维支配心肌、平滑肌细胞和腺体。

a. 交感和副交感神经布前纤维与节后纤维间的神经节突触的化学递质均为乙酰胆碱。

b. 副交感神经节后纤维和效应器间的化学递质是去甲肾上腺素。

c. 交感神经节后纤维效应器间的化学递质也是乙酰胆碱。

D、神经肌肉传递的过程

1. 静息时

运动神经末梢内低浓度的 Ca^{2+}→乙酰胆碱小量子地从神经末梢随机释放→乙酰胆碱与受体相互作用→膜对 Na^+、K^+ 通透性增加→每一个乙酰胆碱量子产生一个微小的去极化锋电位（微终板电位）（miniature end－plate potential）。

2. 传递过程中

动作电位到达运动神经末梢→Ca^{2+} 内流→乙酰胆碱释放→乙酰胆碱作用→受体上 P_{Na^+}、P_{K^+} 增加→引起终板电位→产生肌肉动作电位→开始兴奋→收缩偶联。

十、电突触

A、神经元间的紧密接头，允许一个细胞以郎飞结影响另一个郎飞结的同样方式影响另一个细胞。

B、通过电突触的传递非常快而可靠，典型的电突触为双向（bidirectional）传递。

C、在哺乳动物也许是常见的，但为数尚少。

第三篇　神经系统主要功能

第一章　躯体感觉

一、引　言

A、脑是接受、加工整理和发出信息的器官。信息表达的方式（密码 codes）以及加工处理的特点均是主要问题。

B、神经元或部分神经元进行换能（transduce）、编码（encode）、译码（decode）、再编码（re-encode）、滤过（filter）、整合（integrate）并做出许多会聚输入的函数，加工输出。

C、感觉性感受器是脑内广泛进行的事件方便窗口，其后的传入加工过程则是其适宜的模型。

二、感觉性感受器刺激引起的连续活动（图 3-1-1）

A、换能（transduction）：适宜的刺激能量使感受器膜产生特殊的分子变化，导致离子通透性的改变。

1. 感受器通常被不同的适宜刺激（adequate stimulus）激动。适宜刺激是指感受器对其反应阈值最低的刺激形式。

2. 在不同的情况下，膜对不同的特殊离子的电导可升高或降低。这种情况类似于突触后膜对不同的特殊递质所发生的反应。

B、发生器电位（generator potential）（图 3-1-2，3-1-3）：由于电导变化产生的一种局部分级激动反应（local graded active response），可以是去极化的也可以是超极化的。感受器电位的惟一功能是触发动作电位。它有以下的特征：

1. 是一种局部反应（不扩布）。
2. 反应是分级的，因而可以总和。
3. 没有不应期。
4. 局麻药对它没有影响。
5. 其幅度和时程能够对有效刺激的强度和期间编码。
6. 其幅度达到髓鞘第一个郎飞结的阈水平时，感觉神经纤维本身即受到刺激，并产生一个可扩布的动作电位。
7. 只要第一个结去极化到阈值，就会不断激发动作电位，并沿传入纤维膜扩布。
8. 适应（adaptation）是指在能不变的条件下传入纤维动作电位频率的降低，与第一个郎飞结处的感受器膜反应性降低有关。

C、传入神经冲动（afferent nerve impulse）：锋电位在第一级神经元轴突上发生，其频率是发生器电位振幅的函数（图 3-1-2，3-1-3）。

1. 各种感受器的函数是不同的；锋电位频率有时是刺激强度的对数的线性函数。
2. 不仅一个锋电位而是几个锋电位在神经冲动的间隔和型式的基础上进行编码。

a. 频率可能作为一种忽略时间常数的不定积分：是一种常见的密码类型。

b. 可能的锋电位密码：围绕平均频率的不规律性；以成对或短簇型式出现的时间形式；相对于某些参照点的潜伏期；在跟随某些周期性刺激时的脱失概率等均属可能的候选密码。

D、神经元群体的信息密码

1. 平行排列的传入神经元能用活动的时空型式对刺激信息进行编码。

a. 与任一单一通路相比，排列起来的通路可更好地发送有关刺激位置的信号。

b. 活动传入纤维数目的变化可发送刺激强度变化的信号。

2. 该型式可发放性质的信号。在标记线编码中，性质包括模式和局部指征（感受野）(receptive field)。

3. 在这种模式和感受野范围内的有关的性质信号包括：

a. 在早期水平为强度和时程。

b. 在高级水平为对比、模式、独特性、熟悉、联系、涵义、影响。

4. 这些过程代表一种基本的感觉机制——过滤（filtering)。过滤也是中枢神经元的一种普通活动。换言之，特定神经元或神经元排列特异性地（或发生了专业化）特化成仅编码特殊特异刺激特征或意义，其它刺激的性质均被滤掉。

5. 感觉输入信息的影响部分受遗传因素、部分受经验校准；对于给定量的适宜刺激某些校准是可塑的，如：锋电位的频率。

三、躯体感觉的解剖基础（图 3-1-4）

A、躯体觉感受器（somatic sensory receptor）

1. 感觉轴突末梢在形态学上可分为游离神经末梢或有被膜的神经末梢；根据功能上分类，感受器有许多类型即：

a. 触感受器［tactile（touch）receptor］；

b. 压力感受器（pressure receptor）；

c. 振动感受器（vibration receptor）；

d. 牵张感受器（stretch receptor）；

e. 温度感受器（thermreceptor）；

f. 伤害性感受器（nociceptor）。

因此，时间形式不可能是感觉模式的主要密码。然而，型式可重叠在标记线上，以增强信号的特异性。不同传入单位（空间型式）之间的中枢相互作用可使分辨力更进一步增加。

2. 所有躯体感受器的一个重要特征是适应的特性，即在维持连续刺激时，发生器电位幅度出现降低。基于适应速率的快慢，有：

a. 快适应感受器（rapidly adapting receptor）；

b. 慢适应感受器（slowly adapting receptor）。

据认为，适应是机械行为而不是电系统的特征。

B、感觉纤维（sensory fiber）

1. 包括感觉神经纤维在内，神经纤维在组织学上共有 I_a 和 I_b、Ⅱ、Ⅲ和Ⅳ等 4 类。

2. 生理学上也分为四类，即 A_α、A_β、A_δ和 C 类。

3. Ⅰ、Ⅱ类或 A_α、A_β。纤维是粗纤维（large-sized fiber)；Ⅲ、Ⅳ或 A_δ、C 类是细纤维（small-sized fiber）。

C、脊髓背角（the dorsal horn of the spinal cord）

1. 背角有三个核团

a. 后角边缘核（the posterior marginal nucleus），为痛觉（pain）和温度觉（temperature sense）的重要中继站；

b. 胶状质（the substantia gelatinosa），整合感觉传入信息；

c. 背角固有核（the nucleus proprius），连同下行控制一道整合传入信息。

2. Hexed 的 10 层分类法的Ⅰ～Ⅴ层大致相当于后角；Ⅰ层的相当于后角边缘核；Ⅱ、Ⅲ层约相当于胶状质；Ⅳ、Ⅴ约相当于背角固有核。

D、主要的上行躯体感觉系统

	1 背索-内侧丘系	2 前外侧索
a 感觉模式	触-压觉、振动觉、位置觉-运动觉	痛觉、温觉、粗触觉
b 在脊髓中的位置	背索	前外侧索
c 交叉水平	延髓	脊髓
d 脑干		脑干网状结构
e 丘脑终止	丘脑腹后外侧核和丘脑后核群	丘脑腹后外侧核和后群核
f 大脑终止	第一、第二体感皮层及体感联络区	第一、第二体感皮层及体感联络区

E、丘脑（thalamus）

1. 丘脑结构复杂，具有各种功能：

a. 作为上行和下行信息的中继站和整合单位；

b. 作为边缘系统（limbic system）的一部分，整合行为和下丘脑功能；

c. 作为大脑弥散激动系统（diffuse activating system）的一部分；

d. 作为一个主要的皮层下联络区域（subcortical association area）。

2. 丘脑核团按机能可构成许多不同的核团。

a. 中继系统（relay system）是整合并投射到大脑皮层特殊区域的核群。这些核群包括：

腹前核（ventral anterior）：运动（motor）

腹外侧核（ventral lateral）：运动

腹后核（ventral posterior）（Vpl，Vpm）：躯体感觉

膝状体（ geneculate bodies）：视觉和听觉（visual and auditory sensation）

前核（anterior nucleus）：边缘系统（limbic）

b. 其它三个系统是：边缘系统、联络系统和弥散的丘脑皮层系统。

F、大脑感觉皮层（cerebral sensory cortex）

1. 从上述丘脑区域来的感觉投射纤维经内囊（internal capsule）的后肢和晶状体后区上行到大脑皮层。

2. 感觉纤维终止于顶叶（parietal lobe）中央后回（postcentral gyums）的主要体感区（Brodman 1、2、3 区）。

3. 这些区域与躯体感觉信息的接受和辨别有关。

4. 顶叶皮质接受从脊丘束（spinothalamic）、三叉丘系（trigemino - thalamic）和内侧丘系（medial lemniscal）等通路来的传入。

5. 感觉皮质组成一个小人形，需要精细辨别的部位占据的面积较大。

6. 由模式-特异标志的通讯线路组成从皮层表面到白质的柱状结构。

7. 每个中枢神经元都具有感受野。

8. 皮层投射与分辨能力有关，与粗知觉无关。

四、意识性本体感觉和分辨觉

A、感觉包括

1. 身体和肢体姿势意识性感觉（conscious perception）。

2. 精细的触辨觉（tactile discrimination）、两点分辨觉（two - point discrimination）。

3. 实体觉（stereognosis）：通过触摸认识物体的大小、形状和质地。

4. 皮肤书写觉（graphesthesa）：能辨别写在皮肤上的字迹。

5. 振动觉（vibration sense）：（可能依赖背索和其它脊髓束）。

B、感受器是对机械刺激阈值低的机械感受器，包括：

1. 环层小体（pacinian corpuscle）（快速适应的触/压/振动觉）。

2. 毛发神经末梢（hair follicle nerve terminal），或毛囊周围终末（触觉）。

3. 关节囊终末（joint capsule endings）（本体感觉 proprioception）。

4. 迈斯纳小体（Meissner disk）（很可能是触觉）。

5. 默克尔小体（Merkel disk）（很可能是触觉）。

C、Ⅰ（A_α）和Ⅱ类（A_β）传入纤维与这些感受器的活动的传递有关，并主要通过背根的内侧部分进入脊髓。

D、背索-内侧丘系通路（三叉丘系统中相应的通路略去）。

1. 来自感受器的纤维约有25%进入后根（dorsal root）区，然后在薄束（gracile fusciculus）和楔束（cuneate fusciculus）中上行。

2. 这些初级传入纤维终止于背索核（DCN）：薄束核（gracile nucleus）和楔束核（cuneate nucleus）。

3. 二级纤维从 DCN 发出立即作为内弓状纤维越过延髓（medulla）中线。

4. 弓状纤维（arcuate fiber）在中线两侧都分别形成内侧丘系（ML）。

5. 这些二级纤维终止于丘脑腹侧核。与身体各部分有关的分域顺序保持不变。

6. 三级纤维终止于第一体感皮层（及皮层的联络区），组成一个倒立的、精细小人形。

E、发出神经冲动的细胞在每一水平均被两种因素局限于有限区域。

1. 兴奋性解剖联系。

2. 侧抑制（lateral inhibition）。在感受器水平没有此种抑制，但在背索核开始出现侧抑制，并见于后继的每个中继站，以至在大脑，刺激所兴奋的细胞群也由抑制带所包围。

F、除兴奋性突触输入的会聚和分散（divergence）通路外，在感觉中继核还发生两种抑制性通路：

1. 交互抑制（reciprocal inhibition）。

2. 回返抑制（recurrent（feedback）inhibition）。

这两种抑制造成反差：由不大活动的神经元组成的抑制性环包围着活动神经元组成的中央兴奋区。

五、疼痛（图 3-1-5）

A、心理学家根据即将发生危险或组织损害的感觉或警告来给疼痛（pain）下定义，但患者根据已学到的经验对刺激产生的反应也同样是重要的。疼痛分为：

1. 快痛与慢痛（fast and slow pain）。

2. 急性痛与慢性痛（acute and chronic pain）。

3. 锐痛与钝痛（sharp and aching pain）。

4. 躯体痛与内脏痛（somatic and visceral pain）。

B、虽然过去常常认为任一类型的感觉末梢受到过度刺激都产生疼痛，但疼痛感受器（伤害性感受器）主要是游离的神经末梢，现有：

1. 具有 $A_δ$ 纤维的高阈机械感受器（high threshold mechanoreceptor）。

2. 具有 C 类纤维的高阈机械感受器。

3. 具有 $A_δ$ 纤维的多模式伤害性感受器（polymodal nociceptor）。

4. 具有 C 纤维的多模式伤害性感受器。

伤害性感受器的换能过程之一可能涉及化学递质及由损伤组织释放的一些化学物质。

C、从伤害感受器来的初级感觉轴突（$A_δ$ 和 C 纤维）经过背根的外侧束进入脊髓。

D、在脊髓背角发现两类细胞被皮肤的伤害性感受刺激所激动，这两类细胞是：

1. 特异性伤害感受单位（nociceptive specific unit），主要存在于板层 I，仅对伤害性刺激发生反应。

2. 广动力型神经元（wide dynamic range neuron）主要位于板层 V，对非伤害性和伤害性刺激均发生反应，但对伤害性刺激的放电反应大大增加。

E、脊髓丘脑外侧通路（lateral spinothalamic pathway）（三叉系统中相应的通路在此略去）

1. 纤维在背外侧索（dorsolateral fasciculus）（利骚束）上行或下行几个节段，然后与 Ⅰ、Ⅱ、Ⅲ板层的细胞形成突触。

2. 中间神经元在胶状质和Ⅴ、Ⅵ、Ⅶ层之间通过。

3. 来自这些板层细胞的轴突在腹侧白质连合（ventral white commissure）中越过中线，然后在脊髓的前外侧象限向头侧上行。

4. 这些二级纤维上行终止在丘脑腹侧（ventral-basal thalamus）——基底部以及网状结构（reticular formation）和丘脑髓板内核群。

5. 疼痛的皮层代表区是弥散的，尚未精确测定。

F、来自内脏的疼痛

1. 内脏器官（以及大脑本身）的实质没有疼痛感受器。

2. 血管壁（arterial wall）、胸膜壁（pleural wall）、腹膜壁（peritoneal wall）及硬脑（脊）膜（dura matter）在受到牵拉或炎症时，均可成为疼痛的来源。内脏的扩张也可以引起疼痛。

3. 来自内脏的伤害性感觉性传入经过有髓 $A_δ$ 纤维和无髓的 C 类纤维传到脊髓。

a. 纤维经交感（sympathetic nerve）和副交感神经（parasympathetic nerve）走向

外周。

b. 细胞体位于后根神经节（dorsal of ganglion）。

c. 脊髓中的轴突越过中线，在脊髓前外侧象限上行。

4. 内脏传入可会聚在脊髓背角神经元，该神经元也接受皮肤传入输入，产生牵涉痛（referred pain）。内脏疼痛因而被牵涉到由会聚的皮肤传入纤维所支配的远隔皮肤区。

a. 心脏疼痛（heart pain）可牵涉到前臂（常是左侧）；心脏和前臂具有相同的皮节源（T_1/T_2）。

b. 膈肌疼痛（diaphragm pain）牵涉到肩部（C_3/C_5）。

5. 内脏疼痛特点：

a. 定位模糊（poorly localized）；

b. 向牵涉部位扩散或放射（spread or radiation）；

c. 反射性腹壁肌肉痉挛（reflex muscle spasm）；

d. 反射性的自主情感变化（reflex autonomic affective changes）。

G、脊髓疼痛传递神经元的下行控制

1. 中脑导水管周围灰质（midbrain periaquaductal gray matter）有下行联系到延髓网状核（medullary reticular nuclei）和缝际大核。

2. 延髓网状核和缝际大核（nucleus raphe magnus）均向脊髓投射。

3. 5-羟色胺能纤维从缝际大核经脊髓背外侧束下行，终止于胶状质。

4. 5-羟色胺能纤维在胶状质与脑啡肽能中间神经元（enkephalinergic interneuron）形成突触，抑制通常负责传递伤害性信息的神经元。

5. 胶状质内的脑啡肽能神经元，通过突触前抑制来抑制 A_δ 和 C 类初级传入纤维，可调制疼痛的传递。

H、疼痛学说

1. 特异学说（specific theory）。

2. 型式学说（pattern theory）。

3. 疼痛的闸控说（gate control theory of pain）。

a. T 细胞负责将冲动型式传到大脑，引起疼痛。

b. 胶状质（SG）细胞是“闸门控制”系统（gate control system），控制传向 T 细胞的传入流。

c. “闸门”细胞由传入输入的型式调制：粗纤维输入打开闸门，细纤维输入则将其关闭。

d. SG 细胞也受下行影响的控制。

六、意识性通路小结

A、触分辨觉

躯干	感受器	头
1. 迈斯纳小体		1. 同躯干
2. 通过细胞位于背根节内脊神经进入后索（薄束核楔束），向头端走行，终止于薄束核和楔束核	第一级神经元	2. 与头部粗触觉的意识性通路中的Ⅰ级神经元基本相同
3. 薄束核和楔束核细胞内经弓状纤维，在感觉交叉处越边到对侧，然后在内侧丘系中向头侧走行，到丘脑的腹后外侧核（VPL）	第二级神经元	3. 与头部粗触觉意识性通路中的Ⅱ级神经元大致相同，但终止部位可更靠近腹后内侧核的背侧和头侧
4. 从丘脑腹后外侧核细胞经内囊后肢，到中央后回及邻近的顶叶皮质	第三级神经元	4. 与头部粗触觉意识性知觉通路中的Ⅲ级神经元相同

B、粗触觉

躯干	感受器	头
1. 默克尔盘、迈斯纳小体、环层小体、毛囊周围分支		1. 同躯干
2. 通过细胞位于背根节内所有脊神经，进入后索，终止于后角灰质固有核	第一级神经元	2. 与到达脑干的痛、温觉相同。在脑干纤维终止于感觉主核
3. 由后角固有核或后角较前侧出发，在白质前连合越边。经脊丘前束终止于丘脑的腹后外侧核（VPL）	第二级神经元	3. 从感觉主核出发纤维 1）可仍在同侧或越边到对侧，在背侧三叉丘系（沿第Ⅴ对脑神经背侧）内上行；2）可越边到对侧，在内侧丘系内上行。两者均止于丘脑腹后内侧核（VPM）
4. 从腹后外侧核（VPL）出发，经内囊后肢到达中央后回	第三级神经元	4. 从腹后内侧核（VPM）出发，经内囊后肢达中央后回

C、痛、温觉

躯干	感受器	头
1. 游离末梢（痛觉）、克劳泽小球（冷觉）、鲁菲尼器官（温觉）	第一级神经元	1. 同躯干
2. 躯体：通过细胞位于背根节的所有脊神经，进入脊髓背外侧索终止于背角灰质柱的胶状质。内脏：从内脏出发经白交通支到胞体位于的脊神经，终止部位同上		2. 通过胞体位于半月节的所有三叉神经的神经根，进入脑干，经感觉主核下行终止于三叉神经脊束核

续表

躯干	感受器	头
3. 躯体与内脏二者相同，由背角灰质柱较前部的细胞经白质前连合至对侧脊丘外侧束然后向头侧走行，止于丘脑的腹后外侧核（VPL）	第二级神经元	3. 由三叉神经脊束核内细胞到对侧，进入腹侧三叉丘系（沿第Ⅴ对脑神经腹侧上行）然后向头侧走行，止于丘脑的腹后内侧核（VPM）
4. 躯体与内脏：除没有针对器官的确定皮层定位外，躯体与内脏相同，来自腹后外侧核的纤维经内囊后肢到中央后回	第三级神经元	4. 由腹后内侧核经内囊后肢到中央后回

第二章　运动调控

一、引言

A、运动系统包括直接参与由躯体横纹肌所执行的运动活动的所有结构，包括四个主要的部分（图 3－2－1）：

1. 最后公路（final common pathway）。
2. 直接激动通路（direct activation pathway）。
3. 间接激动通路（indirect activation pathway）。
4. 控制回路（control circuits）。

B、在运动系统神经整合有三个要求：

1. 不管是来自感受器还是来自记忆储存的信息，最终必须传到适当的运动神经元。
2. 神经系统必须根据预期目的精确控制每块肌肉的收缩程度。
3. 许多不同肌肉的活动必须是协调的。

二、导致肌肉收缩的一系列活动

A、神经冲动在神经肌肉接头处引起递质物质（乙酰胆碱）释放。

B、递质物质与突触后膜结合，引起终板电位（EPP）。

1. 有可能记录到一系列不规则出现的小电位，称为微终板电位（MEPP）。
2. 终板电位是一种局部活动。
3. 终板电位可以分级。
4. 终板电位的振幅（amplitude）和时程（time course）可被不同药物调制。

C、如达到阈，EPP 可产生一个能扩布的肌肉动作电位。

D、动作电位传遍整个肌膜，并传过横管系统（T 管系统）。

E、在 T 管系统-终池的分界面，动作电位促使 Ca^{2+} 的快速释放。

F、然后 Ca^{2+} 促使肌纤蛋白和肌凝蛋白微丝间形成活动横桥，两种微丝相互滑行，引起肌肉收缩和 ATP 水解成 ADP 。

G、ATP 释放的能量也用于将 Ca^{2+} 泵回肌浆网内。Ca^{2+} 的移除使肌肉松弛。

三、运动控制的解剖基础（图3－2－2，3－2－3）

A、运动单位（motor unit）

1．一个运动单位是单个α运动神经元（alpha motor neuron）及其支配的所有骨骼肌纤维组成的机能统一体。

2．一个运动单位的肌纤维数可以有几条到几百条。一般说来，控制精细运动的运动单位，每个神经元支配少数肌纤维，以使肌肉控制的程度更加精细。

3．运动神经一兴奋，肌纤维即兴奋，以全或无的形式收缩。

4．一个运动单位的细小终末分支的长度和直径各异。因此，一个运动单位的所有成分的传导速度和传导距离的变化也很大。

B、脊髓腹角（ventral horn）

1．运动核相当于板层IX；板层Ⅷ和Ⅸ相当于腹角。

2．α和γ运动神经元分别支配梭外肌（extrafusal muscle）和梭内肌（intrafusal muscle）。

3．最后公路由控制肌群活动的神经元组成。

4．最后公路从三个主要来源接受输入：

a．感觉系统（sensory system）；

b．直接激动通路；

c．间接激动通路。

5．脊髓中间带（spinal intermediate zone）（板层Ⅶ）内的中间神经元联系，由于流经其中的冲动往来，产生一种清晰的极化。

6．一般躯体传出（图3－2－1，3－2－2，3－2－3）。

脊髓		颅脑
a 脊髓的躯体传出柱中，贯穿脊髓全长的腹侧灰质柱 内侧群——贯穿脊髓全长 背侧部 腹侧部 外侧群——只存在臂丛和腰丛 后背部 背侧部 腹侧部 中央群——颈中和骶部水平	细胞体	a 脑干的躯体传出柱中，中脑中部和上部的动眼神经核： 背侧群 腹侧群 内侧群 中脑下部的滑车神经（Ⅳ）核 脑桥的展神经（Ⅵ）核 延髓的舌下神经（Ⅻ）核
b 经由所有脊神经的躯体传出纤维成分 来自内侧群： 背侧部——到肋间肌和腹壁肌 腹侧部——到躯干肌 来自外侧群： 后背侧部——到手、足肌 背侧部——到前臂、小腿肌 腹侧部——到上臂、大腿肌 来自中央群——到膈肌	传出神经	b 经由相应脑神经的躯体传出纤维成分： 经由动眼神经（Ⅲ）： 自背侧群到眼的上直肌和提上睑肌 自腹侧群到眼的下直肌和下斜肌 自内侧群到眼的内直肌 经由滑车神经（Ⅳ）到眼的上斜肌 经由展神经（Ⅶ）到眼的外直肌 经由舌下神经（Ⅻ）到舌肌
c 颈肌、躯干肌和来自体节的肢体肌的所有运动终板	终止	c 上述来自体节的骨骼肌的所有运动终板

C、锥体束（pyramidal tract，PT）系统（皮质脊髓束 cortico－spinal tract，直接激动通路）（图 3－2－1，3－2－2）

1. 皮层起源：约 40％的 PT 来自主要运动皮层（motor cortex）（4 区）的细胞，其余的 PT 来自前运动皮质（6 区）和中央后回。

2. 起源细胞：人类一侧锥体束近 1 000 000 根纤维中，由大锥体细胞或 Bets 细胞发出的纤维所占的比例很少。

3. 纤维粗细：大多数纤维是不同的细有髓纤维，提示锥体束是一慢传导通路。

4. PT 细胞的轴突通过内囊后肢，经过大脑脚（cerebral peduncle），脑桥基底（basal pons）和锥体，到延髓尾部（caud medulla）。

在此 85％的锥体束越边到对侧成为皮质脊髓侧束。其余 15％作为皮质脊髓腹侧束继续在同侧下行。此束的纤维在其终止的适当水平越边到对侧脊髓。

5. 终止

a. 主要终止于脊髓灰质：大多数终止于中间神经元，少数直接终止于低位运动神经元。

b. 某些 PT 轴突终止于躯体感觉中继核，如丘脑的腹后外侧核和背索核，锥体束也终止于脊髓内初级感觉传入末梢。这些锥体束末梢对传入感觉输入的皮质离中调制是重要的。

6. 锥体系统小结

躯干		头
a 感觉运动皮层	细胞类型	a 同躯干
b 旁中央小叶和中央前回（4 区）的上 2/3	位置	b 中央前回的下 1/3
c 依次经过：放射冠、内囊后肢、大脑脚中 3/5、脑桥散在传导束、延髓上部的椎体，在延髓下部 80％～90％的纤维经锥体交叉越边到脑干对侧，形成皮质脊髓外侧束，在脊髓外侧索内下行。 在延髓下部，10％～20％的纤维不越边在脑干同侧下行，作为皮质脊髓腹侧束经脊髓前侧索下行。	途径	c 依次经过：放射冠、内侧膝部、大脑脚、皮质脊髓束的背侧和内侧，自此纤维可随皮质脊髓束继续向尾侧下行或在下丘脑、中脑、脑桥或延髓的不同水平形成非正路的传导束。
d 纤维从皮质脊髓外侧束可直接终止于脊髓腹侧灰质的运动神经元周围，或背侧灰质的中间神经元周围，再转而与腹侧灰质的运动神经元形成突触。 纤维从皮质脊髓腹侧束内侧通过，经脊髓白质前连合越边到对侧脊髓，终止于腹侧灰质的运动神经元周围。	终止	d 那些随皮质脊髓束走行的纤维止于颈髓上部的腹侧灰质柱。下丘脑的非正路传导束走向第Ⅲ脑神经核的头端。大脑脚的非正路纤维终止于第Ⅲ、Ⅳ、Ⅴ和Ⅺ脑神经核。脑桥的非正路纤维到对侧的第Ⅴ脑神经核和疑核，发起Ⅸ、Ⅹ对神经。延髓非正路纤维走向第Ⅷ和Ⅻ脑神经核。

7. 锥体束主要影响控制肢体远程精细运动的屈肌（flexor muscles）。其主要作用是影响随意运动，特别是影响在意识控制下的技巧运动的启动和方向。

D、锥体外通路（extrapyramidal pathway）（间接激动系统）

1. 主要的锥体外通路包括：

a. 网状脊髓束（reticulospinal）

b. 前庭脊髓束（vestibulospinal）

c. 红核脊髓束（rubrospinal）

2. 主要的间接通路是从脑干（brainstem）向脊髓延伸的通路，即［脑桥延髓］影响。

3. 锥体外系统也包括来自皮层的纤维以及向锥体外通路起源核团投射的下述控制回路。

4. 这些通路传递无数参与正常运动机能的自主性活动。

E、基底核（basal ganglion）

1. 作为一般规律，可将纹状体（striatum）、尾核（caudate）和壳核（putamen）视为传入部分，而苍白球（pallidum）视为传出部分。

2. 主要回路提要：

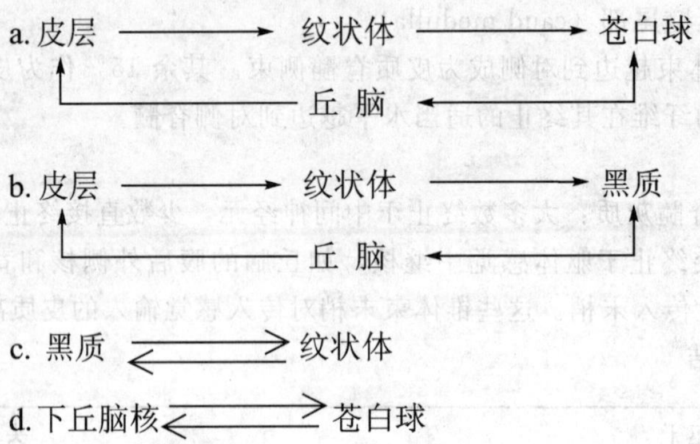

3. 纹状体通路的化学

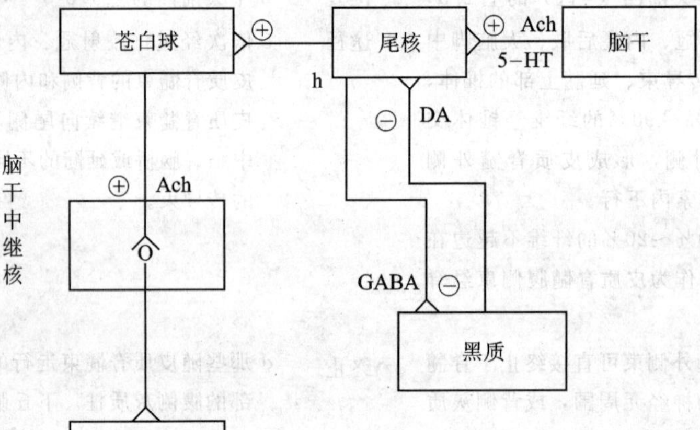

除 DA 含量高外，新纹状体还含有任一脑区最高浓度的 ACh 。

4. 基底核用作一种皮层下整合中枢。

a. 几乎所有皮层区均向纹状体投射（回聚）；

b. 基底核的特殊功能是将感觉和运动皮质联系起来（感觉运动整合）。

5. 基底神经节定型形为的运动整合是至关重要的。

a. 基底神经节在组织慢速运动［坡道（ramp）而不是快速（弹道（ballistic)］运动中起主要作用；

b. 人类基底神经节对于身体姿势、表情和态度显露均有作用。

6. 一些锥体外系功能紊乱：

	帕金森病	亨廷顿舞蹈病
主要解剖部位	黑质	纹状体皮质
病理生理	黑质纹状体通路、缝际大核、蓝斑核变性	纹状体内胆碱能神经元及向黑质投射的GABA能神经元变性
化学变化	多巴胺、5-羟色胺及去甲肾上腺素减少	胆碱乙酰转移酶和谷氨酸脱羧酶活性降低，γ-氨基丁酸减少
主要症状	震颤、僵直	舞蹈、肌张力减退

F、小脑（the cerebellum）

1. 人的小脑分为三个功能区。

a. 基底部（basal）——机能是保持身体平衡。由原始小脑（archicerebellum）（绒球小结叶（flocculonodular lobe））组成；

b. 前部——在协助行走中起重要作用，由前叶（anterior lobe）（古小脑 paleocerebellum）组成；

c. 外侧区（左、右两侧）——协调同侧精细的随意运动，包括前叶以外的小脑两半球的大部分（新小脑 neocerebellum）

2. 小脑皮层的机能构筑由三层组成。

a. 外分子层（outer molecular layer）有两类神经元：表面星形细胞（surface stellate cell）和深层星形细胞（deep stellate cell）（筐篮细胞）。表层星形细胞的轴突与蒲肯野细胞（purkinje cell）构成突触。筐篮细胞的轴突与蒲肯野细胞和颗粒细胞形成抑制性突触；

b. 中间层即蒲肯野细胞层是一单层细胞体。蒲肯野细胞的树突在分子层反复分枝；大部分轴突向深部的小脑核投射（deep cerebellar nucleus）；

c. 内层即颗粒细胞层主要由小颗粒细胞（small granular cell）和高尔基细胞（Golgi cell）组成。颗粒细胞通过其平行纤维兴奋筐篮细胞和高尔基细胞。高尔基细胞的轴突对颗粒细胞起抑制作用。

3. 小脑通过攀缘纤维（climbing fiber）和苔藓纤维（mossy fiber）系统，接受本体觉、前庭觉、躯体觉、视觉和听觉输入。攀缘纤维的输入对蒲肯野细胞的兴奋相当特异。苔藓纤维兴奋颗粒细胞。

4. 所有离开小脑皮层的纤维都是蒲肯野细胞的轴突。

5. 小脑还含有一系列的闭合环路，如小脑-大脑皮层环路和大脑皮层-脑桥-小脑回路。这些回路大部分与身体运动的平稳和协调有关。然而，小脑也可能与快速突发性活动的产生有关。

6. 小脑皮层显示身体各部的分域定位——躯体感觉和肌肉控制二者均有定位。小脑在主动运动中完成协调并纠正肌肉运动错误。

7. 小脑障碍（cerebellar disorder）可以鉴定为：

a. 语言运动失调（speech ataxia）——语言障碍（disturbed speech）；

b. 躯干运动失调（truncal ataxia）——平衡失调（disturbed equilibrium）；

c. 步态运动失调（gait ataxia）——姿势与行走障碍（disturbed postural and walking synergy）；

d. 肢体运动失调（limb ataxia）——随意运动障碍（disturbed voluntary movement）。

G. 皮层主要运动区（primary motor cortex）

1. 主要运动区是 Brodmann 4 区。6 区是运动前区——向 4 区发出传出纤维。

2. 4 区具有倒置的大区域性（运动性小人形），是锥体束的起源部位。

3. 6 区与 4 区联系紧密，向锥体外系系统投射。

4. 4 区和 6 区主要影响身体对侧。

5. 更多的皮层区致力于控制远程肌肉的精细技巧性随意运动，而不控制近端肌肉或躯干肌。

四、反射活动（图 3-2-4）

A、反射（reflex）通常定义为刺激感觉器官引起的非可变性运动反应

1. 反射的形态学基础是反射弧（reflex arc）。最简单的反射弧包括 5 种成分：一个感官或感受器，一个传入神经元，一个突触，一个传出神经元和一个效应器（图 3-2-4）。

2. 根据反射联系，有：

a. 节段反射（segmental）；

b. 节间（intersegmental）反射；

c. 节段上（suprasegmental）反射。

3. 根据感受器的位置，有：

a. 浅反射（superficial）；

b. 深反射（deep）；

c. 内脏反射（visceral）。

4. 根据形态学，有：

a. 单突触（monosynaptic）反射（仅两个神经元和一个突触）；

b. 双突触（disynaptic）反射（三个神经元，两个突触）；

c. 多突触（polysynaptic）反射（多于三个神经元，多个突触）。

B、肌静力反射或牵张反射（stretch reflex）

1. 此反射是体内可证明的惟一单突触反射。牵张反射是肌肉对强力拉长发生反应而产生的反射性肌肉收缩。牵张反射的适宜刺激是重力作用或敲击而致的肌肉牵拉。

2. 牵张反射的组成成分：

a. 感受器＝神经肌肉性肌梭的螺旋末梢（annulospiral ending of spindle）；

b. 传入神经元＝ I_A类大感觉神经元，胞体位于背根；

c. 突触＝在腹角运动神经元上的传入神经元的兴奋性终末；

d. 传出神经元＝α 运动神经元；

e. 效应器＝随意肌（横纹肌、躯体骨骼肌）。

3. 神经肌肉性肌梭监视有关梭外肌纤维长度的肌肉状态。神经肌肉性肌梭属于本体感受器，起抗重力装置的作用。在节段水平维持直立姿势（upright posture）。

a. 肌梭处于与梭外肌纤维平行的位置。梭外肌纤维的拉长（牵张）能引起梭内肌纤维的牵张（张力增加），引起肌梭末梢放电，其频率与牵张的程度成正比；

b. 初级神经末梢看来既测量牵张速度也测量牵张长度，负责牵张反射。它们监测肌肉状态的动力学；次级末梢主要测量肌肉长度，似乎对肌肉的稳定牵张发生反应。

4. γ 传出系统兴奋引起梭内小纤维收缩，从而增加肌梭的放电率。

a. 梭内纤维张力增加引起感觉末梢变形；

b. 感觉末梢变形又转而使肌梭发放率增加；

c. 因此，到肌梭去的 γ 放电能影响肌梭对肌肉牵张的敏感性并能使肌梭有倾向性。

5. γ 环路（gamma loop）。

γ 运动神经元活动－梭内纤维收缩增强－肌梭发放增加－α 运动神经元放电增加－梭外纤维收缩加强，张力增高，长度也许发生变化。

C、交互神经支配（reciprocal innervation）

1. 支配某一特定肌肉的运动神经元被传入冲动排放（volley）激动时，支配拮抗肌的运动神经元则被传入冲动排放抑制。

2. 在牵张反射活动中，与反射性激动的肌肉相拮抗的肌肉舒张。

3. 最可能的通路是包括一个抑制性中间神经元在内的双突触反射。

D、自体抑制-反牵张反射（折刀反射）（clasp knife reflex）。

1. 这是一种高阈本体感觉性反射。肌肉牵张通常导致反射性收缩：牵张越强，收缩越强。然而超过一定程度的牵张，反射性收缩的肌肉反而舒张。

2. 此反射是双突触的，在初级传入和同名运动神经元之间有一个抑制性中间神经元。

3. 自体抑制（autogenic inhibition）的感受器是神经-肌腱终末器官（高尔基器官）。

a. 感受器处于靠近肌肉附着点的位置，并与梭外肌串联，因此对肌张力的增长敏感；

b. 受直径为 12～20μm 的 I_b 纤维支配。

4. 腱器官（tendon organ）的功能

a. 腱器官监测有关静态（static state）和动态（dynamic state）张力的肌肉状态，腱器官与肌梭协同工作，与肌梭形成一种精确而敏感的反馈系统，进行精确的运动控制；

b. 抑制同名运动神经元（homonymous motoneurons）；

c. 通过多突触通路，抑制协同肌运动神经元（synergist motoneuron）或兴奋拮抗肌运动神经元（antagonist motoneuron）；

d. 在张力极度增加过程中，腱器官也可提供过重负荷保护，防止撕裂肌肉附着处。

E、屈肌反射和交叉伸肌反射（flexion reflex and crossed extension reflex）。

1. 伤害性刺激导致同侧的屈肌收缩和伸肌抑制，被视为一种保护性机制。

a. 反射包括受刺激肢体的屈曲和对侧肢体的伸展——交叉伸展屈曲反射；

b. 随着刺激的增强，反应将按以下顺序依次扩展到所有四肢：受刺激肢体（腿）屈曲，对侧肢体伸展，对侧前肢屈曲，同侧前肢伸展；

c. 屈曲反射的程度与伤害性刺激的强弱成正比。随着刺激的加强，屈曲反射的程度和持续时间均增加。

2. 屈曲反射，通过复杂的中间神经元回路，提供的传入排放，兴奋同侧的屈肌运动神经元，抑制同侧的伸肌运动神经元。同时，在对侧肢体这种型式被反转（交叉伸展反射）。

a. 感受器：伤害性感受器；

b. 传入纤维：Ⅲ类和Ⅳ类；

c. 突触：中间神经元链（interneuron chain）；

d. 传出纤维：运动神经元轴突；

e. 效应器：屈肌和伸肌。

3. 典型的屈曲反射呈现后放（afterdischarge），即在刺激停止后，反应仍存在。这是经由中间神经元链的冲动反应传递。

F、脊髓休克（spinal shock）。

1. 所有的脊髓反射在脊髓动物均能见到，切断动物的脊髓可得到脊髓动物。

2. 在横断脊髓（transection of the spinal cord）之后，所有的脊髓反射均被抑制（反射消失，脊髓休克）。

3. 不同的动物无反射期的时间长短不一。

4. 脊髓休克机制的关键因素是与脊髓上中枢神经系统的联系的中断；到 α 和 γ 运动神经元的兴奋性传入信息消失。

五、姿势

A、运动系统使我们身体保持直立和替换先前保持的姿势（posture）。第一种情况，我们应用大部分的抗重力（伸肌）肌；第二种情况，我们联合应用伸肌和屈肌。

B、几种下行神经系统特别是网状结构，前庭（vestibular）和小脑，在姿势反应的紧张性调节中的作用至关重要。

1. 脑桥网状结构易化（facilitation）伸肌的活动（外侧网状伸肌易化区）。来自此区的兴奋由脑桥网状脊髓通路传到伸肌运动神经元。

2. 延髓的网状结构具有相反的效应（内侧网状伸肌抑制区）。这种抑制通过延髓网状脊髓通路传到脊髓伸肌运动神经元。

3. 前庭外侧核（lateral vestibular nucleus）通过前庭脊髓通路紧张地激动同侧伸肌运动神经元，这条通路与伸肌活动增加有关，表现为去大脑僵直（decerebrate rigidity）。

4. 小脑对紧张性兴奋伸肌运动神经元的前庭核具有抑制作用，如此引起的运动神经元兴奋性输入的抑制使兴奋作用减弱或消失。

5. 尽管兴奋性下行通路与 α 和 γ 运动神经元均构成突触，但运动神经元池（motoneuron pool）下行易化输入定量的增加，将更强烈地激动 γ 运动神经元。

6. 来自脑桥网状结构和前庭外侧核的一些下行兴奋性影响与 α 运动神经元直接形成突触。

C、去大脑僵直（decerebrate rigidity）。

1. 去大脑的制备（在中脑（midbrain）水平，上、下丘（superior and inferior colliculi）之间横断脑干），反射更加强烈，主要为伸肌反射强烈加强，导致主要是伸肌僵直的一种称为大脑僵直的状态。

2. 切断支配一侧肢体的背根后，该肢体马上陷入软瘫（flaccidy），提示这是主由 γ 环路传入丧失所致（γ 僵直，gamma rigidity）。

3. 破坏一侧前庭核，损伤去大脑僵直大为减弱甚至消失；如再损伤动物的小脑前叶，则包括背根已被切断的肢体在内的僵直均有所加强，提示前庭核对 α 运动神经元具有强大的直接兴奋作用（α 僵直 alpha rigidity）。

D、癫痫（epilepsy）。

1. 若脑细胞突然产生一次比正常脑电大的电暴发，即可导致癫痫的发作。

2. 大脑有反复发生这种发作倾向的病人被认为患有癫痫。这种倾向有时有较高的遗传性，或者由于某一区域脑组织损伤也可发生。

3. 癫痫性放电（epileptic discharge）的扩布：

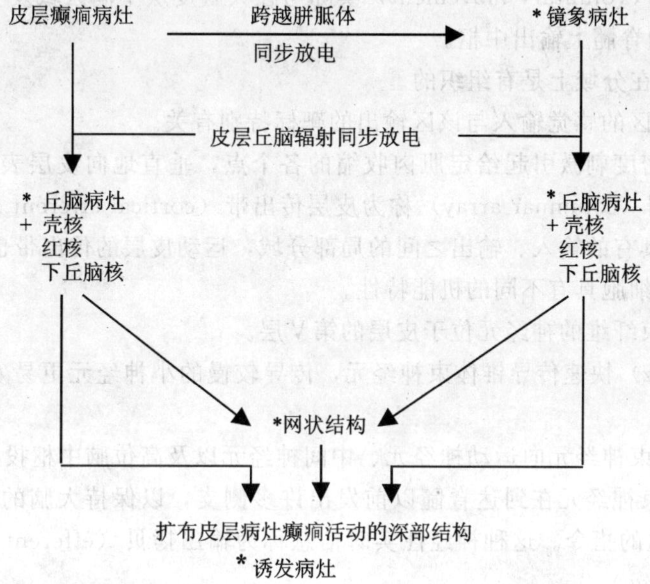

六、行走运动

上述的下行控制也参与行走运动（locomotion）。一种紧张性的下行信息被译成一种节律性或周期性的行走运动输出。

A、行走运动是受中枢过程控制。

1. 中枢程序是神经元回路的表达，这种回路产生一种特定型式的运动输出，其运动输出主要型式的产生或保持不需传入反馈。

2. 中枢程序位于脊髓。

B、中枢程序受下行影响调制。

1. 发出红核脊髓束、前庭脊髓束和网状脊髓束的神经元节律性地与行走运动同步活动。

2. 据认为，位于蓝斑（locus ceruleus）和下位脑系统的去甲肾上腺素能神经元将中脑行走运动区的活动传向脊髓（介导或中介）。

C、行走运动过程中，来自脊髓的上行信息传到高位脑中枢（higher brain center）。

1. 脊髓小脑腹侧束（ventral spinocerebellar tract）的神经元参与行走运动中枢程序的拷贝信息向小脑的传递。

2. 脊髓小脑背侧束（dorsal spinocerebellar tract）神经元将肌肉活动的信息通知小脑。

D、传入信息在行走运动中起着重要的作用。

1. 第一个作用是将运动程序从一个时相转移成另一个时相。

2. 另一主要作用是启闭步态周期（step cycle）不同部分的反射通路。

E、脊髓回路因而能根据以下两个因素产生完全不同的肢体运动型式。

1. 激动脊髓回路（circuitry）的脊髓上中枢。

2. 调制该回路的传入反馈的类型。

七、随意运动

A、人和许多其它动物的几乎所有的行为活动都是借助骨骼肌的收缩完成的。肌肉活动的主要范畴是那些被称为随意性活动的肌肉活动，因为这些活动包括有意识的思维和决策。

B、随意运动（voluntary movement）实际与在大脑皮层不同区域发生的神经过程有关。运动皮质是主要的脊髓上输出中枢。

C、运动皮层在分域上是有组织的。

D、传到皮层区的感觉输入与该区输出的靶标特别有关。

1. 最低电流密度刺激引起给定肌肉收缩的各个点，垂直地向皮层表面成批排列。运动皮层这种柱状排列（columnar array）称为皮层传出带（cortical efferent zone）。

2. 牵张反射具有的输入、输出之间的局部分域，运动皮层的传出带也拥有。

E、皮层运动细胞具有不同的机能特性。

1. 发出锥体束纤维的神经元位于皮层的第Ⅴ层。

2. 贝茨（Betz）快速传导锥体束神经元，传导较慢的小神经元更易发生瞬时高频放电，然后较快适应。

F、皮质脊髓束神经元向运动神经元、中间神经元以及高位脑中枢投射。

1. 个别锥体束神经元在到达脊髓以前发出许多侧支，以保持大脑的有关部分获得运动中枢正向脊髓发送的指令。这种神经性实时信息称为输出拷贝（efferent copy）或侧支放电（collateral discharge）。

2. 皮质脊髓束与运动神经元之间联系的特征是，在连续刺激下发生进行性易化（progressive facilitation）。

G、单个神经元编码随意运动的预期力。

1. 锥体束神经元输出对预期力和非预期力位移编码。细胞的放电率在运动开始前或等长收缩所致的张力开始改变前增加。

2. 皮层神经元放电的型式分为动态（dynamic）、静态（static）和混合（mixed）三种。

3. 皮层运动细胞的特征有三：

a. 这些神经元先从运动输出改变其活动；

b. 这些神经元活动的增加取决于施加力量的方向。因此，个别神经元既能控制屈肌的收缩又能控制伸肌的收缩；

c. 神经元放电频率（firing frequency）的改变与施力的大小或力的一阶微分 dF/dT 有关。

4. 皮层运动与脊髓相比，显然按照运动而不是肌肉进行“思考”。

H、预期运动（intended movement）要求一种预备状态。

1. 基底神经节和小脑深部核团神经元的活动先于皮层运动神经元的活动。

2. 对指令发生反应时，同一神经元可出现两簇不同的放电：反射放电（reflex discharge）和预期放电（intended discharge）。预期放电实际引起对刺激的预期反应。据认为这种指令使神经系统处于一种特殊状态或随意状态。

第三章　自主调节

一、引　言

A、自主神经系统（autonomic nervous system，ANS）被定义为通往内脏的传出通路，包括将冲动从中枢神经系统向腺体、平滑肌和心脏传送的所有神经细胞和纤维，亦即除支配横纹（随意）肌纤维以外的所有体内传出纤维。

B、自主神经系统是一个与支配内脏器官、平滑肌和腺体有关的内脏传入和传出系统。

C、大部分自主性功能是非随意的。但这并不意味着所有的非随意性机能都是自主性机能。同样，并非所有的自主性功能都是非随意功能的。

D、临床医生有充分理由将自主神经系统的传出部分分为两部：交感和副交感神经系统。在很大程度上，传出成分双重支配目标器官并且在功能上往往是相互拮抗的（图 3－3－1，3－3－2）。

E、交感和副交感神经系统都拥有节前和节后神经元（pre and post — ganglionic neurons）。自主神经系统的突触看来已特化，以确保递质的广泛作用。广泛的曲张体（varicosity）系统、宽的突触间隙（synaptic gap），相互交搭的轴突均有助于这种弥散性。

二、导致神经效应器活动的系列事件

A、所有的自主性机能都是通过递质物质的释放来介导的。这些化学递质能在神经或外周释放出来。两种化学物质，乙酰胆碱（ACh）和去甲肾上腺素（NE），作为自主性递质是重要的。

B、所有的交感和副交感神经节均释放 ACh，此水平的胆碱能传递作用称为烟碱（nicotinic）样作用。ACh 作用于突触后膜（神经节的神经细胞）并且使其产生一个局部去极化（突触）电位。突触电位达到一定幅度，即可触发突触后神经元的全或无活动。

C、在节后神经末梢处，动作电位使物质分泌，随所作用的系统的不同而异。

1. 多数交感神经节后纤维在其末梢释放去甲肾上腺素。但支配汗腺（sweat gland）的神经末梢释放乙酰胆碱。支配子宫（uterus）、骨骼肌血管壁和竖毛肌（pilomotor muscle）的节后交感神经纤维也释放乙酰胆碱。

2. 所有副交感节后神经纤维和胆碱能节后交感神经的末梢都释放 ACh 。在外周胆碱能传递称为毒蕈碱样（muscarinic）作用。

D、NE 和 ACh 在神经效应器接头处分别被肾上腺素受体和 ACh 受体结合。

1. 肾上腺素受体分为 α 和 β 受体两种类型。

a. α 受体与神经效应器接头处的化学兴奋性结构相当，主管平滑肌的收缩；

b. β 受体主要与产生平滑肌舒张有关。

2. 胆碱能受体分为烟碱型和毒蕈碱型受体。

a. 烟碱型受体在所有的节后细胞上发挥作用；

b. 毒蕈碱型受体在所有的胆碱能神经效应器接头处进行活动。

E、递质与其受体之间的相互作用可以产生兴奋性或者抑制性的接头电位（excitatory or inhibitory junction potential，EJP 和 IJP）。

F、接头电位调节肌源性活动，包括平滑肌和心肌节律性收缩的速率（rate）和强度（strength）。

G、不同类型心肌纤维的动作电位具有各自的特征形式，这些动作电位形式反映有不同离子电导参与。

1. 一般先后有 Ca^{2+} 和 Na^{+} 依次内流，接着 K^{+} 外流；与骨骼肌细胞相似。

2. 此外，起搏细胞还有电导成分，控制膜缓慢去极化和复极化。

3. 蒲肯野纤维和肌肉纤维由于抵消 K^{+} 恒定外流的持续缓慢的 Ca^{2+} 内流运动，有一个拖长的去极化平台（plateau of depolarization）。

H、腺体活动兴奋-分泌偶联（excitation - secretion coupling）的一系列基本步骤包括：

1. 特异分子受体激活。

2. Ca^{2+} 内流。

3. 电导增加及 Na^{+} 和其它离子的离子流所致的细胞膜去极化。

4. 分泌颗粒（secretory granules）的出胞（exocytosis）和释放（release）。

三、自主机能的解剖特点（图 3-3-1，3-3-2）

A、自主神经系统结构的特征

	交感	副交感
a 节前成分的位置	T1～12 L1～3 侧角	脑干Ⅲ、Ⅳ、Ⅶ Ⅸ、Ⅹ脑神经核； S2～4 侧角
b 节前纤维长度	短	长
c 神经节位置	椎前或椎旁	靠近目标器官或在其内
d 节后纤维长度	长	短
e 分布	广泛且几乎不分开	局限且散在

B、脊髓。

1. 除节前成分外，还有一些自主功能的初级反射中枢（preliminary reflex center），即：

a. 排尿中枢（micturition）；

b. 排便中枢（defecation）；

c. 排汗中枢（perspiration）；

d. 血管收缩中枢（vasoconstriction）。

2. 脊髓头侧影响的主要通路大多是不交叉的网状脊髓通路。

C、脑干（brain stem）。

除下行通路外，脑干网状结构还有各种功能可鉴定的中枢，进行内脏整合（visceral integration）活动。

1. 循环中枢（circulatory center），包括心加速中枢（cardioaccelerator center）、心抑制中枢（cardioinhibitor center）及血管运动中枢（vasomotor center）（延髓）。

2. 呼吸中枢（respiratory center），包括吸气中枢（inspiratory center）、呼气中枢（expiratory center）及呼吸调节中枢（pneumotaxic center）。

3. 咳嗽（cough）、吞咽（swallow）、喷嚏（sneezing）、泌涎（salivation）和呕吐（vomiting）区，刺激这些部位引起上述的运动效应。

D、下丘脑（hypothalamus）。

1. 下丘脑由一群神经核及分布于第三脑室两侧和底部的相对散在细胞组成。

a. 前区含有视前核（preoptic nucleus）、视上核（superaoptic nucleus）和室旁核（paraventricular nucleus）；

b. 中区有结节核（tuberal nucleus）和外侧核群（lateral nucleus mass）；

c. 下丘脑后区有下丘脑后核（posterior hypothalamic nucleus）和乳头体核（mammillary nucleus）。

2. 下丘脑神经核团从不同脑部位接受大量投射，有：

a. 前脑内侧束（medial forebrain bundle）；

b. 乳头体核通过穹窿（fornix）与海马（hippocampus）联系；

c. 视前核和下丘脑前核通过终末纹状体（stria terminalis）与杏仁核（amygdala）联系；

d. 乳头体脚（mammillary peduncle）；

e. 许多尚未确定的下丘脑与丘脑，苍白球（globus pallidus）和额叶皮质（frontal cortex）的联系。

3. 下丘脑也转而向不同区域发出大量投射。

a. 最重要的投射是将下丘脑与神经垂体（neurohypophysis）联系起来的投射；

b. 下丘脑与腺垂体（adenohypophysis）之间的联系是通过门脉系统（portal vascular system）实现的；

c. 乳头体束联系乳头体核和丘脑前核（anterior thalamic nucleus）；

d. 乳头被盖束（mammillotegmental tract）联系乳头体和被盖（tegmentum）；

e. 大脑皮层、海马、丘脑、基底核、小脑和网状结构通常通过下丘脑来影响自主性机能，下丘脑是中枢神经系统中与自主机能整合有关的主要区域。

E、边缘系统（limbic system）

1. 大多数作者将以下结构包括在边缘叶中：扣带回（cingulate gyrus）、灰被（induseum griseum）、海马和齿状回（dentate gyrus）、下脚（subiculum）、嗅内区（entorhinal area）、皮层梨状前区（prepiriform cortex）、隔区（septal area）、嗅结节（olfactory tubercle）、杏仁核（amygdaloid nucleus）。有些作者将脑岛（insula）和眶额皮质（orbitofrontal cortex）也划为边缘叶。

2. 边缘系统指更大的集合结构，包括嗅束（olfactory paths）、下丘脑、丘脑前核、中脑被盖（tegmentum of midbrain）以及部分基底核（以及边缘叶）。

3. 丘脑的边缘系统是向整合情感-行为的各种不同结构投射的几组神经核团。

前核（anterior nucleus），背外侧核，中线核（midline nucleus），背内侧核（dorsalmedial nucleus）及腹前核（ventral anteriornucleus）。

4. papez 环路：扣带回（cingulum）→海马→穹窿→乳头体→乳头丘脑束→丘脑前核→扣带回。边缘系统的主要输出流是经过前脑内侧束和后屈束传向垂体、自主和网状脊髓中枢。

四、自主反射（图 3-3-3）

A、脊髓自主反射（spinal autonomic reflex）。

1. 最简单的自主反射弧在脊髓灰质内至少有两个突触，在神经节的节前神经元和节后神经元之间有一个突触。

2. 内脏和躯体的传入在脊髓的节段水平与自主神经和躯体传出联系。

a. 肠-肠反射（intestino-intestial reflex）：支配肠的交感传出也可被来自肠本身的内脏传入所兴奋；

b. 内脏-体壁反射（viscero-somatic reflex）：来自肠的内脏传入与轴突支配腹肌的运动神经元联系；

c. 内脏-皮肤反射（viscero - cutaneous reflex）：肠的内脏传入与到皮肤血管去的自主（交感）传出联系；

d. 皮肤-内脏反射（cutaneo - visceral reflex）：皮肤温觉感受器的传入与支配肠的自主性传出联系。

B、内脏机能的反射调节。

1. 循环反射（circulatory reflex）：如压力感受器反射和心加速反射。

2. 消化反射（digestive reflex）：即排尿和排便反射。

3. 性反射（sexual reflex）：勃起反射。

五、内脏活动的双重调节（图 3-3-3）

A、自主神经活动对体内不同器官的作用

器　官	受体	交感反应	副交感反应
1. 平滑肌			
a 支气管平滑肌	β	舒张	收缩
b 食管平滑肌	β	舒张	收缩
c 胃平滑肌	β	舒张	收缩
2. 逼肌	β	舒张	收缩
a 膀胱逼尿肌	β	舒张	收缩
b 肠逼肌	β	舒张	收缩
3. 子宫	β	舒张	—
	(α)	（妊娠时收缩）	—
4. 肛门内括约肌	α	收缩	舒张
5. 膀胱三角肌和括约肌	α	收缩	舒张
6. 眼			
a 虹膜	α	散瞳（瞳孔开大肌收缩）	缩瞳（缩瞳肌收缩）
b 睫状肌	(β)	（舒张，视远物）	（收缩，视近物）
7. 血管			
a 腹腔和盆腔	α	收缩	—
脏器血管	(β)	（扩大）	—
b 皮肤和粘膜血管	α	收缩	—
c 骨骼肌血管	α	（收缩）	—
	(β)	（扩大）	—
d 肾脏血管	α	收缩	—
e 外生殖器血管	α	收缩	舒张（勃起）
f 唾液腺和泪腺血管	α	收缩	舒张
g 冠状血管	(α)	（收缩）	—
	β	扩大	—
h 脑血管		收缩（轻微）	
8. 心脏			
a 心率	β	增加	减少
b 冲动传导	β	加快	减慢

续表

器　官	受体	交感反应	副交感反应
c 心房收缩	β	加强	减弱
d 心室收缩	β	加强	—
9. 腺体			
a 汗腺、顶泌腺、外分泌腺	α	分泌	—
b 唾液腺、胃腺、肠腺和胰腺（腺泡和胰岛）	α	分泌	分泌
c 肝脏		糖原合成 分泌	分泌 胆汁流增加
d 泪腺		—	分泌
e 皮肤、竖毛肌腺	α	收缩	—
10. 新陈代谢	α	糖原分解	—
	β	血糖升高	—
11. 脂肪组织	β	脂肪分解	—

B、关于这两个系统关系的几点一般性结论。

1. 交感系统帮助机体应付来自外界环境的挑战，参与兴奋和情感（恐惧和愤怒）；副交感系统侧重维持内环境，如消化、排便、排尿，并在恢复或休息时活动更强。

2. 当一个器官由这两个系统支配时，二者的作用通常（但不是总是）相反；为防止两个系统相互冲突，他们通常为交替激动：即一个系统的活动增强时，另一个系统的活动减弱。

3. 许多器官主要由这一系统控制；有些器官只受其中一个系统控制。

4. 对某一特定器官，每一系统均可起兴奋作用或抑制作用。

六、自稳态

A、体温调节

1. 机体通过控制产热（heat production）和散热（heat loss）两个主要机制调节自身的中心体温。

2. 产热通过控制代谢率调节。散热通过改变皮肤循环和蒸发来控制。

3. 测量温度的感受器位于机体的下丘脑前部（温度感受器 warm receptor）和皮肤（冷觉感受器 cold receptor）。

4. 下丘脑后部特别控制热生成和发散（调节中枢 control center）。

B、细胞外液渗透压（osmolarity）（水容量）的调节

1. 在下丘脑的前部有特化的神经元——渗透压感受器（osmoreceptor），对血液和细胞外间隙中的盐浓度或等效的水容量（water content）的变化非常敏感。

2. 渗透压感受器的活动沿其轴突到神经垂体，控制抗利尿激素（antidiuretic hormone，ADH）的释放。

3. 血液中 ADH 的浓度对肾脏是一种信号，使其浓缩将被排出的水量。

4. 监视肺循环（circulating of pulmonary）中循环的液体量的感受器兴奋导致神经垂体释放 ADH 减少。

C、内分泌腺的调控

1. 激素影响器官，对体格、性和智力的发育都有十分重要的影响；激素加强机体根据

需要调节其工作的能力，帮助稳定某些生理变量。

2. 释放激素（releasing hormone，RH）和一些释放抑制激素（inhibitory releasing hormones，IH）由下丘脑的神经元产生，分泌到下丘脑门脉系统，进到腺垂体，使其分泌腺垂体激素（adenohypophyseal hormones）。

3. 腺垂体激素控制由内分泌靶腺进行的激素生成和分泌。

4. 下丘脑对内分泌腺的调节具有负反馈（negative feedback）的控制回路形式。

七、情绪与驱动（图 3-3-4）

A、情绪意指内部的外向表达。

1. 情绪（emotion）与食欲、饱腹感、进取、回避有关的内脏、感觉和运动机制以及与心肌和平滑肌的张力、腺体分泌、内在感觉状态等机体状态密切相关。

2. 情绪与激醒状态密切相关。

3. 边缘系统掌管情绪，边缘系统的主要输出流，进入到中脑导水管周围灰质和白质网状结构，进入网状激动系统。

B、据认为，驱动（motivation）介于刺激和复杂反应之间。

1. 驱动为假想的脑机制，设想能决定如摄食（feeding）、渴（thirst）及性（sex）等各种不同的复杂行为的方向和强度。

2. 驱动过程可根据调节受控变量的控制系统予以分析。

C、进食行为受各种各样信号的调节。

1. 控制论看来可用于进食行为的一个理由是，体重似受某种定点系统的控制。

2. 据认为，食物摄入是在下丘脑两个中枢的控制下进行的。

a. 摄食中枢（feeding center）：下丘脑外侧（lateral hypothalamus）；

b. 饱腹中枢（satiety center）（葡萄糖感受器 glucoreceptor）：下丘脑内侧。

3. 对饥饿有两套主要的调节意向。

a. 短期意向调节单次食量的大小；

b. 长期意向调节体重。

D、渴感由组织渗透压（tissue osmolarity）和血管容量（vascular volume）调节。

1. 饮水受两个主要生理变量控制。

a. 组织渗透压：渗透刺激能直接作用于下丘脑的渗透压感受器；

b. 血管（液体）容量：调节血容量的反馈信号位于循环系统的低压侧——右心房和邻近的大静脉壁。

E、颅内自我刺激可强化行为

1. 负强化（negative reinforcement）：位于中脑背外侧部，中央灰质的外侧边缘以及伸展到丘脑腹侧和下丘脑后部的区域是一个强大的负强化系统。

2. 正强化（positive reinforcement）：为整个边缘系统的特征。刺激皮层或皮层下边缘结构的任何部分均导致正强化。

a. 强化作用最强的区域包括杏仁核（amygdala）、海马、隔区及有关的结构，以及下丘脑的前侧和背侧；

b. 边缘系统和下丘脑的刺激会取代外来的奖赏。因此，奖赏和惩罚均投射到中脑前区，惩罚偏于外侧，奖赏偏于内侧和腹侧。

第四章　高级机能

一、引　言

A、由于缺少一个较好或较精确的术语，学习（learning）、记忆（memory）、睡眠（sleep）、做梦（dreaming）、意识（consciousness）和语言（language）等现象仍被称为神经系统的高级机能（higher function）。

B、参与这些机能活动的主要部分但不是惟一部分是高级种系发生上高度进化的最新发展——大脑皮层。

C、皮层可客观记录的惟一指征是电活动（electrical activity）。

二、大脑皮层的电活动（图 3-4-1，3-4-2）

A、皮层功能与大量神经元之间的相互作用动态相关（dynamically related）。神经元总体行为的机能指征，可从微电极（microelectrode）探测到的个别构筑起来的群体反应细胞反应得到。

B、另外，成群神经元的总和活动可用粗电极（macroelectrode）记录成群神经元的电活动来估量。

C、脑电图（electroencephalogram，EEG）是从头皮上记录到的脑电活动波动的记录，反映皮层神经元突触后电位的总和。脑电图记录可在容积导体（volume conduction）理论的基础上予以理解。

1. 兴奋性突触后电位（EPSP）与突触后膜的内向电流及沿广范围突触外膜的外向电流有关。IPSP 与之相反。

a. 内向电流的位点称为电穴（sink），接近负电荷（negative charge）；

b. 外向电流的位点称为电源（source），接近正电荷（positive charge）。

2. 表示细胞外记录（extracellular recording）极性所采用的是常规负电位（negative potential）记录成向上的偏移；细胞内记录则负电位向下，正电位向上。

3. 在对兴奋和抑制的反应中，记录电位偏移的方向如下：

突触后电位	细胞外表面记录	
	深层突触	表层突触
兴奋	向下	向上
抑制	向上	向下

4. 记录电位的频率从 1～50Hz 不等，电位振幅的变化范围为 5～200μV。

节律	α	β	θ	δ
频率（Hz）	8～13	14～30	4～7	1～3
振幅（μV）	20～200	5～20	100～150	20～200
正常	清醒但注意力不集中，闭眼	清醒，注意力集中，睁眼	瞌睡	睡眠
病理性	昏迷	药物作用	代谢紊乱	毁坏性损伤

5. 脑电图电位振幅和频率的变化与皮层神经元的活动状态有关。

同步化（synchronization）：低频高幅（low frequency and high amplitude）。

去同步化（desynchronization）：高频低幅（high frequency and low amplitude）。

6. 脑电图电位的节律似乎来源于丘脑和脑干的活动。

D、主要的诱发电位（evoked potential）可以从皮层或头皮上记录到。

1. 该电位是刺激感觉器官或从外周起始的感觉通路任一部分的结果，神经元进行中的电活动变化产生的。

2. 诱发电位主反应（primary evoked potential）对刺激呈现锁时（time-locked）反应，并对诱发其产生的感觉系统是特异的。

3. 诱发电位主反应的起始正相反应是深部皮层由丘脑腹后外侧核（ventral posterior lateral nucleus）引起的兴奋所致。

4. 随后的长潜伏期负相反应，是皮层表层兴奋性输入的结果。

三、与高级机能有关的解剖基础（图3-4-3）

A、脑干网状结构

1. 在脊髓和脑干的部分结构中仍存在弥散分布的原始神经元、树突和轴突。这些区域没有可辨认的确定结构，称为网状结构。

2. 网状物质形成一种缠结的基质，其中埋藏一些可特异鉴定的神经核和神经束。脑干的大部分区域均可辨认出一个网状物质的轴心。

3. 所有通过脑干的主要通路似都发出侧支到网状结构。由这些侧支给延髓网状结构提供的信息主要指导反射和非随意活动。

4. 另一机能是皮层激醒机能——网状激动系统（reticular activating system，RAS）以及RAS的抑制——网状抑制系统（reticular inhibitory system，RIS）。

5. 网状脊髓纤维下行到脊髓的低位运动神经元，发挥兴奋性或抑制性影响。

6. 缝际大核（raphe nucleus）能抑制网状激动系统。

7. 蓝斑释放的去甲肾上腺素看来有巩固记忆的作用。

B、丘脑

1. 联络系统是具有大量皮层下联系的神经核群，向皮层下或向大脑皮层联络区投射：背内侧核（dorsomedial nucleus）、背外侧核（lateral dorsalnucleus）、后外侧核（lateral posterior nucleus）、枕核（pulvinar）。

2. 弥散的丘脑皮质系统是不以点对点（point-to-point）的形式向皮层投射的核群与皮层警觉（丘脑网状激动）系统。这些核团主要通过经由纹状体、嗅脑和其它丘脑神经核（中线核 nucleus of midline、髓板内核 intralaminar nucleus、腹侧前核 ventral anterior nucleus 和网状核 reticular nucleus）的间接通路来影响大脑皮层。

C、海马（hippocampus）

1. 海马是皮质环最大的组成成分。

2. 海马接受外界信息，通过丘脑和脑干的投射从视、听和体感接替核来的间接信息。这些外感受性投射终止于海马锥体最顶端的顶树突分枝。

3. 海马细胞也通过附于顶端树突干上2/3处的连接接收来自嗅内侧皮层（entorhinal cortex）（中间皮层，mesocortex）附近的信息。

4. 同一的海马细胞也经过下丘脑接替，从隔区沿顶树突下部以及从基树突的海马连合纤维，接受有关内环境的信息。

5. 基于这种的联合输入，推测海马细胞可整合来自外界的信息与来自内脏的信息进行比较。

6. 海马锥体细胞通过这种方法，可在有关进取、回避、喜欢、不喜欢、想要、不想要的决策中起作用。这些内部和外部的活动，不仅可影响锥体细胞发放冲动，同时也在主观体验以及与情感体验和表达有关的内脏调节中起作用。

7. 据推测，海马对形成新的记忆可以是必需的（可能海马经穹窿和前脑内侧束向颞叶边缘系统的中脑区的输出可能也是必需的）。

8. 海马诱发的蓝斑核放电可说明学习、记忆、储存（storage）和条件性活动（conditioning activity）。

D、大脑皮层

1. 神经系统的高级机能是整个大脑皮层的函数。除投射区域外，联络区、投射区之间的部分均主要与皮层其它部位相联系并且主要与神经系统的高级机能有关。

2. 根据对失语症（aphasia）的研究，左侧额叶（frontal cortex）、颞叶（temporal cortex）、顶叶（parietal cortex）和枕叶（occipital cortex）与语言有关。

四、学习和记忆（图 3-4-4）

A、学习在最一般的意义上，是动物和人类根据经验借以修正其行为的一种过程。与此形成对照，记忆是已学到的信息借以储存和读出的过程。

B、学习有两种常见的类型：联合学习（associative learning）和非联合学习（nonassociative learning）。联合性学习的所有形式均包含刺激与反应之间或两个刺激之间联合的形式。非联合性学习是多少有些简单的学习形式，不涉及刺激与反应之间明显的联想形式。

C、非联合性学习是最普遍的学习形式，并包括习惯化（habituation）和敏感化（sensitization）。

1. 习惯化在刺激重复作用而无伤害效应的情况下，对刺激的行为反应降低。

a. 习惯化包括突触传递的抑制。

b. 通过习惯化，动物和人类学会忽略已经丧失新奇和意义的刺激，这样，可使动物和人借以腾出手来去注意那些属于奖赏或对生存有意义的刺激。

2. 在敏感化或假条件反射（pseudo conditioning）学习中，对紧随强烈刺激和有害刺激之后的刺激反射性增强。

a. 敏感化包括突触前易化（presynaptic facilitation）在内的突触传递增强；

b. 敏感化是一种十分有效的学习形式。它增加行为反应如此的强大，以至于可以将习惯化引起的突触和行为反应的压抑反转。

D、有众多类型的联合性学习，但只有经典条件反射（classical conditioned reflex）和操作式条件反射（operant conditioned reflex）两种在临床上广泛应用。

1. 经典条件反射的本质是将一个条件刺激（conditional stimulus，CS）同一个非条件刺激（unconditional stimulus，UCS）的配对（或结合）。

a. CS 后反复给予 UCS 时 CS 将引起类似非条件反射的反应（建立条件反射）。一种条件反射建立后，如果只反复给予 CS 而不给予 UCS，则条件反应的强度和出现的概率均降低；

b. 如某些实验中，给合强化给予 CS（CS^+），而在另一些试验中，给予另一个条件刺激后而从不接着强化（CS^-），如果 CS^+ 和 CS^- 在某些方面又相似，动物对 CS^+ 和 CS^- 开始都表现条件反应（泛化 generalization）。然后，经过继续训练之后，如果动物能够区别这两个刺激，动物将主要或只对 CS^+ 表现条件反应，对 CS^- 不产生条件反应（分化 discrimination）。

2. 操作式条件反射或仪器性学习（instrumental learning），由刺激与反应间的联想形成组成。

a. 操作式条件反射包括显然自发地或没有可辨认的诱发刺激时出现的行为（称为操作子，operant）。远些行为产生有利的环境变化（即动物或者得到奖赏或者伤害性刺激被移除），使其更趋于增加出现的概率（即动物反复重复这些行为）（强化，reinforcement）；

b. 操作式条件反射与经典条件反射一样也表现消退。操作式条件反射与条件反射一样，可分辨刺激。

E、记忆具有阶段性。记忆过程是时间依赖性的，记忆初步形成时，易于修饰。

1. 输入至脑的信息被加工成短期记忆（short - term memory）储存，这些信息后经某些处理转变为较永久的长期记忆（long - term memory）储存。

2. 为完成这一模型添加一个能适应特殊任务要求，读出有关信息的系统。

3. 短期记忆通过调制 Ca^{2+} 流发生。（经过一系列的设想包括 K^+ 信道的磷酸化在内的中间步骤。蛋白激酶激活使电压敏感性（voltage - sensitive）K^+ 离子流失活，K^+ 离子流在正常情况下使动作电位复极并导致感觉神经元动作电位时程的延长。时程延长的结果，每个动作电位均引起 Ca^{2+} 更多内流，结果更多的递质得以释放。编码短期记忆的另一可能的机制，是信息以正在进行的神经元的活动形式储存，进行性神经活动由神经元之间的兴奋性反馈联系维持。

4. 长期记忆的神经基础存在两种可能性。第一种（但不可能）可能性，是反响环路（reverberating circuit）的存在。第二种可能性是长期记忆与脑中某些永久性的机能或结构变化有关。

5. 记忆印迹（memory trace）广泛分布。神经系统所有部分似乎都有记忆储存所需的可塑特性（plastic property），脑具有利用剩余的有限信息对之工作，并重建一个较好的原始信息副本的能力。

6. 记忆过程总是随时间不断变化。记忆丧失是老年人或各种痴呆患者皮层灰质发生广泛萎缩（shrinkage）的一个早期症状。

7. 尽管中枢神经系统有弥散的记忆代表区，但海马和颞叶对人类的记忆尤其重要。

五、睡眠-清醒周期（图 3-4-5）

A、睡眠是周期性重复发生的过程。睡眠-清醒周期是身体对昼-夜周期（day - night cycle）产生的内源性节律之一。

B、睡眠可分为两个阶段。

	慢波睡眠、同步睡眠、非快动眼睡眠（NREM）、浅睡眠	快波睡眠、去同步睡眠、快动眼异相睡眠（REM）、深睡眠
脑电图（EEG）	δ波	β波
眼肌图（EOG）	无快速眼动	快速眼动
肌电图（EMG）	松弛	一些肢体抽动
脉搏率	减慢	加快
呼吸频率	减慢	加快
胃肠运动性	升高	停止
激醒阈值	低	高
做梦		做梦频率高

C、典型的夜间睡眠期间，正常人（rapid eye movement，REM）和（non - rapid eye movement，NREM）睡眠周期交替进行，每一夜 REM 以规律的间隔重现 5～7 次。

D、可能有几个神经机制与睡眠-觉醒周期有关。

1. 近年由于生化技术的提高，已经发现至少三种潜在的促进睡眠因素：一种见于大脑静脉血（cerebral venous blood）中，另一种见于脑脊液（cerebrospinal fluid），第三种见于脑干神经组织（brain stem nerve tissue）。

2. 网状激动系统激动大脑皮层并保持前脑（forebrain）清醒，若此活动减弱则导致睡眠（被动学说 passive theory）。

3. 脑干尾侧的某些区域的活动是诱发睡眠所必需的（主动学说，active theory）。

4. 中缝核的 5 -羟色胺能神经元（serotonergic neuron）可参与 REM 睡眠。

5. 孤束核（nucleus of the solitary tract）也可诱导睡眠。

被盖巨细胞部与蓝斑细胞之间一种内在的交替活动形式可分别解释 REM 和 NREM 睡眠的周期性。

六、意识和语言

A、发生在脑中的意识性感觉（sensation）、情绪（emotion）。随意努力（voluntary effect）等均与脑的一定物理活动有关。语言的性质受我们的感觉-运动器官性质的限制和修饰。

B、皮层顶叶联络区（association area of the parietal cortex）参与口头信息的加工，并与感觉输入空间特征的注意有关，也许也与在空间中操作物体的过程有关。

C、右半球（right hemisphere）对空间视觉和综合知觉活动占优势，而左半球（left hemisphere）主管逻辑、分析和语言机能。

D、左额叶后下部（left posterior inferior frontal）、左颞叶后上部（left posterior superior temporal）和大脑皮层的其它部分也参与语言信息的加工。

E. 迄今所做的测试表明，裂脑患者（split - brain patient）左半球在所有语言表达和接受方面均占极大优势。右半球有少量理解语言的能力，但仅有初步的表达能力。

第四篇　特殊感官感觉活动

第一章　视　觉

一、眼的结构（图 4－1－1）

A、巩膜（sclera）：坚韧的纤维性膜，为眼球的外膜。角膜（cornea）：与巩膜前端相延续。为紧密排列的胶原纤维层片状结构，使其透明并且有良好的光学（透镜）特性。

B、脉络膜（choroid）：为眼的中膜，富含血管。

C、视网膜（retina）：为眼的内膜，由三层细胞组成（图 4－1－2）。

1. 感受器细胞层（receptor layer）：视杆（rod）和视锥（cone）细胞；
2. 双极细胞层（bipolar layer）（神经元）；
3. 神经节细胞层（ganglion cell layer）。

神经节细胞发出轴突在神经纤维层内穿过视网膜至视盘在这里轴突向后集中，形成视神经（optic nerve）。

1. 黄斑（macula lutea）是视网膜上覆有黄色素的中央凹陷，含有中央凹——紧密排列着的视锥细胞的中央区，视敏度最高。
2. 视盘（optic disk）：为盲点（blind spot），没有光感受器。

D、两种光感受器都分化为内段（inner segment）和外段（outer segment）。

1. 内段与感光细胞终足相延续，终足与视网膜通路中的下一级神经成分形成突触联系。
2. 外段包含由膜性圆盘状结构堆集而成的精细系统。这种结构大大增加可用于感光色素的总表面积。与视锥细胞圆盘不同的是大多数视杆细胞圆盘与外膜分离，并不断更新。
3. 外段圆盘膜有视觉感光色素（visual photopigment）。该色素分子在圆盘膜内所处的位置能最大限度地增加其与入射光路相互作用的概率。

E、睫状体（ciliary body）。

1. 睫状突（ciliary process）分泌眼房水（aqueous humor）。
2. 睫状肌调节悬吊晶状体的睫状小带（zonule fiber）的张力，改变晶状体的形状，以保持在视网膜上呈现清晰的聚焦图像。

二、视觉光学

A、光路（light path）：光线到达光感受器前需经过角膜（主要折光面）、前房（anterior chamber）、虹膜的可调瞳孔（pupil）、晶状体（crystalline lens）（可调的折光力）、玻璃体（vitreous body）、视网膜血管（retinal blood vessel）、神经纤维层、神经节细胞和双极细胞层，最后达视杆、视锥细胞，在此换能转化为感受器电位。

B、透镜折光（refraction by a lens）。

1. 凸透镜（convex lens）使平行光线弯曲（折光）到一个焦点。晶状体的折光力——即其所折射的光线量——决定其焦距（F）＝从晶状体中心到平行光线集中的焦点的距离。

曲率半径小的凸透镜（即较厚），折光力较强，焦距较短。

a. 折光力以屈光度度量，屈光度（D）＝焦距的倒数（米）如：焦距 F=1/3 米透镜的折光力为 3D；

b. 凹透镜（concave lens）使平行光线发散；发散力用负的屈光度表示。

2. 凸透镜使物体在焦点平面上形成倒置的反像。物像在焦点平面上张一视角，视角大小由物体的大小和距离联合决定。

C、眼折光（refraction in eye）

1. 人眼休息时（放松远视时）的折射力为 66D，其中的 2/3 是由于角膜/空气界面的折射，1/3 是晶状体的作用。为讨论简便起见，将角膜和晶状体表面合并成单一的假想透镜（简约眼 reduced eye）。

a. 正视眼（emmetropia）：角膜和晶状体的焦距（休息时）＝眼球的长度，平行光线正好聚焦于视网膜上；

b. 远视眼（hyperopia）：眼球长度短于晶状体和角膜的焦距，以致物像聚焦于视网膜之后（即：屈光力不足）。戴凸透镜的眼镜，增强眼的屈光力，缩短焦距，可纠正此缺陷（图 4-1-3，右）；

c. 近视眼（myopia）：眼球的长度长于晶状体和角膜的焦距（屈光过强），此缺陷可通过戴凹透镜眼镜，使平行光线照射眼之前轻度发散，予以纠正（图 4-1-3，左）；

d. 散光眼（astigmatism）：角膜曲率异常（abnormal curvature of cornea），有些眼在不同的轴方位上角膜曲率不同。散光可用柱状透镜（cylindric lens）纠正，柱状透镜的放置方式使各个方向的折光相等。

2. 由于物体在一种介质内形成的物像与通常看到的实物不同，因而透镜系统在物像侧的焦距不同于实物侧的焦距。

a. 这种安排需应用另一因素：节点（nodal point）；

b. 物体在节点处所张的角等于像所张的视角；

c. 节点的一个很有用的应用是判断物体在视网膜上的大小。

$$\frac{\text{像的大小}}{\text{物的大小}}=\frac{\text{像距节点的距离（17mm）}}{\text{物距节点的距离}}$$

3. 调节（accommodation）：睫状肌收缩，晶状体能改变其形状。如此可使折光力比休息时增加 10～20D（年轻人的眼），晶状体曲率借以增加的过程称为视近物时晶状体的调节。

a. 机制：因晶状体物质具有伸展性，晶状体囊具有弹性，睫状肌松弛（视远物时）时，悬韧带（zonule）拉紧，将晶状体拉成薄而扁平的形状。

睫状肌收缩时［经由来自睫状神经节（ciliary ganglion）的副交感节后神经］，睫状体移向晶状体，解除悬韧带的张力，晶状体依其自然弹性，向外膨出，使其曲率半径减小，折光力增大。

b. 正视眼调节时，增大的折光力能使来自附近物体的发散光聚焦于视网膜上。如果正视眼调节 8D，来自 1/8 米远处物体的光线将落在焦点上。随着年龄的增长，晶状体将丧失年轻时的弹性，丧失调节时增大折光力的能力，即老花眼（presbyopia）。例如：如晶状体仅能调节 2D（大约 50 岁），则比 1/2 米近的物体不能清楚地聚焦，近距离工作困难，视近物时可戴屈光透镜予以纠正，如双光镜（bifocal）。

c. 近点（near point）是指眼在最大调节时能清楚聚焦的最近点。（如 b 所述，随年龄增大而变远）。远点（far point）在正视眼和远视眼＝无限远，近视眼则远点变近。

d. 整个一生中，近点逐渐变远。

8 岁时，近点约 8cm

20 岁时，10cm

50 岁时，50cm

近点逐渐变远主要是由于晶状体物质硬度增加，导致晶状体曲率所能增大的程度下降。

D、近反应（near response）

1. 视线移至近物时，同步地发生三联活动，以看清物体。

a. 晶状体调节（lens accommodate）；

b. 瞳孔缩小（pupil constrict），以减轻视物模糊，增加聚焦的深度；

c. 眼球会聚（eye converge）：内直肌收缩，直到近物能被两眼中央凹凝视，以消除复视。

2. 在中脑的反射中枢控制下，针对不同距离，这三种因素按适当的比例发生变化。然而，会聚与调节的关系稍微灵活些。

3. 近反应的通路（pathway for near response）

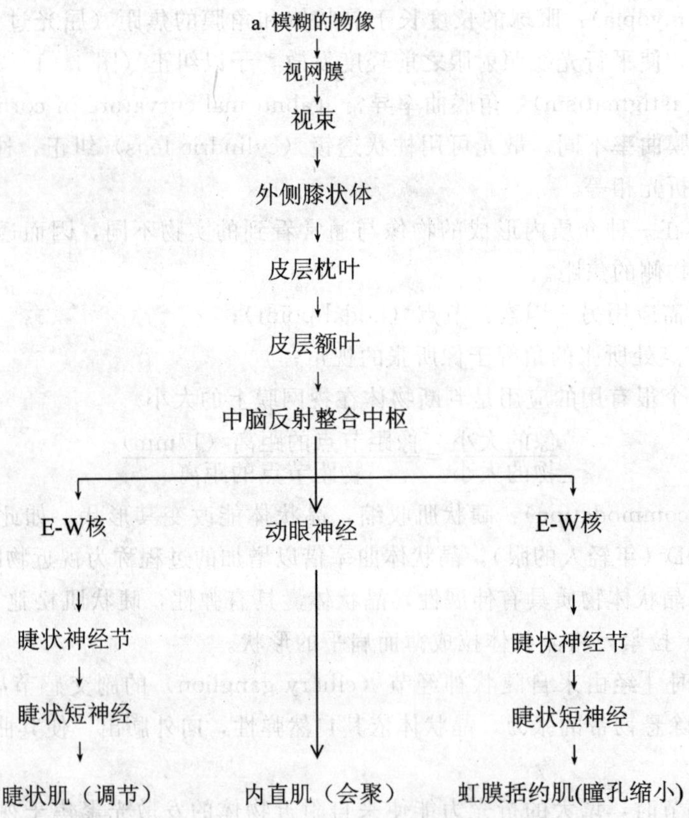

b. 皮层的始动与控制是必要的，因只有视皮层能觉察到物体位于焦点以外或因物体太近而产生复视。

c. 注意对光缩瞳反射（pupil－constriction－to－light reflex）是经由顶盖前核沿不同通路到达 E－W 核的。还要注意来自每只眼的纤维都向双侧 E－W 核投射，以产生直接的瞳孔交感反应。

三、视网膜机制

A、视杆和视锥细胞均在其外段的扁平囊内含有光敏的感光色素。

1. 有四种色素（1种视杆色素，3种视锥色素），每一种色素均由达到视蛋白上的视黄醛（retinene，维生素A醛）组成。

a. 吸收光子使视黄醛由顺式变为反式，并由视蛋白解离，成为无色的化合物；即光漂白了色素的颜色。经过一段时间，色素重新合成；

b. 外段的化学反应转化为感受器膜电位的变化。

2. 视杆细胞感光色素（rod photopigment）＝视紫红质（rhodopsin）

a. 对蓝-绿波长的（500nm）光线吸收最强；

b. 在暗光情况下（暗适应，scotopic），人眼对不同波长的敏感曲线与视紫红质的吸收光谱完全相同；在弱光下，只有低阈的视杆细胞工作，所有波长均引起苍白、无色的感觉；

c. 夜盲（nyctalopia）：由于维生素A缺乏，视色素合成不足。

3. 视锥细胞感光色素（cone photopigment）

a. 有三种视锥细胞，每一种各有一种不同的色素，形成不同的中枢联系；

b. 视锥色素在波长分别相当于蓝（440nm）、绿（540nm）、黄-橙（580nm）处具有高度敏感性，分别称为感蓝、感绿、感红视锥系统；

c. 在亮光情况下（明适应，light adaptation），视绿细胞是主要的感受器（视杆细胞已饱和，不再发送明亮度差别的信号）。对不同波长的明适应敏感曲线取决于3种视锥细胞的光谱敏感度曲线的复合；绿光区域（550nm）敏感度最大，即：在明适应条件下，绿光显得最亮，中央凹总是对绿光最敏感。

4. 蒲肯野移动（Purkinje shift）

a. 整个眼睛的（中央凹除外）光谱敏感度在暗适应（视杆细胞起主导作用）与明适应（视锥细胞起主导作用）条件之间发生移动；

b. 即在暗光背景下，蓝-绿波长的光线最易看得到，但引起一种无色的感觉。红光则显得非常暗。在明适应条件下，视网膜对较长波长的光线更为敏感（对绿光最敏感）。

5. 明/暗适应

a. 随着背景亮度稳定↑，更多的色素被漂白，感受器电位暂时↑。然而，几秒钟之后，感受器对光线的敏感性下降（明适应），光线进一步增强引起的反应比适应前要弱；

b. 由于这种敏感度的丧失是基于色素的漂白，因此，进入到暗环境后敏感度的恢复（暗适应）需经许多分钟逐渐发生，色素得以再生成；

c. 这种适应特性使感受器能从黑洞到阳光（亮度范围10^6）这一广范围的背景亮度的变化敏感地发生反应。无这种适应，对暗光发生敏感反应的感受器就会被亮光所倾覆（饱和）；

d. 视杆细胞不像视锥细胞那样适应明亮光线，而是在中等强度光线下饱和，留下视锥细胞传递明视觉；

e. 在明亮光线下，戴副只通过长波长光线的红色眼镜，有可能防止视杆细胞对光线变得适应和不敏感。蓝-绿波长光线的缺如可减少视紫红质的漂白，不必等视杆细胞发生暗适应，即能立即利用视紫红质，保持良好的夜视。

B、视网膜的突触相互作用

1. 激动的基本顺序：感受器（receptor，R）→双极细胞（bipolar，B）→节细胞（ganglion cell，G）→视神经。

2. 由水平细胞（horizontal cell，H）和无足细胞（amacrine cell，A）传递的侧向相互作用。

H细胞从一个区域的感受器接受输入，并与稍远处的B细胞构成突触。这些侧向联系对双极细胞反应具有拮抗作用。一个双极细胞如被在其前方直接照射的光线兴奋，通过外侧H细胞的抑制作用，将被照射到远处感受器的光线所抑制。

B细胞对照射在其感受器中心部位的光线的反应受照射到其周围抑制区的光线拮抗。

3. 侧向性突触相互作用的结果

a. B细胞，如同G细胞从B细胞接受输入，具有对其感受野发生［给-中心］（on-center）、［撤-周围］（Off-surround）反应的有组织的同心圆结构。也有呈［撤-中心］（off-center）、［给-周围］（on-surround）镜像反应的G细胞；

b. 既刺激G细胞感受野中心区又刺激其周围拮抗区的弥散光，在G细胞以及视神经引起弱反应。脑并得不到有关弥散光的信息，却能得到有关照到G细胞感受野并分别刺激其中央及周围的明-暗分界的信息；

c. 因此，有关分界、边缘轮廓等的信息是在G细胞水平被优先加强的；

d. H细胞对B细胞的侧向抑制也是视网膜借以适应（维持其敏感度）高水平背景光的第二种机制；

e. 因此，感觉到的一个物体的高度不仅取决于其投射到视网膜的光线的多少，还取决于其周围区域的亮度如何。

4. 无足细胞的侧向性相互作用（lateral interactions by amacrine cell）。

a. A细胞接受来自B细胞的输入信息，侧向投射到远隔B细胞和/或G细胞；

b. A细胞对光照水平的变化选择性地发生反应，将这一变化的信息接替给特定的G细胞；

c. 侧向性抑制（lateral inhibition）作用使A细胞对局部变化（像小的运动物体——小虫子）最敏感，至少在两栖动物（amphibia）是如此。

5. 感受器、H细胞和B细胞不产生锋电位，而是膜电位的分级变化。

C、色觉和色盲（color vision and blindness）。

1. 对任何刺激（颜色）所感觉到的颜色取决于三种视锥系统兴奋的相对比例。

a. 每种不同的颜色均与视锥系统活动的不同比例有关。如：白光以相等的比例激动三种视锥细胞，黄光（560nm）同等地激动感红视锥细胞和感绿视锥细胞，对感蓝视锥细胞的激动则少得多；

b. 三种视锥细胞解释了为什么人的色觉是三原色的（trichromatic）：色觉的整个范围均可用三原色相加并调整其各自的强度复制出来；

c. 三种视锥细胞的发现证实了Young-Helmholtz关于色觉的古老理论，该理论假设有三种具有不同光谱感度的不同感受器系统。

2. 拮抗性加工细胞（opponent process cell）。

a. 为辨认特定波长，该系统必须具有某种估测三种视锥系统活动的相对比率的方法。这一点是由视网膜G细胞完成的。G细胞能感觉（红和绿）视锥细胞输出之间的差别，即这些G细胞被红光兴奋（通过感红视锥细胞），但被绿光抑制（通过感绿视锥细胞）。因此，这样一个红-绿G细胞的放电率将整个红-橙-黄-绿范围光线的波长编码；

拮抗性加工细胞的第二个系统是计算感蓝视锥细胞活动和感红视锥钿胞活动之间的差

别；沿由蓝到黄的谱轴对波长编码；

b. 拮抗性加工细胞证实了 Hering 色觉理论，并且解释了底片颜色余像等现象。

3. 色盲

a. 最常见的色盲类型是下述的各种红-绿色盲（red - green color blindness）：难以区分红-绿光范围内的各种波长，颜色似乎全都相似；

b. 二色性色盲（dichromatism）：较极端的色盲形式，某种视锥色素完全缺如（红色盲——无感红色素；绿色盲——无感绿色素）。由于缺失色素，光谱敏感度曲线下降。因此，红色盲根本看不见长波长红光。因为这两种二色性色盲均缺乏红-绿拮抗细胞系统，因而难以分辨红-绿范围内的各种颜色。然而，二色性色盲仍能轻而易举地区划蓝色和较长的波长，因为蓝-黄拮抗细胞仍在工作；

c. 色弱（color anomaly）：不大严重的红绿色盲，感红色素或感绿色素不足而不是不存在。

——红色弱＝感红色素不足。

——绿色弱＝感绿色素不足。

这些色弱类型对红-绿范围内的各种颜色体验不如正常人那样强烈，并且分辨不清。

D、光-电转换（light - electricity transduction）

1. 在静息或黑暗状态下，有某种离子（无疑是 Na^+）不断漏出，将感光细胞上所测的静息膜电位保持在较低的数值（－30mV）。

2. 光刺激开始时

a. 光分解视紫红质，设想为通过激活磷酸二酯酶（phosodiesterase）来激活 cGMP 的降解，低浓度的 cGMP 导致通道蛋白质脱磷酸，结果将 Na^+ 通道关闭；

b. 光似可增加 Ca^{2+} 释放，Ca^{2+} 经视紫红质形成的 Ca^{2+} 通道，从视盘内流入胞浆，设想游离 Ca^{2+} 再与 Na^+ 通道结合，并借以阻断通道。

3. Na^+ 通道的关闭导致 Na^+ 电导降低和净超极化（net hyperpolarization）。

4. 光引起的感受器超极化，使感受器-双极细胞突触的抑制性递质的释放减少。

5. 双极细胞的脱抑制（disinhibition）引起双极-神经节细胞突触的兴奋性递质释放增加，导致神经节细胞兴奋。

6. 感光细胞和双极细胞间突触的递质释放没有明确的阈值，因此，视网膜突触显示自发的递质释放。

7. 视网膜通路的所有远隔细胞（即感光器、双极细胞和水平细胞）均不需动作电位协助来携带它们的信息。

四、视觉中枢通路

A、视交叉（optic chiasma，OC）。

1. 由来自每侧视网膜鼻侧一半的视神经（optic nerve，ON）纤维在 OC 处交叉而成。

2. OC 的目的是将两个分开的双眼视野的图像重叠起来，在视皮层创造一个融合的、单一视觉空间的视网膜分域图。

B、外侧膝状体核（lateral geniculate nucleus，LGN）。

1. 含有 6 层神经元，视束（optic tract，OT）纤维终止于此。

2. 来自两眼的 OT 纤维向上 LGN 的不同层投射；同侧眼三层，对侧眼三层。即，LGN

细胞主要只由一只眼的光线激动。

C、视皮层（visual cortex）。

1. LGN 细胞的轴突＝视辐射线（OR）全部向主要视皮层投射。

2. 外侧膝状体的 6 个单独的图像在 17 区对侧半视野的单一视网膜分域组织图上发生会聚。

D、视觉联合区（visual association areas）（18 和 19 区）。

1. 17 区向 18 和 19 区投射，18、19 区均有一个完整的对侧半视野的视网膜分域组织图。

2. 与视觉刺激的某些特性的进一步分析和眼球运动的调控有关。

E、与视觉有关的其它皮层区。

1. 颞下回（inferior temporal gyrus）：对视觉刺激的学习联想。细胞编码复杂形式的信息。

2. 顶叶（parietal lobe）（角回 angular 和缘上回 supramariginal gyri）：对解释视觉刺激的某种特性是必需的。

五、视觉反射

A、瞳孔缩小（对光）反射（pupillary constriction reflex）。

1. 眼睛对着亮光时，瞳孔缩小，减少到达视网膜的光线强度。

2. 这种非随意的光反射是对直接光刺激的反应，其通路为：

a. 经由视神经的视网膜神经节细胞轴突、视交叉（optic chiasma）（一些纤维交叉）、视束（optic tract）、上丘臂（通过外侧膝状体），止于距状裂；

b. 中间神经元经由后联合投射至对侧距状裂；

c. 中间神经元与其他中间神经元相互作用，这些神经元再与动眼神经（oculomotor nerve）（来自 E－W 核）的节前神经元构成突触；

d. 这些节前神经元经第Ⅲ对脑神经投射并与睫状神经节构成突触，睫状节的后神经元支配虹膜的缩瞳肌。

B、交感反射（consensual reflex）。

1. 仅一眼受光线照射时，两眼瞳孔均缩小（交感反射）。

2. 这种效应是部分纤维在视交叉处交叉和双侧距状裂跨中线相互联系的结果。

C、瞳孔扩张（pupillary dilatation）。

1. 眼在暗光下，瞳孔扩大。

2. 视觉通路经网状结构和下行交感通路（脑干的背外侧被盖和颈髓的前半部起作用）刺激 C_8 和 T_1 水平中间内侧交感细胞柱的节前神经元。

3. 节前纤维在交感链（sympathetic chain）中上行，与上颈神经节形成突触，节后神经元纤维随邻近血管一起走行，支配虹膜扩瞳肌（dilator muscle of iris）。

4. 这些纤维中断可导致何纳综合征。

D、角膜反射（corneal reflex）。

1. 触碰角膜引起眼睑反射性闭合。

2. 传入纤维在第Ⅴ对脑神经中，反射弧的传出纤维在第Ⅶ对脑神经中，到达环状肌（orbicularis muscle）。

六、人类视觉

A、视敏度（visual acuity）。

1. 定义为感知特异型式视觉刺激的精细细节的能力。

2. 决定于眼光学系统的质量、视网膜位置、照明水平、中枢通路的完整性、动眼系统的完整性等等。

3. 通常用阅读大小分级的字母——Snellen 检查法进行测试。以阅读高度为视角为 5 分，线宽等于 1 分的正体字的能力的“正常”视敏度为基础（图 4－1－4）。

4. 中央凹的视敏度最高，视网膜周边部迅速降低。

5. 中央凹只含有纤细、排列紧密的视锥细胞，使感受器表面形成精细的纹理。中央凹处视锥细胞之间距离多少小于 1 分，与字母-阅读的视敏度大致相当。

6. 在中央凹，每个视锥细胞与一个双极细胞和一个神经节细胞形成单线联系，因此保持精细纹理直到中枢。相反，视网膜的周边部的许多感受器（视杆和视锥细胞）广泛会聚于双极细胞和神经节细胞。

7. 因为视锥细胞对光线不如视杆细胞敏感，因此，全中央凹的视敏度要求良好的照明（明适应条件）。

B、视野（visual field）。

1. 单眼看到的视野不是圆的，因其内侧被鼻子截掉，上、下被眼眶截掉。

2. 两眼的中央凹精确地注视一个目标时，两眼均看到视觉空间的中央部分（双眼视野，binocular field）而每只眼的视野的颞侧缘仅为单眼视野。

C、相称点（corresponding point）和双眼融合（binocular fusion）。

1. 相称点是指两侧视网膜上相对应的一对点，每侧视网膜各一个，用同一视觉物体刺激时，产生一个单一融合感觉（双眼单视）（binocular single vision），即一对视网膜相称点精确地向对侧视野（皮层图）上的同一点发出（通过 LGN）投射，并与该处的同一神经元构成突触。因此，17 区的神经元受作用于双眼合适的对称点的刺激激动。这种来自双眼相称点的纤维在皮层图的单个成分上的会聚是双目融合和单视的神经学基础。

2. 不同的视觉图像如落在对称点上，将被看成是重叠的，是交替压抑的（双眼拮抗）（binocular rivalry）。如果同一视觉图像落在两眼的非相称点上，物体将被看成是两个（复视）（diplopia）。

D、复视（diplopia）和近反射（near reflex）。

1. 如果两眼彼此排列得当，则所注视物体成像于两中央凹并感觉为融合的。位于同样视野深度（depth of field）的其它刺激物也将刺激成对的对称点，产生单一感觉。

2. 近反射系统维持对刺激目标的双眼注视和融合感觉。如果注视目标移近，导致的复视即记于皮层枕叶，引起眼球会聚反射，直到目标又落到两眼中央凹，复视现象消失。

E、正后余像和临界融合频率（critical fusion frequency）。

1. 如果直视光线片刻随即闭眼，则光的图像慢慢在视野中浮现然后逐渐消退。

2. 视网膜间断地受到一系列闪光刺激时，若周期性刺激达到一定频率，则产生一种特征性的闪烁的体验。

3. 进一步增加频率，引起融合，闪烁感觉被连续感觉代替。引起连续感觉的最低频率称为临界融合频率。

4. 皮质融合频率与光线强度的对数成正比。

F、深度感觉（depth perception）。

1. 最精细和最准确的物体空间定位方法是利用两眼同时看到的物像，称为立体（stereopsis）或实体视觉（solid vision）。

2. 基于一侧视皮层接受来自对侧视网膜鼻侧半和同侧视网膜颞侧半的输入以及两半球通过胼胝体（callosum）联系这一事实，立体视觉的惟一基础是两半侧视网膜像之间的水平视差；两半侧视网膜观察同一视野所产生的水平视差获得有关深度的刺激，接着经由视觉通路神经元的加工导致深度感觉。

G、双眼视觉（binocular vision）（图 4－1－5）

1. 两眼共同视野中的相同点必须在两侧视网膜的相称点聚焦。两眼在同一方向上的同时运动称为协同运动（conjugate movement）（两眼共同注视一逐渐移近的物体时发生的会聚是非协同性的）。

2. 动眼系统调节这些运动，包括以下四部分：

a. 快扫视系统（saccadic system）（搜寻视觉目标）：这种运动是一小而快的反射，称为快扫视。快扫视搜寻视野，使视觉图像循感受器移动并防止适应。快扫视是体内最快的运动；

b. 平稳追踪系统（smooth pursuit system）（追踪所视物体）眼追随视野中的物体的平稳运动；

c. 前庭系统（vestibular system）（补偿头部运动）：如一静止物体聚焦在中央凹并且头部发生运动，眼睛必须移动相等的距离以使物体仍聚焦于中央凹（即如果头向下动，眼一定向上动）；

d. 会聚系统（convengence system）（会聚）：用于追寻在视野内发生远近变化的物体。物体移近时，眼睛向内移动，物体移远时，眼睛向外移动。

3. 这四种运动看来由独立的神经系统控制，但在所有运动中，他们均协同工作。

第二章 听 觉

一、声波的物理特性

A、震动的物体使弹性介质中的分子移位，产生疏密波。

1. 声波＝这些位移通过空间行进。振动物体的波由以介质特有的速度在空间中运动的连续密、疏变化组成。压力计可检测高和低于环境的压力升降变化。

2. 声音的频率（frequency of sound）＝单位时间内密/疏波的数目，用赫兹表示（Hz＝每秒周波数）。

3. 声波的振幅（amplitudes of sound）＝传给粒子位移的能量或压力。

a. 声音的振幅用特殊的尺度分贝（dB）表示，分贝表示一个声音相对于另一个声音（通常为一参照标准）的强度（能量）；

b. 一个 dB 定义如下：

$1dB = 20\log Pt/Pr$

Pt 为所测声压，Pr 为参照声压（2×10^{-4} 达因/厘米^2）；

c. 上述等式中的 Pr 是使 3 000Hz 的声音（人听觉对此频率最精确）刚可听到的声压；

d. Pt 比 Pr 大 1 000 倍（Pt＝1 000Pr），声压也会高 1 000 倍。并且是 60 分贝的声音

(dB＝20 log Pt/Pr＝20 log 1 000＝60)。

B、声波的类型。

1. 纯音（pure tone）＝高和低于周围压力水平的正弦形压力变化。

2. 噪音（noise）＝压力的频率和振幅呈随机变化。

3. 咔嗒声（click）＝连续 1～2ms 左右的一种非常尖锐的压力变化。

4. 语音（speech）＝一词中的骤然瞬变（如：辅音“SP”）与近正弦形（如：元音“ee”的一种复杂系列，如 Speech 一词中的辅音“SP”和元音“ee”。

二、耳的结构（图 4－2－1）

A、外耳（external ear）。

1. 许多哺乳动物的耳廓（pinnae）收集声波，并且可动，以便处于最适位置。

2. 外耳道（external canal）将声波传到鼓膜（eardrum），鼓膜可随鼓膜外压力的升、降，向内、外移动。

B、中耳（middle ear）。

1. 中耳的三块听小骨（锤 hammer、砧 anvil、镫 stirrup）作为一个将鼓膜内侧面与充满液体的内耳卵圆窗（oval window）相连的杠杆系统行使功能。

2. 该系统的连接部位和支点的位置使卵圆窗的位移约为鼓膜位移的 1/3 。

3. 力在卵圆窗处扩散的面积为 $3.2mm^2$，而在鼓膜处则为 $65mm^2$，因此，卵圆窗内液体的压力变化比鼓膜外空气压力变化大 20 倍。

4. 该杠杆系统（level system）有两块与其相连的小肌肉。

a. 鼓膜张肌（tensor tympani）保持鼓膜紧张；

b. 镫骨肌（stapedius）对卵圆窗膜具有类似作用。

5. 咽鼓管（eustachian tube）

a. 咽鼓管将中耳与鼻咽部（nasopharynx）相连，正常由一瓣膜系统关闭；

b. 吞咽、打哈欠时开放平衡中耳的压力，防止鼓膜在外界压力变化时发生破裂。

C、内耳（inner ear）（耳蜗 cochlea）（图 4－2－2）

1. 内耳耳蜗形如蜗牛壳（snail shell），螺旋形，通过两窗（卵圆窗和圆窗 round window）与中耳相连。

2. 耳蜗有两个膜，将螺旋管分为三个腔。

a. Reissuer 膜斜行穿过耳蜗使其形成两个腔——前庭阶（scala vestibuli）和中阶（scala media）（蜗管，cochlea duct）；

b. 另一层更重要的膜是基底膜（basilar membrane），其将中阶与鼓阶分开。

3. 基膜的宽度和硬度是分级的，有一特化的上皮细胞嵴——柯蒂器（organ of Corti），听觉感受器位于该处。

a. 柯蒂器官由一群细胞（感受器）和各种支持细胞组成；

b. 朝向中阶方向的毛细胞（hair cell）顶端有毛或纤毛，其上方覆以（或接触）结实的结构——盖膜（tectorial membrane）；

c. 来自第Ⅷ对脑神经的感觉神经末梢终止于毛细胞的基底部，其胞体位于蜗轴内的螺旋神经节。

4. 耳蜗内充满内淋巴（endolymph fluid）和外淋巴（perilymph fluid）。

a. 含有毛细胞感受器的中阶、即中间的腔，亦称为蜗管，其中充满内淋巴；

b. 下界为基底膜，上界为内、外柱状细胞的内隧道内充满外淋巴；

c. 围绕蜗管的前庭阶和鼓阶充满外淋巴。

三、听觉力学

A、机械能从空气向感受器的传递有三个阶段。

1. 第一阶段为能量以声波的形式在外耳空气中传递。

2. 第二阶段，能量由中耳杠杆系统传递。

3. 最后阶段发生在耳蜗，能量主要通过水来传递。

B、声波通过鼓膜和振动听骨链（vibration chain）向内耳的正常传导称为听小骨传导，也定义为气传导（air conduction）和骨传导（bone conduction），后者在用音叉振动颅骨时工作。

C、最初两阶段的声传导。

1. 外耳道的大小恰好使到达鼓膜的语音的振幅比外耳道入口处放大（通过共鸣作用 resonance）10 分贝。

2. 鼓膜内移引起镫骨脚板向卵圆窗内移。鼓膜与卵圆窗的面积比为 20∶1，适于能量从空气波向内耳液体波的转化。

3. 卵圆窗处的推力是鼓膜处的 3 倍，因卵圆窗与鼓膜的位移比为 1∶3。

D、声音在内耳的传导

1. 每当一压力波峰冲击卵圆窗膜，液体由于卵圆窗膜移向中耳而运动。

2. 压力变化随即传到前庭阶和中阶，这一活动均使 Reissner 膜和基膜移位。

3. 高频波沿耳蜗传导的距离短于低频波，因为耳蜗内的液体具有质量，因而通过其惯性对抗压力变化所致的位移。

4. 压力脉冲作用于前庭阶时，基膜由于其质地强硬因而以行波形式运动。

5. 镫骨向内、向外移动的频率决定基膜和耳蜗内液体的行波将在哪里形成高峰。

a. 低频引起耳蜗顶端（远离卵圆窗）基膜最大位移，毛细胞因而激动最大；

b. 进行性高频高峰进行性地接近基底部（卵圆窗附近）。

6. 弱的声音几乎不能使基底膜运动，而进行性增强的声音激动毛细胞的数量则愈来愈多。

7. 基膜运动时，盖膜并不产生相同程度的运动，毛细胞的微绒毛因而产生一种净切力。

四、耳蜗的机制

A、毛细胞变形和基膜的位移导致一种电位的生成，若此电位达到一定幅度则使第一级神经元的末梢去极化。此过程一旦完成，神经末梢即产生一种发生器样电位。若此电位幅度足够大，还可触发感觉轴突的全或无机制。

此外，柯蒂器细胞与第Ⅷ对脑神经的第一级神经元神经末梢之间的活动传递也可是化学性的，如一般突触那样。

B、内淋巴电位（endolymphatic potential）。

1. 据发现，中阶比前庭阶（以及鼓阶）正 100mV 左右，Reissner 膜内比前庭阶（和鼓阶）负 30mV。

2. 因此，这些腔间正常有电流流动并流经毛细胞。这可代表增加感受器活动的一种机制。

3. 内淋巴电位是氧依赖性（oxygen - dependent）的，不能用 Reissner 膜两侧的离子浓度差来解释。

C、耳蜗微音器电位（cochlear microphonic potential）。

1. 基膜运动时，毛细胞弯曲，其电阻因而依 E＝IR 规律变化，电流相应地变化。

2. 如此引起的电流变化可用颞骨附近的电极检测；这就是耳蜗微音器电位（出现在中阶和鼓阶之间），一种随入耳的声波波动的电压，好像耳是一个麦克风。

3. 此电位被认为仅是内耳发生的导致感觉冲动生成活动的一种物理性副产品。

4. 据认为，微音器电位变化过程中，中阶负电位的逐渐增加引起一种毛细胞膜的外向电流，转而产生耳蜗神经冲动（图 4 - 2 - 3）。

D、听神经纤维的放电（discharge in auditory nerve fiber）。

1. 如果耳蜗隔膜位移以及与之有关的微音器电位是感受器兴奋的直接前奏，则从卵圆窗开始的各种随距离而变的振幅的形式即会在第一级感受器单位的行为上反映出来。

2. 单一听觉纤维仅对一极其有限的声音反应：各个单独的纤维群负责范围不同的频率，来自耳蜗基底部的纤维具有高频音调反应区等等。

3. 声音强度越大，其中感受器将被兴奋的膜长度越长，活动的纤维单位数目因而随强度增大而增多。

五、听觉中枢通路（图 4 - 2 - 4）

A、要能复述下述顺序的核团和通路：

耳蜗的螺旋神经节→第Ⅷ对脑神经→延髓耳蜗核（背侧，腹侧）→双侧上橄榄核（superior olive nucleus）（有些经由斜方体 trapezoid body）→外侧丘系→下丘→丘脑内侧膝状体→颞叶上表面。

1. 注意突触发生在哪里。

2. 注意每只耳主要经斜方体（延髓）、下丘（中脑）、胼胝体的多重连合向双侧脑干和皮层投射。

B、听觉输入信息也向网状结构投射，这些投射由此：（图 4 - 2 - 4）

1. 向上至大脑皮层。

2. 向外至脑干反射中枢，如：以支配鼓膜张肌的第Ⅴ对脑神经运动核和支配镫骨肌的第Ⅶ对脑神经运动核。

C、听觉下行或传出通路由下述的传入神经核（包括皮层）起始，沿途止于各处，通过橄榄耳蜗束（olivocochlear bundle）在毛细胞上会聚。

六、人的听觉

A、听敏度（auditory acuity）。

阈（threshold）：听力的绝对阈是指引起听觉所需最小声音强度。

a. 人耳可听见的声音频率范围为 20～20 000Hz，会话的频率为 1 000～5 000Hz，强度为 50～70dB 左右；

b. 阈声音的物理强度（声压水平 sound pressure level）随其频率不同而有相当大的变化，一般耳对频率为 1 000～4 000Hz 的声音最敏感；

c. 很强的声音不仅能听见，而且也能被耳朵感觉到（感觉阈）(threshold of feeling)；

d. 大多数人的可感觉到的最小音差（绝对差阈）（absolute difference threshold）为 3Hz 左右。强度差别的听力敏度比频率差别差。

B、听觉（auditory sensation)。

1. 音调（pitch)，与声波频率有关的感觉的知觉特性。

a. 声音的音调主要由声波频率决定，多少取决于强度；

b. 分辨两种频率不同的音调的能力（即音调分辨 pitch discrimination）低频时 (<1 000Hz)很高，音调较高时分辨能力进行性增高；

c. 如果音调相似，则一个声音能较有效地掩盖另一个声音。

2. 音量（loudness)，感觉到的声音强度。

a. 尽管某些频率听起来比其它频率响，但音量主要决定于振幅（声压水平、声能）；

b. 感觉到的音量合乎规律地增加（作为所施刺激强度的一个幂函数）。

3. 音质（quality)，与声波形式有关的感觉的知觉特征，它可取决于基本组成成分的强度和频率。

4. 听觉疲劳（auditory fatigue)，耳长时间听高音时，出现的一种听觉敏感度瞬时丧失。

a. 疲劳为双耳性；

b. 疲劳可能是中枢性的。

C、通过比较由声音在两耳引起的信号到达中枢的时间（和/或强度），达到对声源空间位置的定位。

1. 例如：一个位于头部正前方的声音同时以相等强度刺激两耳。

2. 位于一侧的声音首先以较强的强度刺激最近耳。

3. 脑干的听觉神经对来自两耳的信号的时差和强度差进行精确的比较并据以计算声音的空间位置。

七、听觉信息的编码

A、标志线（labelled line)（通过空间编码 coding by place)。

1. 如上所述，刺激频率决定基膜最大位移点，最大位移点转而决定哪些第Ⅷ对脑神经纤维将被激动。激动的"部位"主要决定感觉到的音调。

2. 音调信息因而通过不同音调的标志线传送。听觉通路的每一水平都有频率特异性神经元分域排列。

B、冲动排放原理（volley principle)（由神经元发放率编码)。

1. 低频刺激时（<3 000Hz)，神经元可与耳蜗压力波同步放电，每波一个冲动或声波的每一特定时相一个冲动。

2. 即使一个神经元在有些甚至大多数周期"漏失（misses)"放电，许多神经元仍能大体上"轮流（take turns)"放电，并向高级脑中枢传递精确的脉冲码。

3. 神经纤维的这种冲动排放率或形式为音调信息提供另一种在一定条件下可被中枢神经系统利用的密码。

4. 尤其是听觉神经元的冲动排放率为人类声音音高知觉提供重要信息。

C、大脑半球特化（hemispheric specialization）。

1. 大多数右利者的大脑左半球具有理解语言信息的相应神经性译码机制。右半球的语言理解是相当初步的。

2. 虽然听觉通路是双侧的，但仍有轻度的对侧优势。

D、"特征侦别"神经元（feature detector' neuron）。

1. 猴听觉皮层已发现有不对简单音调反应而对那些动物有意义的复杂声音形式（如像种属特异性叫声）反应的细胞。

2. 这些"叫声侦别"细胞可以是高度特异的，不同种动物可有特化的"哇哇叫声侦别""歌声侦别"细胞。

E、声音定位（sound localization）。

1. 上橄榄内侧核的细胞仅针对两耳间的时间延搁（time delay）和强度比率（intensity ratio）的特定值发生反应。

2. 空间位置中的位置码，中继至下丘，最后达皮层。

八、听觉试验

A、音叉（tuning fork）。

1. 所有试验均决定于这样的事实：正常耳对经听骨链传导的微弱刺激比经骨传导的更敏感。

2. 韦伯试验（Weber test）是绕过听骨链经骨传导传送振动。传导性耳聋者听到的这种振动声音比正常人听到的要响，因正常人被环境声音掩盖。

B、听力计（audiometer）。

1. 由纯音振荡器（pure tone oscillator）和耳机（earphone）组成。

2. 测定在一选定频率（25～4 000Hz）范围得到一阈水平感觉所需的最小声能。

3. 听力计画出患者与每一测试频率相对于标准的"正常"阈能的听力图。如果需要强于"正常"音调，如强 20dB，患者才能听到，即提示该患者在该频率的听力丧失为 20dB。

4. 传导性耳聋（conductive deafness）的听力图：典型表现为"平滑丧失（flat loss）"，所有频率都相似。

5. 感觉-神经性耳聋（sensory－neural deafness）的听力图：典型表现为对高频敏感性的选择性丧失，高频是基膜最易伤的部位。

C、其它试验是"主观的"，即要求受试者合作。"客观的"试验检测听力反射或对刺激呈锁时反应的电生理学活动。

第三章　平衡觉

一、迷路的功能解剖（图 4－3－1）

A、迷路（labyrinth）由两部分组成：骨迷路（bony labyrinth）和膜迷路（membranous labyrinth）。

B、膜迷路占据的空间充满内淋巴，膜迷路与骨迷路由外淋巴分开。

C、前庭毛细胞（vestibular hair cell）位于膜迷路。前庭迷路由两个耳石器（otolith organ）——椭圆囊（utricle）和球囊（saccule）及三个半规管（semicircular duct）组成。

这些结构中的感受器细胞对头部的加速度或由重力产生的加速度发生反应。

D、椭圆囊围着与毛细胞纤毛相向而存的耳石。

1. 这些部位的毛细胞感受器由耳石重量激动，提供有关头相对于重力的方位的信息；也被线性加速度（linear acceleration）激动。

球囊也含有耳石，也许也与发送头的空间位置的信号有关。

2. 支配椭圆囊和球囊的神经元具有较高的自发放电率。

3. 因此，耳石器官发出有关头部的静息位置或稳定倾斜的信号，给出一种力向量函数的紧张性输出。

E、半规管位于互成直角的三个平面上。

1. 每个半规管都含有由毛细胞组成的终帽（cupula）。头旋转时，管中内淋巴因其惯性而滞后，终帽通过内淋巴被拖曳，并因而移位和弯曲。

2. 支配半规管的神经元具有低水平的自发活动。

3. 半规管感受器对头部的旋转给予时相性反应，对起始加速度和终止减速度产生信号，而对稳定的角速度则不产生信号。

二、感觉转换器（图 4-3-2）

A、毛细胞：是将机械性位移转化为膜电位变化的真正感受器细胞（图 4-3-2）。

1. 位于每个半规管壶腹（ampulla of semicircular canal）的感觉上皮和每个耳石器的囊斑（macula）上。

2. 包括两种类型：Ⅰ型和Ⅱ型。两者均有一长的动纤毛（kinocilium）和许多短的静纤毛（stereocilia）。

3. 纤毛弯向动纤毛方向引起毛细胞兴奋（去极化），纤毛向相反方向弯曲引起超极化；因此，每个毛细胞均有一敏感轴和兴奋方向。

4. 由具有化学突触的传入和传出支配。传出是抑制性的，传入有连续的自发放电。毛细胞兴奋使前庭神经元放电率增加。

B、终帽（cupula）：这些毛细胞的毛，作为一种穹窿形胶质体——终帽，伸向内淋巴。毛细胞的纤毛埋在胶状终帽中，终帽移位时发生弯曲。

1. 耳石器产生紧张性倾斜信号，主要是由于附着帽上的固态晶体——耳石的重量造成的。

a. 重力或其它加速度对这些重量施加作用力，引起终帽移位和毛细胞弯曲；

b. 毛细胞弯曲的形式被脑解释为头的紧张性位置。

2. 使终帽移位的液体流动刺激半规管感受器。

a. 以右侧水平位半规管为例考虑：

（1）头向右旋转引起半规管中的内淋巴液向左相对运动，终帽（和毛细胞的纤毛）因而弯向左侧（朝向椭圆囊）。水平半规管的大部分毛细胞被极化，以致朝向椭圆囊的弯曲是兴奋的。

（2）随着继续旋转，液流速度接近头的速度，作用于终帽的力减弱，终帽借其本身的弹性恢复至原来的静息位置，感受器停止兴奋。

（3）旋转停止时，运动液体的惯性使终帽向右移，抑制感受器（但兴奋左侧水平半规管的感受器）。导致旋转后前庭效应，直至液体运动停止。

b. 前（上）半规管的兴奋方向是鼻向下动，后半规管的兴奋方向是鼻向上动。

c. 因此，围绕任一轴的加速度均可被半规管之间的特异的兴奋/抑制比所编码。

d. 一侧的上半规管和后半规管在头向右或向左倾斜时协同工作，鼻向上或鼻向下倾斜时则彼此相反地工作。

e. 右和左侧水平半规管总是彼此相反地工作。

三、前庭迷路的中枢联系

A、前庭神经节细胞是双极细胞。

1. 外周突支配毛细胞。

2. 中枢突随同第Ⅷ对脑神经的耳蜗纤维止于脑干。

B、第Ⅷ对脑神经的前庭支也包括从脑干至毛细胞的传出，起抑制作用。

C、前庭核（vestibular nucleus）是大的整合中枢而不仅仅是中继站。

1. 外侧核（lateral nucleus ）（＝Deiter 核）向同侧脊髓灰质发出一快的下行束，影响运动神经元的活动。

2. 前庭神经上核（superior vestibular nucleus）是上行通路的主要起源，经由内侧纵束（medial longitudinal fasciculus，MLF）影响眼的运动。

3. 内侧核（medial nucleus）和下核（inferior nucleus）同小脑（绒球小结叶 flocculo－nodullar lobe）、网状结构、下行 MLF 以及其它部位有联系。不很精确地投射至听皮层后部的颞上回。

D、头的运动影响两侧的前庭器官，因此，来自两侧迷路的输入之间在 CNS 一定有广泛的相互作用。

E、经由前庭部分向中枢携带的输入大多是纯传入的；这种输入用于传递各种反射，但大部分从不到达意识领域。

F、来自前庭器官的信息为两个目的服务。

1. 控制使眼运动的肌肉，不管头位置怎样变化，眼睛仍可凝视同一点。

2. 该信息用于维持站立姿势的反射机制。

四、前庭刺激效应

A、眼运动（eye movement）。

1. 刺激一侧前庭神经引起眼球先向对侧缓慢偏移，接着向刺激侧快速返回。

a. 随着连续刺激，运动节律性地重复（眼球震颤）（nystagmus）；

b. 按规定，眼球震颤的方向以快时相的方向标示；

c. 触发快相运动机制尚不清楚，但推测是在中枢。可能在网状结构。它既不是像慢相指令固定的锋电位频率，也不是一本体反射。

2. 头向右转，右侧水平半规管感受器兴奋，也导致眼向左侧缓慢偏移（Doll’s 眼球运动）。

a. 不管头怎样运动。总是趋于保持眼凝视的这一反射通路是一个三神经元链：前庭神经→前庭核，轴突至 MLF→动眼神经核（Ⅲ和Ⅵ脑神经，主管眼水平运动）；

b. 如果头继续旋转，即使内淋巴运动速度接近头运动速度之后，眼球慢/快交替的震颤仍然继续，因有视觉输入至持续活动的前庭核神经元。

c. 头旋转停止时，则旋转后的眼球震颤指向相反方向。

3. 向右的眼球震颤是由右侧的几种兴奋性刺激引起的（反之则向左侧）（图 4-3-3）。

a. 神经刺激或激惹；

b. 头向右旋转；

c. 头向左旋转停止；

d. 热水刺激右耳。

B、姿势反射（postural reflex）。

1. 主管头空间方位、头相对于躯干的位置以及肢体及眼对头位置的适宜调节的反射机制均由位于下列部位的感受器放电所致的传入冲动引起的。

a. 前庭器官（vestibular apparatus）；

b. 颈肌（neck muscle）；

c. 视网膜（retina）；

d. 体壁或肢体肌肉（body wall or limb muscle）。

2. 姿势反射分为静、动态两种主要类型：静态的和动态的。

a. 静态反射（static reflex）。静态反射包括全身性和局部性静态反射。全身性静态反射是翻正反射和平衡——紧张性反射。全身性静态反射是由于头偏离其通常的空间位置（刺激椭圆囊感受器）或相对于躯干的位置发生偏离（刺激颈肌感受器）引起的；

b. 动态（平衡-运动性或加速）反射［kinetic（stato-kinetic or acceleratory）reflex］。头的实际运动引起这种反射（刺激半规管和椭圆囊感受器）。

3. 使以某种方式离开正常姿势的身体重新恢复其正常姿势的翻正反射是全身性静态反射之一。

a. 该反射按特定顺序出现，即有一个导致最后姿势的翻正反射链；

b. 最初阶段，来自前庭器官的信号使头恢复至正常位置（迷路翻正反射 labyrinthine righting reflex）；

c. 头的这个运动改变头相对于躯体其余部位的位置，颈肌感受器发出的信号变化导致躯干恢复至正常位置的运动（颈翻正反射，neck-muscle righting reflex）。

4. 迷路紧张反射（tonic labyrinthine reflex）和颈紧张反射（tonic neck reflex）是平衡紧张性反射或姿势反射之一，可影响骨骼肌，借以使身体不同部位与头的特定位置保持一合适的姿势。

a. 有关的本体感受器位于迷路（迷路紧张反射）和颈肌（颈紧张反射）；

b. 迷路紧张反射影响伸肌张力，使所有四肢均处于同一方向（增强或减弱）。相反，颈紧张反射对两前肢和两后肢的影响方向是相反的；

c. 伸肌最大程度的张力是由迷路机制控制的。动物仰卧时，耳石器受到的刺激最大。伸肌张力随角度增加而减弱；俯卧位时，伸肌张力最小，此时耳石器受到的刺激最小。

5. 平衡-运动性反射（stato-kinetic reflex）是由运动引起的。

a. 实际上这些反射的适宜刺激是超过一定速率的角（旋转性）或线（进行性的）加速度，因此，加速度反射（acceleratory reflex）是较好的名称；

b. 这些反射由迷路始发，例如，动物顺时针旋转，头相对于躯体逆时针转动，等等；

c. 这些反应是代偿性的——头（和眼）如此运动以使身体运动过程中，视觉图像保持尽可能的恒定。

C、自主反应（autonomic response）。

1. 眩晕（vertigo）：是一种旋转的感觉，一种周围环境以与眼球震颤的慢相相反的方向相对于自己进行运动的强烈幻觉。

2. 眩晕伴有自主神经功能紊乱，包括恶心（nausea）、呕吐（vomiting）、苍白（pallor）、出汗（sweating）、引起低血压的心脏与血管运动变化（cardiac and vasomotor change）。

D、高级功能变化。

1. 有时意识不清。

2. 前庭刺激可引起癫痫发作，但罕见。

第四章　嗅觉

一、嗅觉解剖

A、外周嗅觉感受器（peripheral olfactory receptor）位于称为嗅上皮的一小块鼻粘膜特化区域（图 4-4-1）。

1. 其类型通常是假复层柱状上皮（pseudostratified columnar epithelium）。

2. 特别位于鼻甲、鼻腔顶部和鼻中隔上部。粘膜分布在进入鼻腔的主要气流通道上，以致有气味的分子通过呼吸变化一定扩散到细胞或被细胞留住。

B、感受器细胞是演化的原属 CNS 本身的神经元。

1. 有两个突起（双极的）：一突起走向脑，形成嗅神经（olfactory nerve）；另一突起有纤细的纤毛，伸到嗅粘膜表面以外。

2. 嗅细胞的粘膜端形成称为嗅泡（olfactory vesicle）的小结，大量的嗅毛或纤毛由此突出到覆盖在鼻腔内表面的粘液中，据认为，这些突出的嗅毛对空气中的气味发生反应，然后刺激嗅细胞。

3. 在嗅膜的嗅细胞之间分布着许多小的 Bowman 腺，将粘液分泌到嗅膜表面。

二、气味分辨的生理学基础（图 4-4-2）

A、一种有气味的物质必须释出分子，扩散全空气并进入鼻的嗅粘膜区，才能被察觉出来。

B、分子溶于感受器表面的粘膜层，与感受器形成一种联系，使膜去极化，触发传入纤维动作电位。

C、气味分辨可取决于气味——物质分子与感受器位点之间的大量不同形式的相互作用。每个感受器位点可能与许多不同气味的分子相互作用，但对某一特异分子反应最强。

D、嗅觉分辨不仅决定于不同传入神经元产生的动作电位形式，而且随注意力变化。嗅粘膜的状态受充血、饥饿、性别和吸烟影响。

三、嗅觉通路

A、嗅神经、嗅球（bulb）、嗅纹（stria）组成嗅觉器官外周部的大部分。

B、感受器细胞拖长的近端突起，即嗅神经，穿过嗅球表面与二级神经元（僧帽细胞 mitral cell、簇状细胞 tufted cell 和颗粒细胞 granule cell）构成突触。

C、前嗅核位于嗅球尾部，由成簇的神经元组成。

D、成对的嗅束（olfactory tract）是狭小的嗅球尾侧投射。每一嗅束均分叉成为外侧嗅纹、内侧嗅纹和中间嗅纹（lateral，medial and intermediate stria）。

E、皮层的前梨状区（prepiriform cortex）被命名为第一嗅皮层；28区，即海马旁回（parahippocampal gyrus）被认为是第二嗅皮层。

四、临床意义

A、嗅觉丧失症（anosmia）：嗅觉的全部或部分丧失可由下列因素引起：

1. 感冒也许是嗅觉丧失的最常见原因。

2. 其他原因包括鼻刺激、筛骨骨折、脑膜炎、药物中毒、精神病和钩回发作。

B、嗅觉过敏与癔病和药物成瘾有关。

C、蛛网膜下腔可能也参与涉及嗅觉系统的某些感染。

第五章　味　觉

一、味觉解剖（图4-5-1）

A、味觉的特殊感受器器官由位于舌（tongue）、口腔顶（roof of mouth）（上腭palate）、扁桃体脚（tonsillar pillar）、会咽（pharynx）和喉部（larynx）的约10 000个味蕾（taste bud）组成。

B、每个味蕾含有25～40个向上的神经上皮性味细胞和其它不大分化的细胞，即支持细胞（sustentacular cell）。支持细胞作为补充死掉的味细胞的储备细胞。

C、味细胞的外尖端环绕一小的味孔排列。

D、数个微绒毛（microvillus）（味毛）通过味孔，从味细胞尖端向外突出到口腔，浸于口腔内液内，为味觉提供感受器表面。

E、感受器位点大概位于微绒毛的表面；每个味细胞有不同的位点，能对几种刺激反应。

二、兴奋机制（图4-5-2）

A、据设想，兴奋机制的第一步是，进入味孔的离子或单独溶解的分子与感受器细胞膜特异位点的疏松结合。

B、化学物质——感受器位点的结合使细胞膜改变，形成离子借以出入以改变细胞膜电位的孔道。

C、细胞受到化学性的刺激时，感受器细胞去极化。

D、细胞膜蛋白质对不同类型的潜在味刺激，可起打开或关闭膜“闸门”的作用。

三、味觉通路

A、交织于味细胞间的味觉神经纤维是由味细胞刺激的几种味觉纤维形成的分支状终末网络。

B、一个感受器细胞可受几个神经细胞的神经纤维支配；一根神经纤维可支配几个感受器细胞。

C、第一级纤维：面神经（facial nerve）（通过鼓索支 chorda tympani)、舌咽神经(glossopharyngeal nerve）和迷走神经（vagus nerve）中的味觉纤维进入延髓止于孤束核(solitarius nucleus)（味觉核）的头侧部分。

D、第二级纤维：其轴突可能作为非交叉纤维与内侧丘系和网状结构一起上行止于丘脑的 VPM 核（图 4-5-2)。

E、从 VPM 来的第三级纤维，通过内囊，止于中央后回，也可能止于皮层的脑岛叶(insula）和颞上回（superior temporal gyrus)。

四、味觉感觉

A、味觉分为甜（sweet)、酸（sour)、咸（salt）和苦（bitter）四种基本模式或四类。

B、舌精确地感觉咸和甜；上腭（palate）主要感觉苦和酸。

C、适应迅速（数秒或数分钟内)。

D、温度、质地和气味可加强味觉信息。

E、真正味觉的细微差异是经由各种神经纤维的许多形式的传入冲动传递到味觉通路各核团加工的结果。

F、40 岁以后味觉敏感度随年龄增长的降低与味蕾（taste bud）总数的减少是平行的。

G、分辨某些化学物质的能力有遗传基础。有些人对其他人能辨别的某些物质是味“盲”。

词汇表

绝对不应期（absolute refractory period）

第一个刺激过后快到达肌纤维或神经元的第二个刺激无论刺激多强，均将不引起反应的时间间隔称为绝对不应期。

顺应（accommodation）

去极化缓慢或持续阈下去极化情况下，引起锋电位所需要的跨膜去极化阈的升高。

动作电位（action potential）

无论何时只要膜去极化超过阈电位即可自发出现的一种定型的去极化和复极化顺序。

适应（adaptation）

持续刺激过程中反应的降低，典型的衡量指征是锋电位发放频率的降低。

适宜刺激（adequate stimulus）

特定感受器通常察觉并发送信号的刺激类型；有别于人工条件下能兴奋或不能兴奋的刺激。

肾上腺素能神经元（adrenergic neuron）

受刺激时，其末梢终扣释放具有肾上腺素或去甲肾上腺素特性的物质的一种神经元。

后去极化（after-depolarization）

锋电位结束时的缓慢下降；也称为负后电位。

后放（after-discharge）

一段时间的刺激终止后冲动串的继续。

后超极化（after-hyperpolarization）

后去极化后记录在超极化方向的轻度超射；振幅小但持续时间长；也称为正后电位。

后电位（after-potential）

锋电位后，尚未恢复至静息值的膜电位；相对于正常值，可以是去极化或超极化或二者依次出现。

全或无定律（all-or-none law）

刺激引起最大反应或太弱以至不能引起反应的一种神经或肌肉动作电位的特征。

模拟装置（analog device）

通过描述有相应数量输出变量的一些输入变量来传送智能的一种通讯装置，作为输入数量的某种连续函数，变化很大。一串神经冲动通常是通过冲动间的不断分级的间隔携带信息，是冲动码模拟。

逆行冲动（antidromic impulse）

与同一纤维正常传导方向（顺向）相反传导的冲动：冲动通常传向树突。

增强反应（augmenting response）

随重复刺激逐渐增大的一种大脑皮层诱发电位。与募集反应形成对照，这种类型的反应局限于主要感觉皮层，由特殊传入通路的刺激诱发，第一个电震反应后出现一短暂的潜伏期。

轴突反射（axon reflex）

轴突的一个分支作为传入支活动，被适宜刺激兴奋，另一分支将兴奋传向效应器（通常为邻近皮肤小动脉平滑肌）的一种反应。

生物电（bioelectricity）

活组织出现的电现象，如肌肉和神经组织产生的电现象。

（冲动）簇（burst）

同一神经元的短系列锋电位。

阴极电紧张（cathodal electrotonus，catelectrotonus）

在阴极给予阈下刺激引起电流快速产生并随时间呈指数衰减的局部去极化电位变化。

胆碱能神经元（cholinergic neuron）

活动时在其突触终扣处释放乙酰胆碱的一种神经元。

时值（chronaxie；chronaxy）

表示神经纤维对刺激的敏感性的值，是两倍基强度值电流引起去极化必须持续的时间长度。

耳蜗微音器电位（cochlear microphonic potential）

是由声音引起的耳蜗内淋巴和外淋巴之间的电位波动，以振幅和频率的形式复制声波。

复合动作电位（compound action potential）

从传导速度、阈值和锋电位时程各异的一束神经纤维记录到的电位；是该束中各个纤维锋电位的振幅、数量和传导速度的总和。

条件反射（conditioned reflex）

神经系统经过训练对刺激产生新的非寻常反应的一种学到了的反射。

传导（conduction）

神经冲动在同一神经元，主要在轴突的主动扩布过程。

反极化（contrapolarization）

极性反转；静息细胞膜的极性以短暂的外负内正方式发生的变化。

会聚（convergence）

从大量初级感受器细胞或神经元来的神经冲动向较少的第二级和后续各级神经元的汇集。

临界融合频率（critical fusion frequency）

对连续刺激产生的可测试到的反应根据某种标准认为发生融合时的最低刺激频率。

去头（decapitation）

去除动物或胎儿的头。

去大脑（decerebration）

通过横断前丘和前庭核间的脑干或结扎脑桥中部的颈总动脉和基底动脉消除大脑机能。

分界电位（demarcation potential）

肌肉或神经的完整纵向表面与损伤端之间的电位差。

去神经（denervation）

切断或去除至某一器官或区域的神经以消除其神经支配。

去神经敏感（denervation hypersensitivity）

切断支配骨骼肌的运动神经并使其溃变时，肌肉逐渐变得对 ACh 极度敏感。

去极化（depolarization）

任一原因引起的膜电位极化相对于正常静息电位的任一程度的降低。

去同步化（desynchronization）

节律性的 EEG 形式被不规律的低电压活动取代；代表与该种形式波形有关的神经成分同步化活动的终止。

放电（discharge）

一个或一个以上的较快活动的发放，通常是全或无的。

双重神经支配（dual innervation）

一器官的神经支配来自交感和副交感两个系统。

脑电图（electroencephalogram，EEG）

从头皮表面记录到的脑电活动的记录。

眼动电图（electro-oculogram）

眼在两固定点之间运动恒定距离所引起的脑电描记曲线；引起振幅相当恒定的偏移。

电生理学（electrophysiology）

涉及电学的生理科学；研究活体电反应的学科。

视网膜电图（electroretinogram，ERG）

测量视网膜对光刺激的电反应记录。

唾腺电图（electrosalivogram）

显示唾腺动作电位的图像记录或曲线。

脊髓电图（electro-spinogram）

脊髓动作电位描记曲线。

电紧张电位（electrotonic potential）

用固定时程的阈下刺激电流作用于神经所引起的局部电位变化，上升陡急并随时间呈指数衰减，其幅度也随刺激电极与记录电极间的距离增加呈指数衰减。

终板电位（end-plate potential，EPP）

局限在肌肉终板区域的 EPSP（兴奋性突触后电位），其大小正常足以引起沿肌纤维扩布的全或无式动作电位。应注意：与扩布的动作电位形成对照，膜的离子电导不是由组成膜电位的电位变化所激活，因此，EPP 是非再生性的。

平衡电位（equilibrium potential）

一种离子的跨膜浓度梯度能被电位梯度所平衡，这一电梯度称为平衡电位，可由 Nernst 方程 $E=(RT/ZF)(\ln \frac{Ion_o}{Ion_i})$ 测出。

诱发电位（evoked potential）

刺激感觉器官或上行通路某点而引起的脑或脊髓的各种互相独立的电变化。

兴奋性（excitability）

神经细胞和肌肉细胞对环境中突然和显著的变化即刺激发生反应的能力。兴奋性是阈的倒数。

兴奋性突触后电位（excitatory postsynaptic potential，EPSP）

在突触后细胞膜突触处发生的与兴奋有关的指向去极化方向的变化。注意：EPSP 的电导变化是非再生性的，即不依赖于膜电位。

兴奋（excitation）

刺激所致的激动；释放组装在系统内的潜能，使系统离开原来的状态的过程。阈触发的膜的自发的进行性放电状态，即动作电位，也称为兴奋。

兴奋收缩偶联（excitation-contraction coupling）

肌纤维去极化借以引起收缩的过程。动作电位通过 T 系统传递到肌纤维的所有肌原纤维，触发终池释放钙离子，Ca^{2+} 激活收缩。

外禀电位（extrinsic potential）

动作电位不能通过的阻滞区另一端出现的小电位。如同电紧张电位一样，外禀电位的幅度随神经的长度而降低。

易化（facilitation）

兴奋性增高的趋向。

疲劳（fatigue）

由于持久活动造成并需要一定恢复时间的反应降低的状态。

反馈（feed back）

部分输出反传并加到输入。负反馈时，这部分输出的符号反向。

前馈（feed forward）

是通讯联络系统中的一种联系方式，是通讯系统中一线分成若干并行线，各线均将信号向前传送至各线会聚点的一种联系。

最后公路（final common path）

运动神经元，由于有数种神经元会聚其上而得名。这些神经元包括感觉性、联络性、易化性、抑制性神经元以及上运动神经元。

发放水平（firing level）

局部去极化电位变化引起无法控制的锋电位的一点。

皮肤电反应（galvanic skin response，GSR）

用电流计测量的，作为对刺激的一种反应而出现的皮肤电阻变化。

启闸（闸控）电流（gating currents）

离子通透性增加之前，由于离子流打开通道（闸门）的膜内带电粒子运动引起的极小膜电流。在药理学方法阻断离子流的条件下，从对同样大小的去极化脉冲的反应中减去对超极化电压钳制脉冲的反应，能测出启闸电流。

发生器电位（generator potential）

感受器细胞或感觉器官出现的与换能过程以及随后通过电紧张扩散到锋电位产生处而致的冲动触发有关的一种分级性电位变化。同义词：感受器电位。

分级反应（graded response）

膜电位随刺激强度范围不断改变其振幅的一种变化。

幻觉（hallucination）

刺激完全缺如时的感知觉，如盯着白墙并看见大象的醉汉，即存在一种幻觉。

超极化（hyperpolarization）

由细胞膜隔开的电荷数量的增加，跨膜电位强度也因而增强。

错觉（illusion）

建立在刺激基础上的不正确知觉，例如，凝视壁纸上的花朵，坚持它们是粉红色大象的醉汉，就是经历一种错觉。

限动术（immobilization）

促使固定不动的动作或行为，如采用石膏或夹板的方法。

冲动（impulse）

全或无的，快速升、降的通常沿轴突不衰减扩布的锋电位。在与动作电位快速下降相成切线的线与基线相交之前，冲动将一直延续。

失活（inactivation）

降低某种离子膜电导的过程。如：Na^+失活。

无关电极（indifferent electrode）

比活动电极大，将电刺激分散至较大区域，活动电极提供参比电位的电极零点。

抑制（inhibition）

阻止或减弱神经或激素引起的对刺激影响的活动或反应。

抑制性突触后电位（inhibitory postsynaptic potential，IPSP）

突触处降低突触后细胞兴奋性的一种超极化电位。

损伤电位（injury potential）

见分界电位。

整合（integration）

将部分集合起来成为一个整体的过程。导致输出为输入的某种非 1.0 函数的过程。两个以上彼此分离的输入可以会聚，引起一个以上的输出，或者单一输入线在输出线引起较多或较少数目的冲动。

离子通道（ionic channel）

构成可供离子通透的跨膜整体的某些蛋白质。根据开启通道闸门是否是电依赖性的，将通道分为两类：例如：与终板 ACh 受体相连的离子通道是非电压依从性的，而轴突的钠和钾通道则是电兴奋的。

刺激物（irritant）

产生刺激的动因。

等长收缩（isometric contraction）

肌肉收缩时，肌肉张力增大但长度不变。

等张收缩（isotonic contraction）

肌肉收缩时，肌肉张力保持恒定但肌肉缩短。

接点电位（junctional potential）

即突触后电位。

记纹鼓（kymogragh）

将运动或可转化为运动的某活动在慢速转鼓表面进行描记的一种装置。最常用于记录肌肉收缩。

潜伏期（latency，latent period）

刺激开始与诱发反应开始之间的时间。

局部反应（local response）

阴极刺激强度增大到高于阈水平一半时，引起的电位不像对同样强度阳极刺激的反应那样快地恢复至基线。从总的反应中减去预期的电紧张反应，余下的即是局部反应。

膜电导（membrane conductance）

一个离子的膜电导是膜阻抗的倒数，是膜对该离子通透性的度量。

膜电位（跨膜电位）（membrane potential，transmembrane P）

膜两侧或跨细胞壁存在的电位。

微电极（microelectrode）

尖端不绝缘直径小于 10μm 的各种电极，如玻璃微电极。

微终板电位（miniature end-plate potentials）

肌肉静息终板区膜电位的微小波动，波形与正常 EPPS 差不多，但高度仅约 0.5mV。它们的出现在时间上是随机的，是由运动神经末梢自发地以分散的小包装或量子形式释放的 ACh 活动引起的。

运动单位（motor unit）

单一运动神经元及其轴突支配的所有肌纤维组成。

牵张反射（myotatic reflex）

肌肉对被动纵向牵拉反应而产生的反射性收缩。见牵张反射（Stretch reflex）。

负后电位（negative after - potential）

可兴奋细胞膜电位锋电位结束后到恢复静息电位之间的一段延迟间期。

神经激素（neurohormone）

神经细胞在远离靶器官处释放的激素。

神经绒（neuropile）

中枢神经系统及外周神经系统中某些部位的神经细胞和神经胶质细胞的胞浆性突起（树突和轴突）交织在一起形成的致密神经纤维网。

神经分泌（neurosecretion）

神经激素的可见小滴从特殊的神经分泌细胞胞浆释放的产物或过程。

神经递质（neurotransmitter）

在突触处从神经细胞释放的并推测具有介导正常化学传递的物质。

伤害感受器（nociceptor）

特化为对损伤性或伤害性刺激起反应而放电的感受器。

郎飞结（node of Ranvier）

沿髓鞘以规律间隔出现的缩窄，神经传导过程中，动作电位仅限于该处。

闭塞（occlusion）

反射活动中中枢兴奋的空间重叠过程，提示两个一起进行的反射传出效应的总和小于二者单独传出效应的总和。

示波器（oscilloscope）

将电流或电压变化特别是具有振荡性质的快速变化显示为可见的（发光的）曲线或图像的一种装置。

时相的（phasic）

指一短暂的状态。与紧张性收缩适成对照，肌肉的时相性收缩是维持时间不长的收缩。时相性感受器反应或反应成分即表现适应的反应或成分。

极化（polarization）

离子在膜两侧具有生成跨膜电位的不均匀分布状态。

正后电位（positive afterpotential）

继负后电位之后，可兴奋细胞膜电位比静息值还负的期间。之所以自相矛盾地称为正后电位，是因为它最初是在细胞外检测到的，而细胞外的极性是反向的。

突触后抑制（postsynaptic inhibition）

突触前神经元释放一种抑制性递质，提高突触后膜对钾离子和/或氯离子的通透性，因而使突触后膜电位负值增大。这种超极化状态是难以兴奋的。

突触后电位（postsynaptic potential）

冲动到达突触前纤维时突触后神经元突触膜两侧出现的一种特殊形式的阈下电位变化。见 EPSP、IPSP。

强直后加强（posttetanic potentiation）

长时间高频刺激后兴奋性的增强，此现象主要见于哺乳动物脊髓，可持续数分钟甚至数小时。

前去极化（predepolarization）

去极化方向的前电位。

突触前抑制（presynaptic inhibition）

减少由到达兴奋性突触小结处的动作电位释放的突触递质量的一种过程。引起突触前抑制的神经元终止于兴奋性突触小结。

扩布（propagation）

由经过区域主动参与的兴奋传导，通常用于一个轴突内的传导，而不用于通过接头的传递，有别于电紧张性扩散。

本体感受器（proprioceptor）

通常发送机体某部位的运动或位置信号的一种机械性感受器。

脉冲编码（pulse-code）

以轴突为代表的特殊类型模拟通讯，信息以全或无脉冲的数目和间隔编码。

重传入（reafference）

由动物本身的运动引起的感觉输入信号（Von Hoist）。

感受器（receptor）

特化的细胞或细胞的一部分，通常将环境刺激转化（换能）为神经冲动或神经细胞某种主动反应。

感受器电位（receptor potential）

见发生器电位。

募集反应（recruiting response）

刺激丘脑髓板内核及有关结构引起的一种大脑皮层的诱发电位，广泛分布，尤以投射最少的皮质区最为突出，振幅随一定频率的重复刺激而增大。

募集（recruitment）

随刺激强度增大，越来越多的神经或肌纤维发生反应。这种多单位的进行性反应称为募集。

整流（rectification）

某些细胞膜为某一个方向的电流提供比另一方向电流更大电阻的一种特性。延时整流是一术语，用于说明去极化后对 K^+ 电导的延迟增加。

反射（reflex）

没有随意控制的一种活动，对简单输入产生相对固定的输出反应。

反射孤（reflex arc）

感受器、传入神经元、突触、传出神经元、效应器，一般还包括几个中间神经元的链，完成反射活动。

相对不应期（relative refractory period）

紧接绝对不应期之后的一段期间，此期有可能引起第二个动作电位，但阈刺激强度比正常要强，并且刺激电极附近记录的第二个动作电位的幅值可能减小。

释站（relay）

具有较少交叉联系，重组和高级整合作用的接头集合。因此，传递与接收具有几乎相同意义的信号。驿站是一个很少或没有会聚或整合的突触，进行一对一的传递。

复极（repolarization）

肌肉或神经细胞的跨细胞膜离子分隔和电位向其原初静息状态的恢复。

反应（response）

应答刺激的一种活动。

静息电位（resting potential）

未受干扰细胞跨膜电位差，膜外符号为正，膜内符号为负。

翻转电位（reversal potential）

递质活动在突触后膜不引起电位变化（P. S. P），但引起正常电导变化的突触后膜电位的数值。膜电位高于或低于此值时，出现使膜电位极性短暂地偏向翻转电位的 P. S. P。

基强度（rheobase）

引起刺激所必需的电流的最小电位。

（冲动）流（run）

冲动流是长时间持续的规律性锋电位系列。

跳跃传导（saltatory conduction）

神经冲动沿有髓神经纤维从一个结跳向另一个结的传导。

感觉单位（sensory unit）

单个感觉轴突及其所有的外周分支。

钠-钾泵（Sodium - potassium pump）

负责将钠主动转运至细胞外，将钾转运至细胞内的机制。泵活动所需的能量由 ATP 供给。

空间常数（space constant）

被动电位变化随距离衰减的量度，为电位降低至初始值的 1/e 或 37%时的距离。

空间总和（spatial summation）

冲动同时到达一个神经元表面上的无数突触时出现的兴奋性增高效应，最终导致一个可扩布的动作电位。

锋电位（spike potential）

可兴奋细胞膜兴奋过程中最初的极大电位变化。

脊休克（spinal shock）

脊髓横断后，损伤水平以下的所有反射均消失一段时间，这种无反射现象称为脊休克。

实体觉（stereognosis）

在没有视觉帮助下通过触觉认知物体的能力。

刺激伪迹（stimulus artifact）

记录动作电位时，通常在动作电位之前可见一偏转。前一个偏转称为刺激伪迹，由刺激电极和记录电极的电容耦合引起的。

牵张反射（stretch reflex）

见牵张反射（myotatic reflex）。

总和（summation）

在时间上或空间上邻近的各个反应的相加。前者称为时间总和，后者称为空间总和。

突触延搁（synaptic delay）

突触前冲动到达接头与突触后反应的第一个迹象之间所经历的时间。

时间总和（temporal summation）

对快速重复阈下刺激反应导致神经产生动作电位或肌肉收缩的兴奋性增高的状态。

阈（threshold）

刚能觉察到的引起可觉察的反应的最低刺激强度。

阈刺激（threshold stimulus）

阈刺激在操作上经常被规定为50％的同等测试能引起反应的强度或者将变异考虑在内的某些其它人为标准。

时间常数（time constant）

被动电位衰减速率或呈按对数进行的等效过程的度量：从开始衰减直至振幅降至起始值的1/e或的37％时的时间。

紧张性的（tonic）

持续相对长时间的：一紧张性感受器或感受器放电的紧张性部分是没有适应的感受器或部分。

紧张（tonus（tone））

张力、坚挺或肌肉持续收缩的程度，扩展开来讲，往来于神经系统中的持续神经冲动的程度，即自发放电的一般背景。

串（train）

限定期间内的神经冲动系列，因此不同于冲动流，持续时间太长，也不能称为簇。

传递（transmission）

兴奋或抑制通过突触的过程，不同于一个神经元内发生而不涉及突触的传导和扩布。

触发（trigger）

系统中的一种状态，适当应用能量增值将突发一种时程和大小均基本不依赖能量增值的时程与大小的变化。

非条件反射（unconditioned reflex）

一种固定的反射，据推测，其机制是遗传的，它行使功能不取决于以前的经验。

利用时（utilization time）

引起给定神经或肌肉反应所必须施加的基强度电流的时间长度。

排放（齐放）（volley）

单个刺激引起的神经束内每个纤维单个冲动的同时发放。

电压固定法（voltage - clamp method）

用电学的方法，不管膜电导变化，将膜电位控制在一个期望水平的技术。如不控制膜电位，膜电导变化则趋于将膜电位引向一个新的平衡水平。电压固定技术用对抗自然电位的方法，保持膜电位与指令电位相等，根据所需电流，测量电导。

韦伯-费希纳定律（Weber - Fechner law）

感受器的放电率与刺激强度的对数成正比。再者，感受器电位的幅度与刺激强度成正比。

Fundamentals of Neuroscience

(Illustrations and Legends)

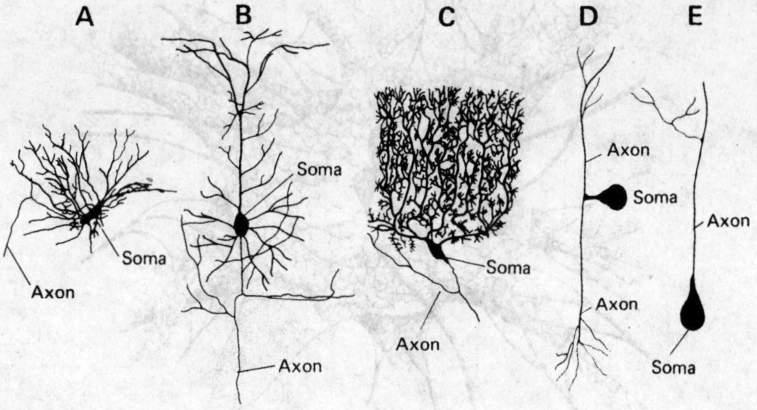

Fig. 1－2－1　Example of the variety of shapes of neurons（cajal RY，1909）

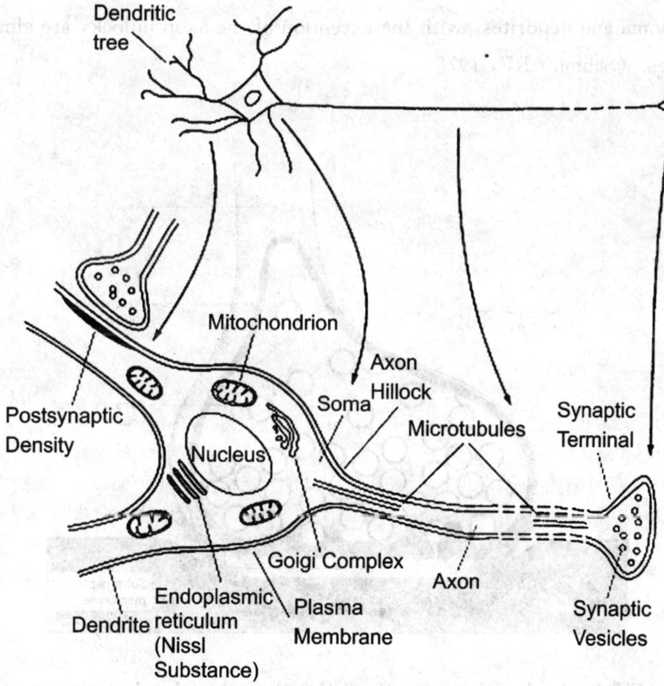

Fig. 1－2－2　Ultrastructure of the neuron

Drawing of a typical nerve cell to show its overall shape and characteristic organelles.（Levitan IB and Kaczmarek LK，1991）

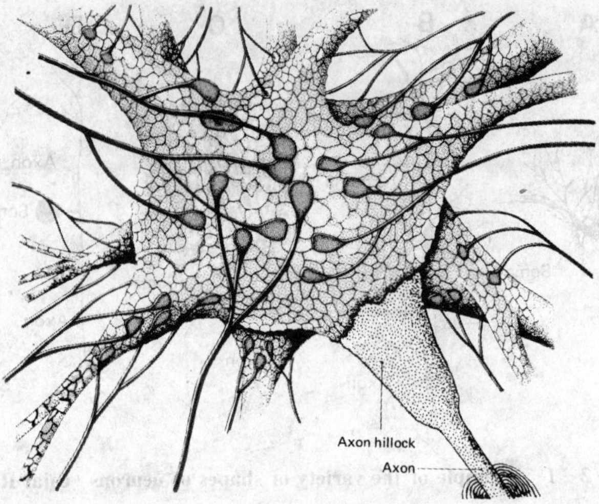

Fig. 1 - 2 - 3　A much simplified, diagrammatic representation of the synapses on motoneurons

Only the bases of the dendrites are shown; on this scale, they would extend far beyond the edges of the page. The soma and dendrites, with the exception of the axon hillock, are almost entirely covered by synapses. (Schmidt RF, 1978)

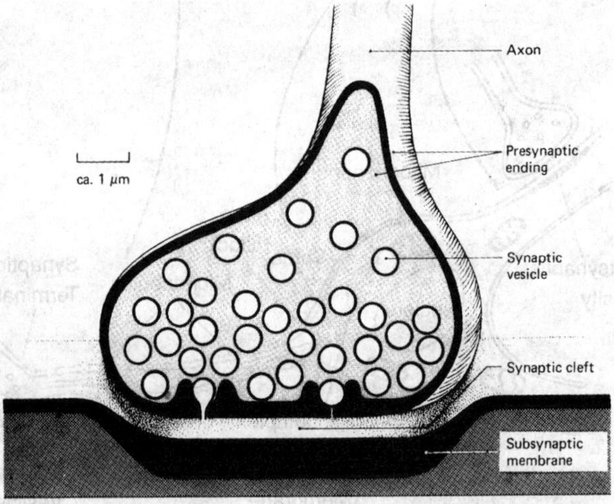

Fig. 1 - 2 - 4　Diagrammatic section through a chemical synapse

All the structural elements important in synaptic transmission are shown. The diameter of the synaptic vesicles and the width of the synaptic cleft are greatly exaggerated with respect to the other elements of the synapse. (Schmidt RF, 1991)

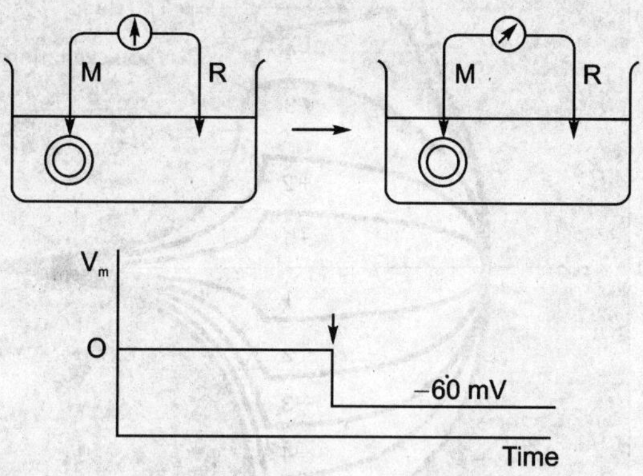

Fig. 2-1-1　Measurement of the resting potential

The voltage difference (Vm) across the cell membrane can be determined as the voltage difference between a measuring electrode (M) inside the cell and a reference electrode (R) in the extracellular fluid. (Levitan IB and Kaczmarek LK, 1991)

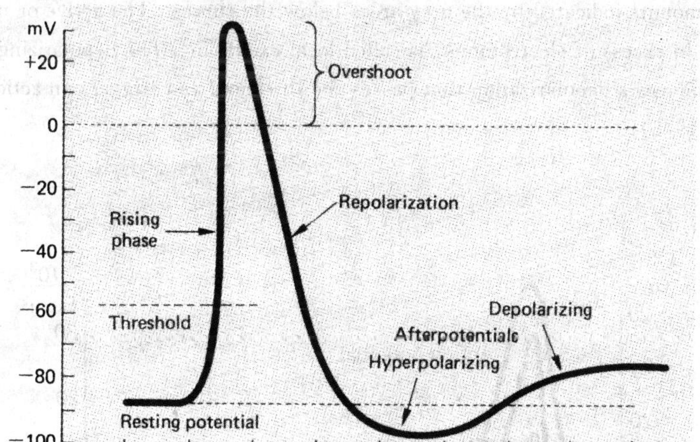

Fig. 2-1-2　Phases of the action potential (Schmidt RF, 1978)

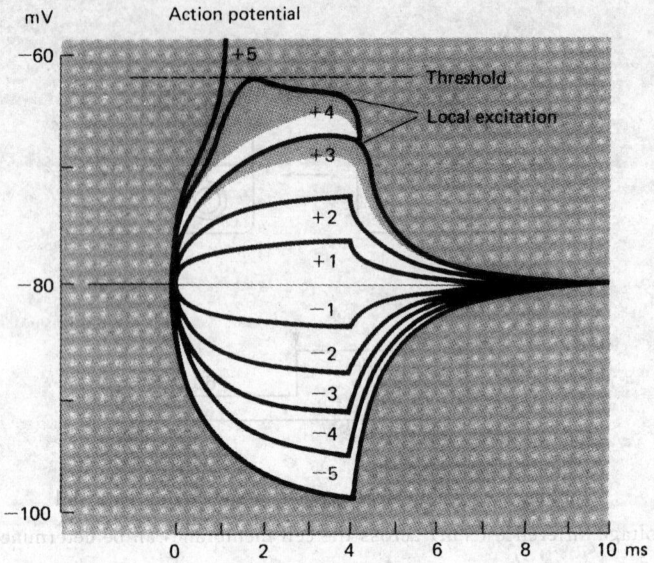

Fig. 2 - 1 - 3 Electrotonic potentials and local responses

Current pulses (4ms in duration) of relative amplitudes 1,2,3,4, and 5 in the hyperpolarizing direction produce proportional electrotonic potentials. With depolarizing currents of amplitudes 1 and 2, the potentials are mirror images of those with hyperpolarizing currents. The depolarizations produced by current amplitudes 3 and 4 exceed those of electrotonic potentials at levels beyond −70mV, by amounts indicated by the grey areas below the curves. The active or nonlinear depolarization, in excess of electrotonus, is called local excitation. The depolarizing current of amplitude 5 produces a depolarization that passes the threshold and triggers an action potential. (Schmidt RF, 1978)

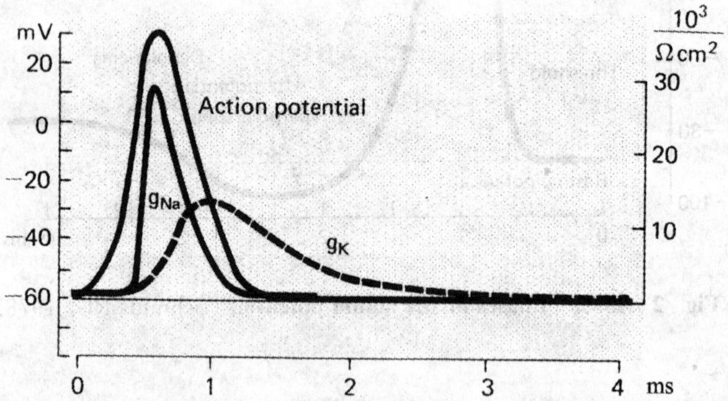

Fig. 2 - 1 - 4 Membrane conductance during the action potential

The time course of the action potential and the associated changes in the membrane conductances g_{Na} and g_K are shown. (Noble: Physiol. Rev. 46, 1, 1966)

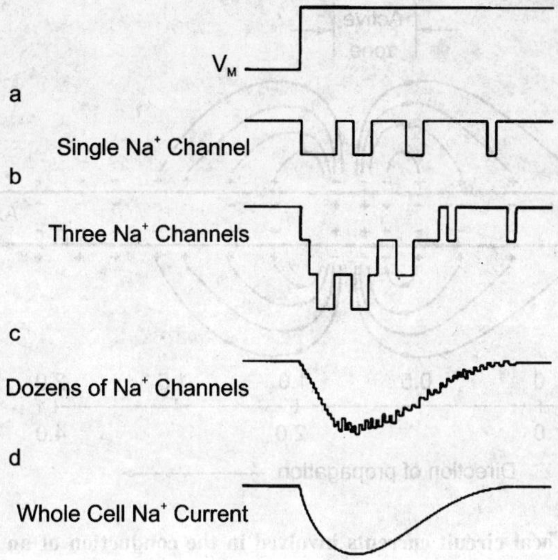

Fig. 2-1-5 Macroscopic membrane currents result from the summed activity of individual ion channels

a: During a sustained depolarizing voltage pulse, single sodium channels open and then close again as they inactivate. The more channels there are in the patch (b and c), the more closely the patch current resembles the sodium current recorded from the whole cell (d). (Levitan IB and Kaczmarek LK, 1991)

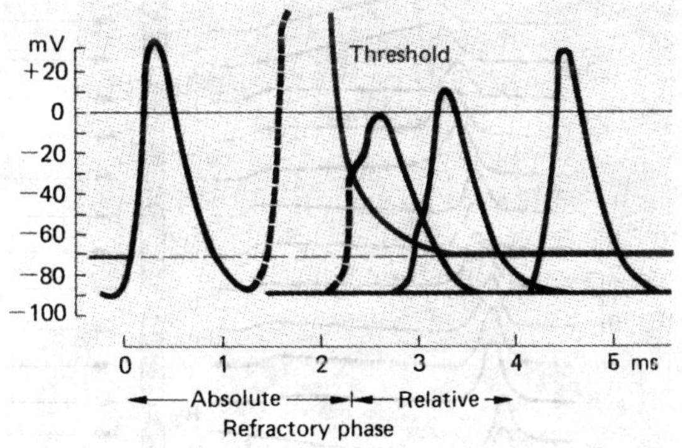

Fig. 2-1-6 Refractoriness following excitation

An action potential in the nerve of a warm-blooded animal is diagrammed on the left; to the right of this are shown the time courses of subsequent action potentials triggered at different times after the first. The threshold is indicated by the lower thin line. The dashed black curves denote depolarization of the fiber to the threshold, while the solid black curves represent the spontaneous changes in potential once threshold has been exceeded. During the absolute refractory period the fiber is inexcitable; no matter how large the depolarization, the threshold cannot be reached. In the relative refractory period that follows, the threshold is higher than normal. (Schmidt, 1978)

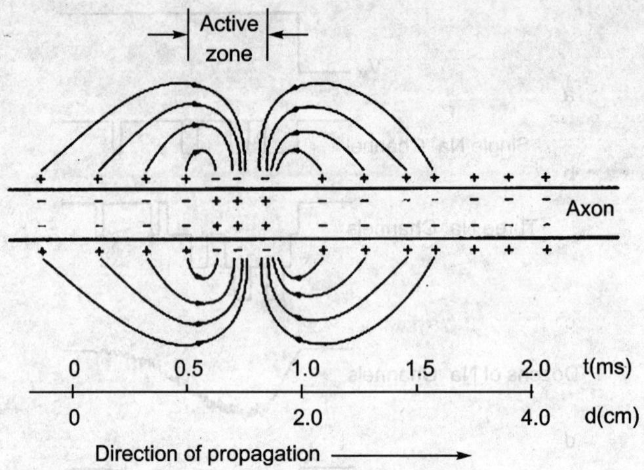

Fig. 2-1-7 Local circuit currents involved in the conduction of an action potential

For clarity currents inside the axon are omitted. The action potential is depicted as travelling from left to right along the axon, and the leading edge of the spike (active zone) is 2 cm from the origin (lower scale) after 1 ms (upper scale). t, time; d, distance. (Longstaff A, 2000)

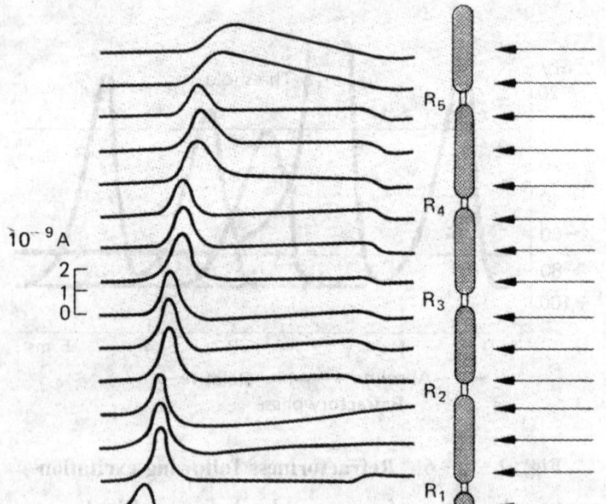

Fig. 2-1-8 Saltatory conduction of excitation

The curves on the left show the time courses of the membrane potential measured at the points on a myelinated axon indicated by the arrows on the right. R1, R2, R3..., are nodes of Ranvier. Conduction of the action potential (from bottom to top) is delayed at each of the nodes. (Huxley and St mpfli; J. Physiol. 108, 1, 1949)

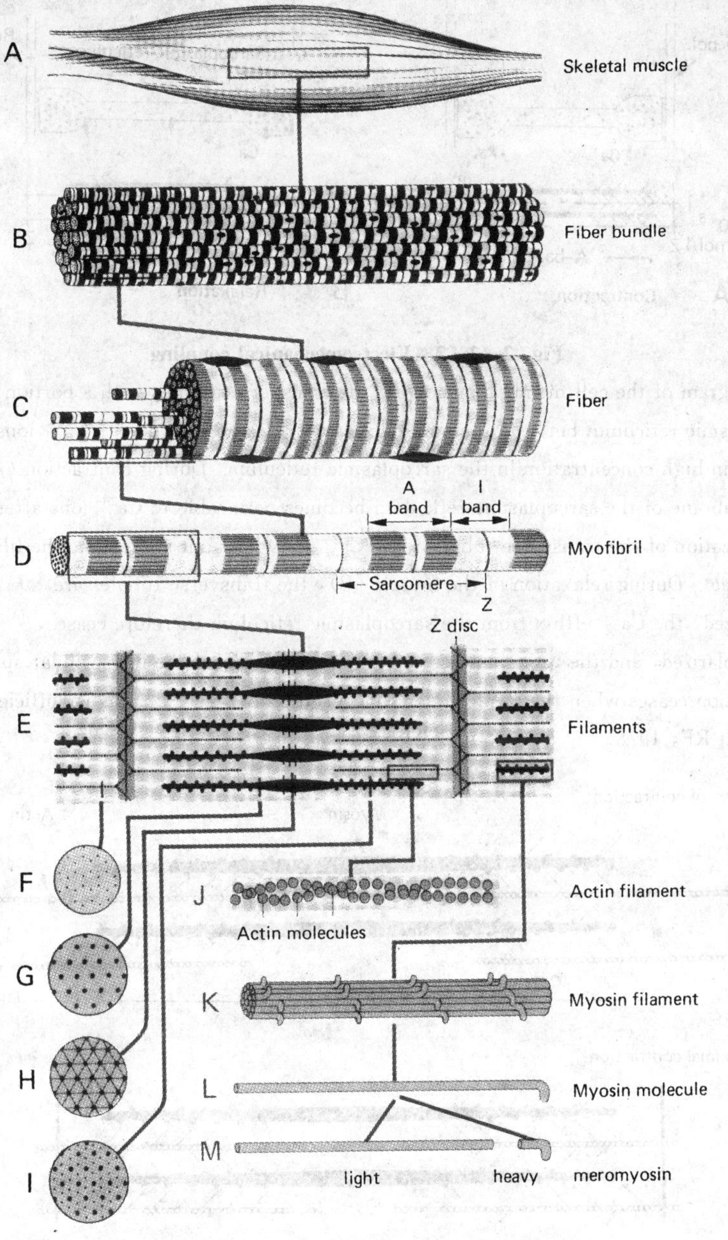

Fig. 2-2-1 Fine structure of skeletal muscle

Schematic drawing of the structure at different dimensional levels, from the whole muscle through the muscle fiber, muscle fibril, filament, and finally the molecular arrangement of the contractile proteins. (Bloom and Fawcett: A Textbook of Histology, Philadelphia, Saunder, 1969)

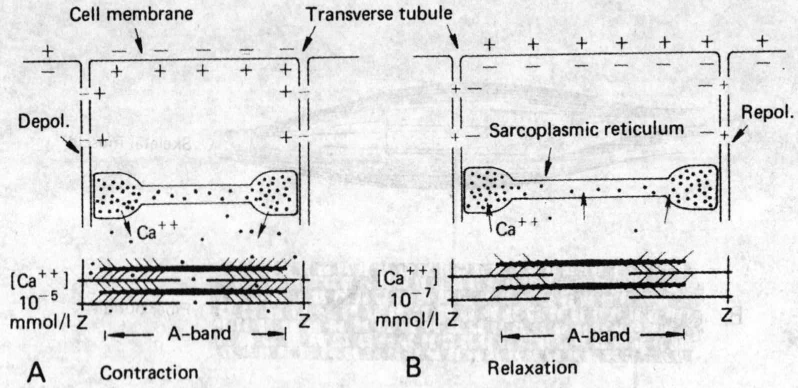

Fig. 2-2-2 Electromechanical coupling

Diagram of the cell membrane showing the transverse tubules with a portion of the sarcoplasmic reticulum between them and a sarcomere. The dots denote Ca^{2+} ions, present in high concentration in the sarcoplasmic reticulum. During contraction (A), the membrane of the sarcoplasmic reticulum becomes permeable to Ca^{2+} ions after depolarization of the transverse tubules; the Ca^{2+} ions flow out and enable the filaments to contract. During relaxation of the muscle (B), the transverse tubules are repolarized, the Ca^{2+} efflux from the sarcoplasmic reticulum therefore ceases, and repolarized, and the reticulum actively pumps Ca^{2+} out of the intracellular space. Contraction ceases when the intracellular concentration of free Ca^{2+} ions is sufficiently low. (Schmidt RF, 1978)

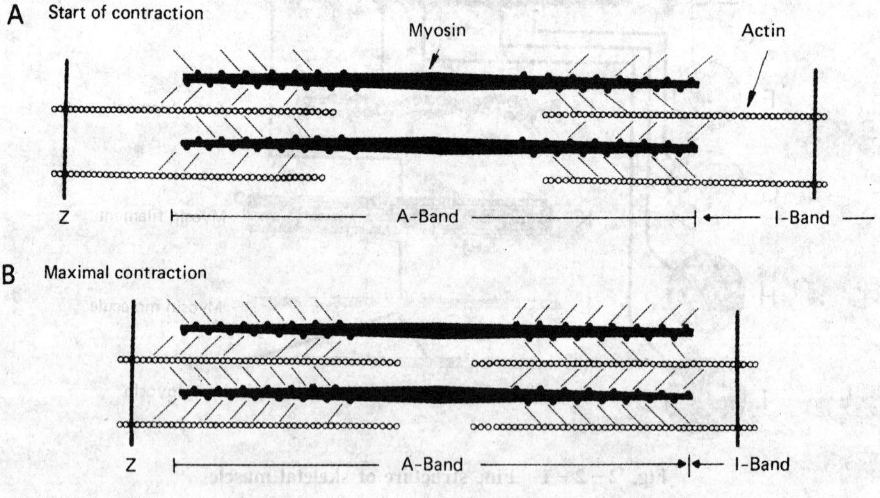

Fig. 2-2-3 Mechanism of contraction

Diagram of the arrangement of the myosin and actin filaments in a sarcomere (from Z to Z) and of the bridges between these filaments. It is thought that changes in configuration of the bridges produce a shear force that moves the actin filaments between the myosin filaments. A, arrangement at the beginning of contraction; B, state of the muscle when contraction is maximal-the sarcomere has become shorter. (Schmidt RF, 1978)

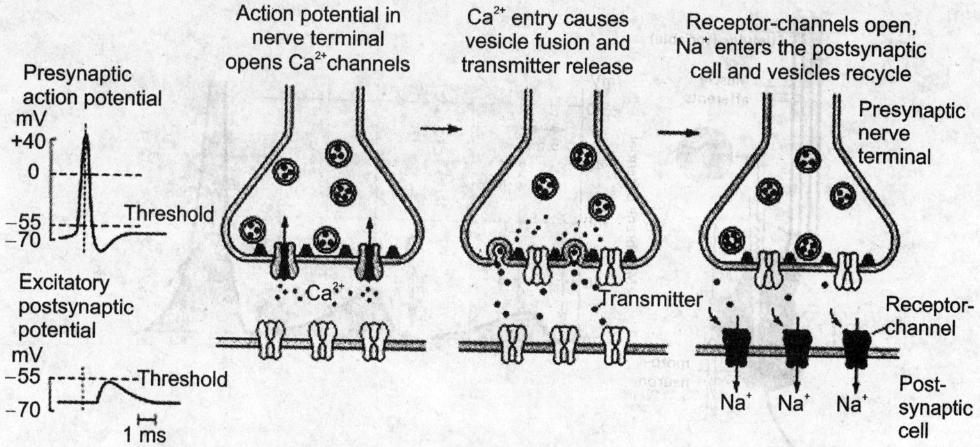

Fig. 2-3-1 Synaptic transmission at chemical synapses involves several steps

An action potential arriving at the terminal of a presynaptic axon causes voltage-gated Ca^{2+} channels at the active zone to open. The influx of Ca^{2+} produces a high concentration of Ca^{2+} near the active zone, which in turn causes vesicles containing neurotransmitter to fuse with the presynaptic cell membrane and release their contents into the synaptic cleft (a process termed exocytosis). The released neurotransmitter molecules then diffuse across the synaptic cleft and bind to specific receptors on the post-synaptic membrane. These receptors cause ion channels to open (or close), thereby changing the membrane conductance and membrane potential of the postsynaptic cell. The complex process of chemical synaptic transmission is responsible for the delay between action potentials in the pre-and post-synaptic cells compared with the virtually instantaneous transmission of signals at electrical synapses.
The ray filaments represent the docking and release sites of the active zone. (Kandel ER, Schwartz JH and Jessal TM, 2000)

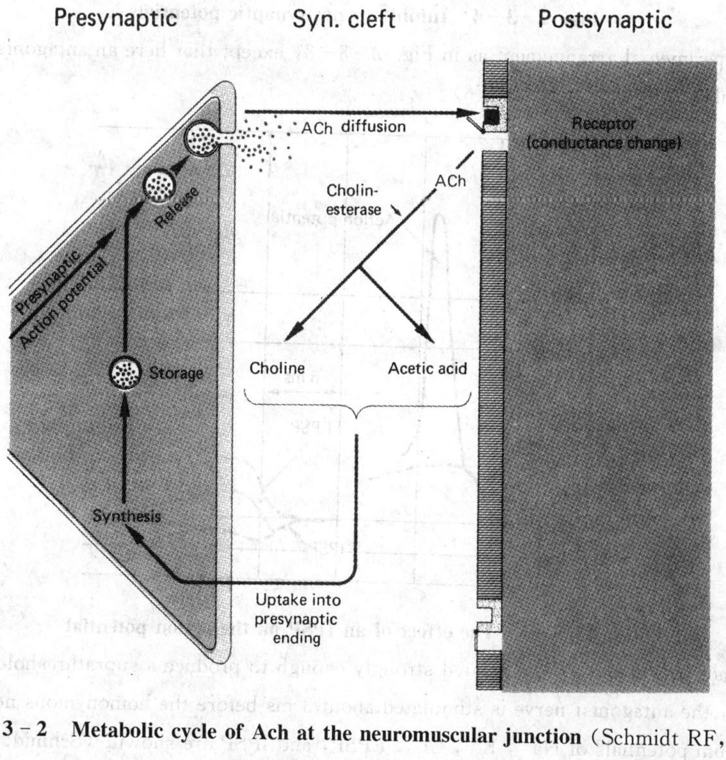

Fig. 2-3-2 Metabolic cycle of Ach at the neuromuscular junction (Schmidt RF, 1978)

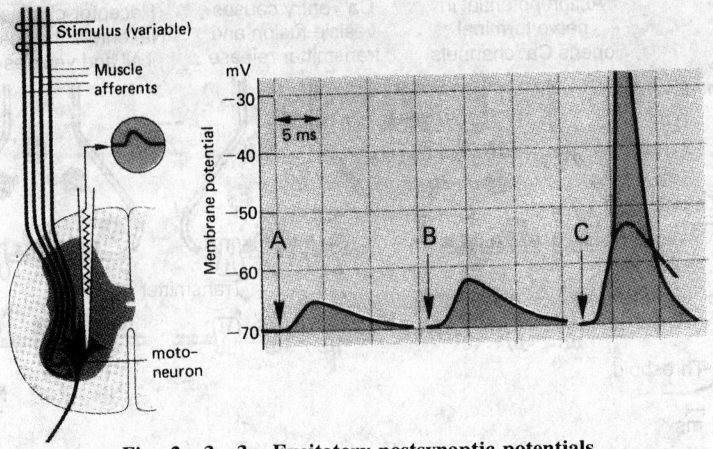

Fig. 2-3-3 Excitatory postsynaptic potentials

recorded intracellularly from a motoneuron. Afferents in the peripheral nerve from the associated muscle are stimulated electrically at intensities increasing from A to C. (Schmidt RF, 1978)

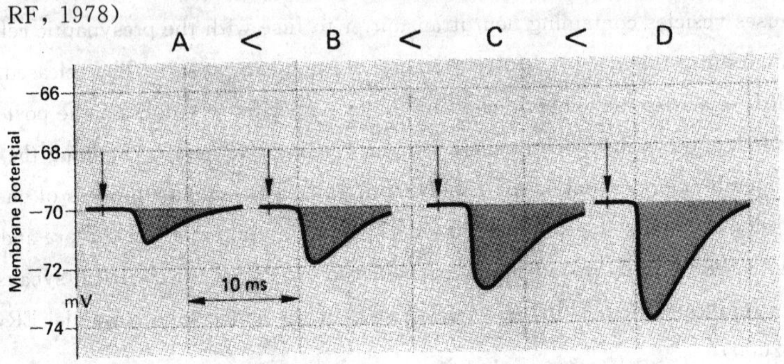

Fig. 2-3-4 Inhibitory postsynaptic potentials

Experimental arrangement as in Fig. 2-3-3, except that here an antagonist nerve is stimulated. (Schmidt RF, 1978)

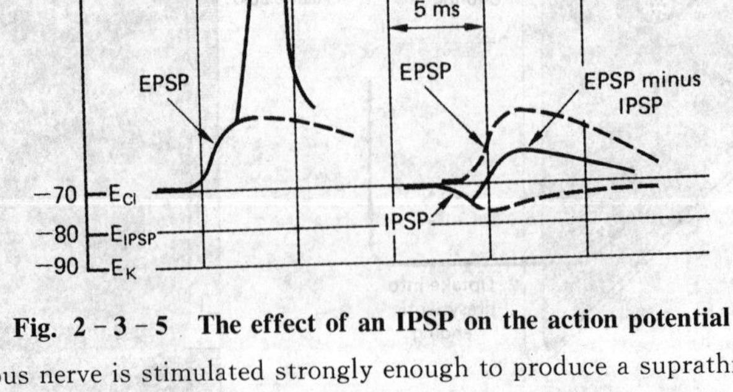

Fig. 2-3-5 The effect of an IPSP on the action potential

The homonymous nerve is stimulated strongly enough to produce a suprathreshold EPSP (left). On the right, the antagonist nerve is stimulated about 3 ms before the homonymous nerve. The equilibrium potentials of Na^+, K^+, Cl^-, EPSP, and IPSP are shown. (Schmidt RF, 1978)

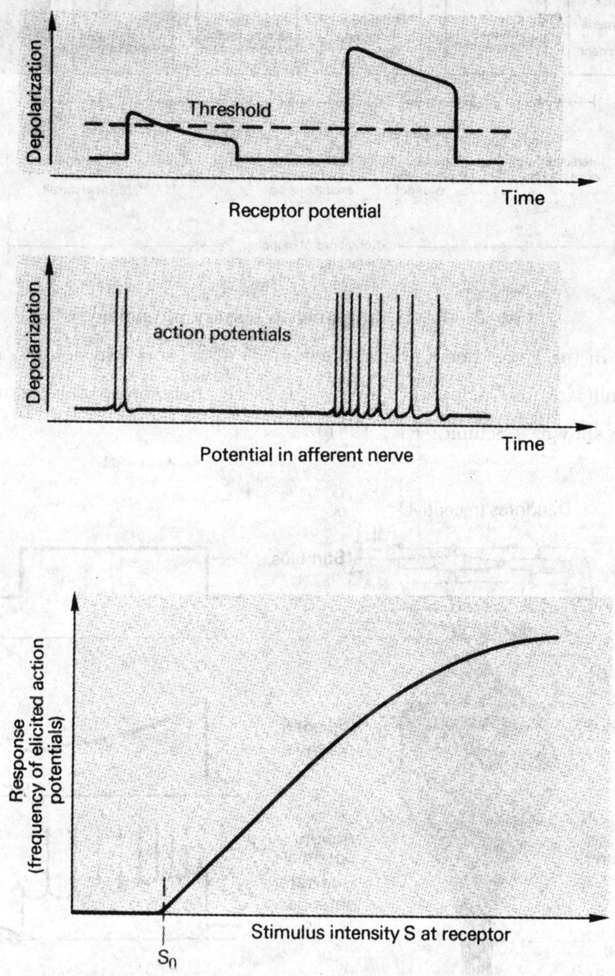

Fig. 3 - 1 - 1 Relationships between stimulus intensity and frequency of action potentials

(A) Time course of the receptor potentials and action potentials elicited by two stimuli of different intensity. (B) Dependence of the frequency F of action potentials in a receptor upon stimulus strength S. S_0 indicates the absolute threshold intensity of the stimulus. (Schmidt RF, 1981)

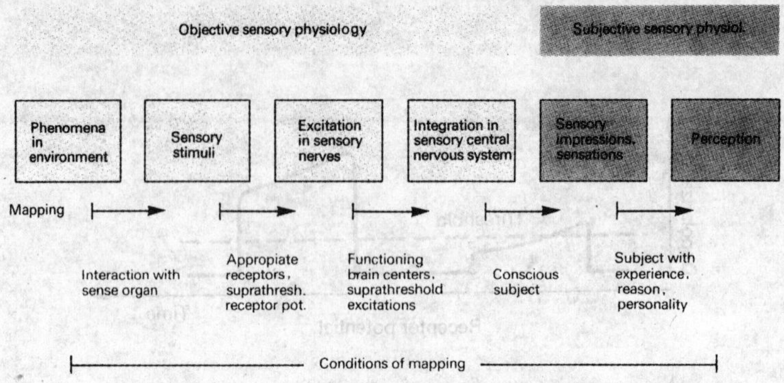

Fig. 3-1-2 Mapping in sensory physiology

The words in the boxes denote basic phenomena of sensory physiology, and the arrows between them indicate the "mapping). Below the basic phenomena, the conditions for mapping are shown. (Schmidt RF, 1981)

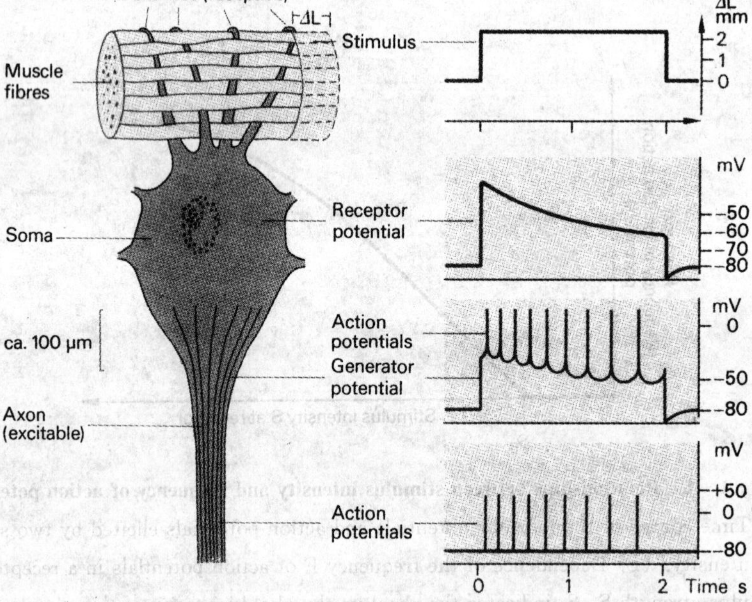

Fig. 3-1-3 Diagram of the electrophysiologic measurements that can be made with a crustacean stretch receptor

During stimulation (change in length of the associated muscle by ΔL) a microelectrode in the soma records the receptor potential, which arises in the receptive region (the dendrites). As a generator potential, it triggers conducted action potentials in the excitable axon. (Schmidt RF, 1981)

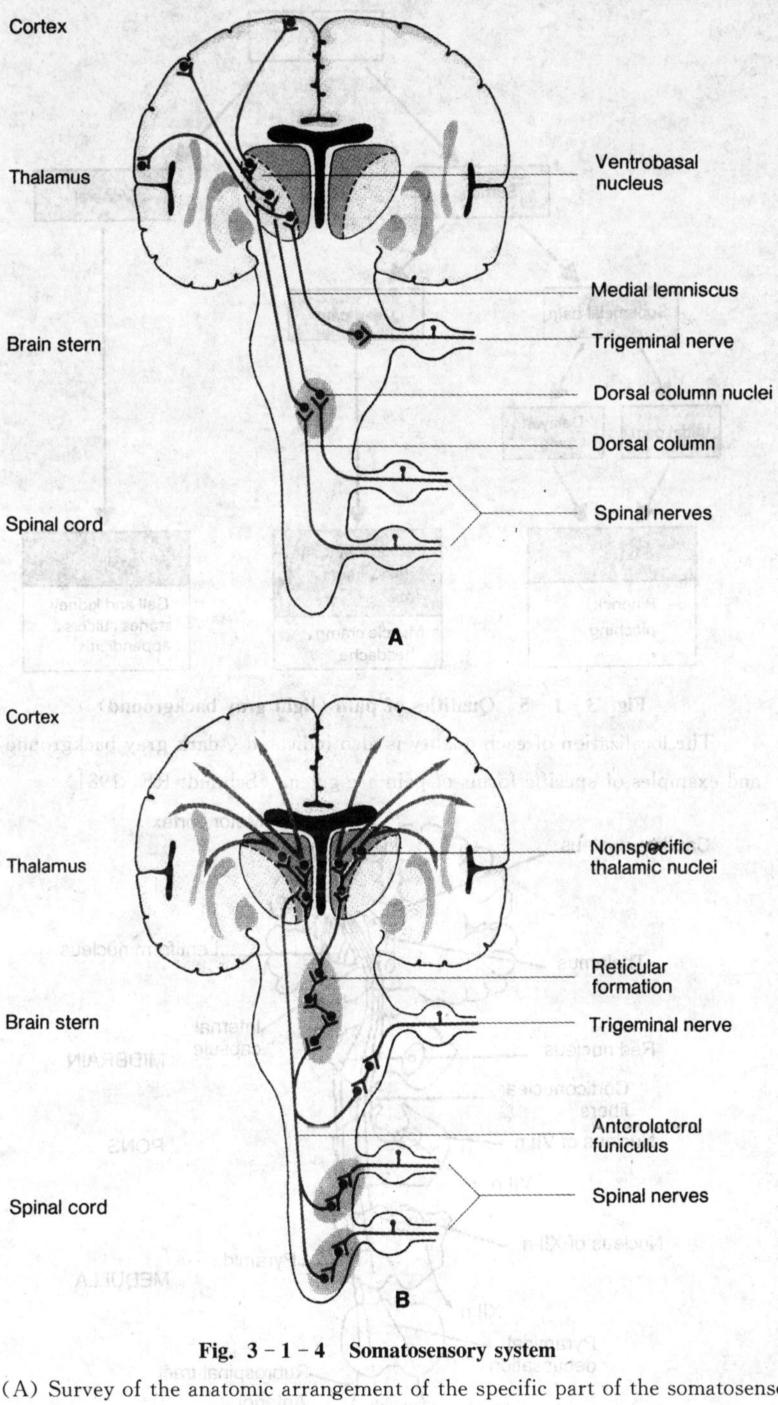

Fig. 3－1－4 Somatosensory system

(A) Survey of the anatomic arrangement of the specific part of the somatosensory system. The main connections of the spinal and trigeminal afferents with the projection fields of the cortex are shown. (B) Survey of the nonspecific somatosensory system. The most important of the known connections and processing stations are shown. (Schmidt RF, 1981)

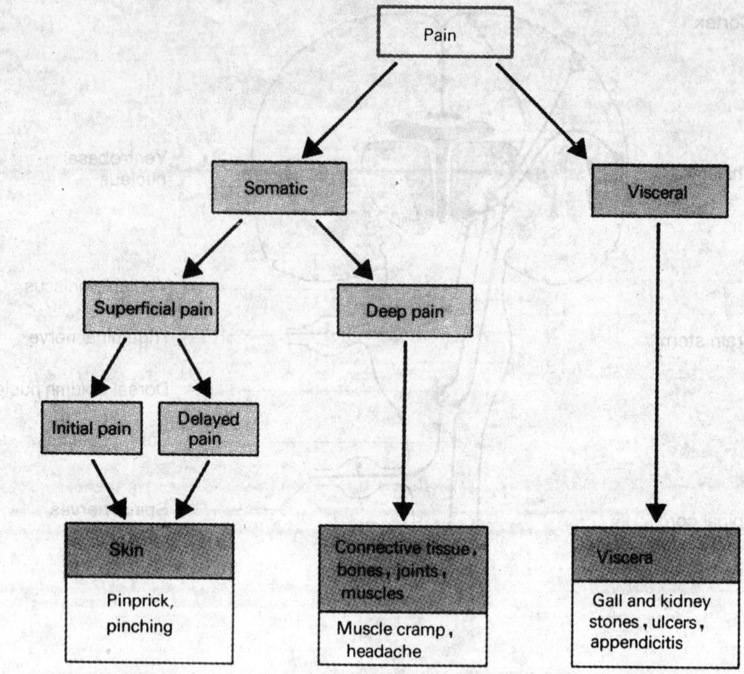

Fig. 3-1-5 Qualities of pain (light gray background)

The localization of each quality is also indicated (dark gray background), and examples of specific forms of pain are given. (Schmidt RF, 1981)

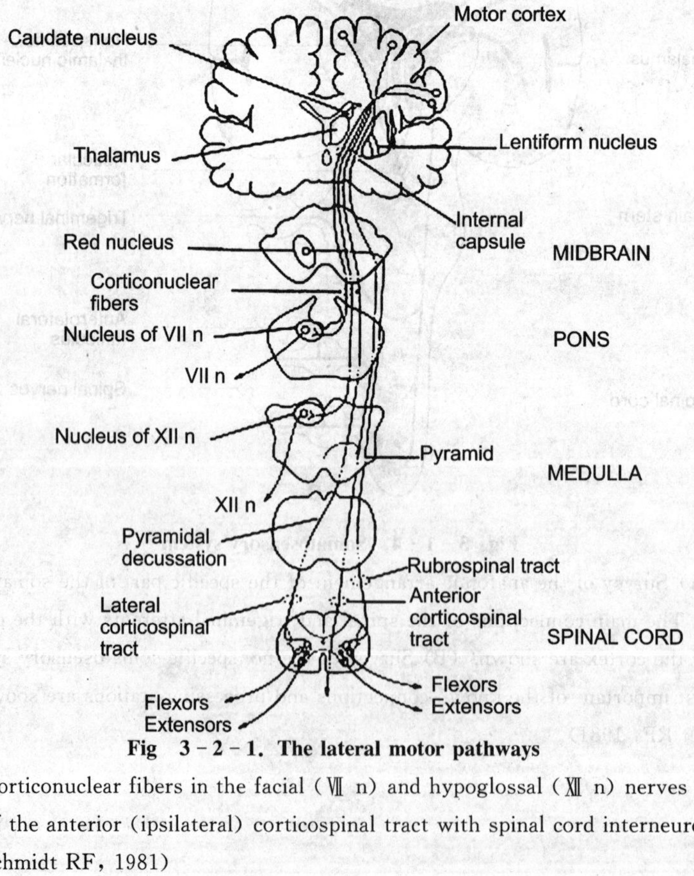

Fig 3-2-1. The lateral motor pathways

Only corticonuclear fibers in the facial (Ⅶ n) and hypoglossal (Ⅻ n) nerves are shown. Synapses of the anterior (ipsilateral) corticospinal tract with spinal cord interneurons are not shown. (Schmidt RF, 1981)

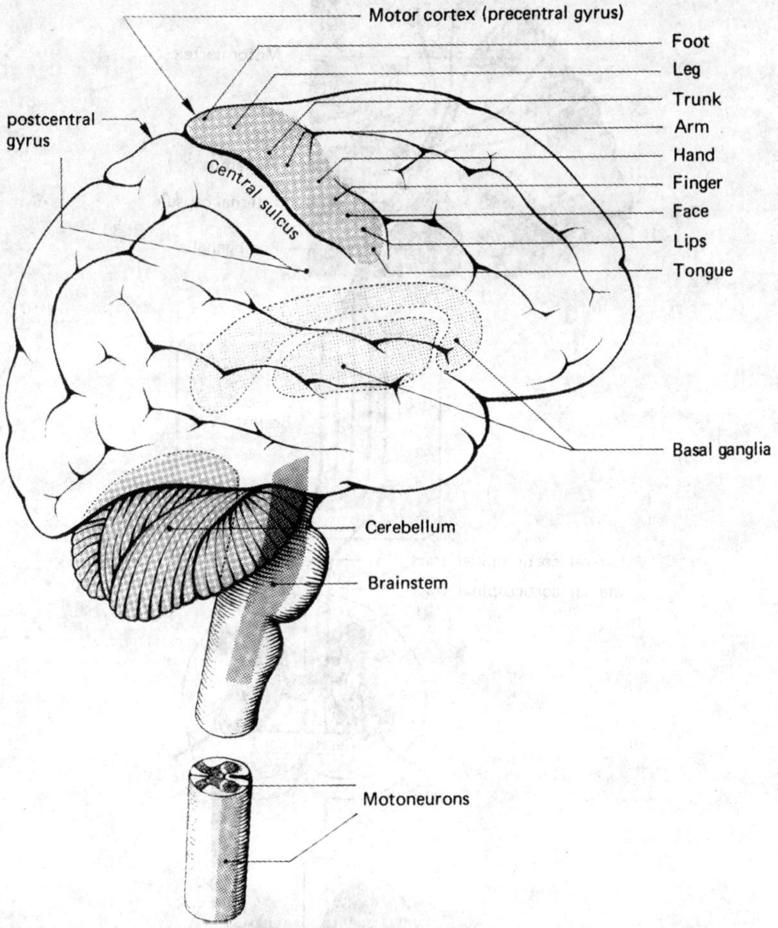

Fig. 3-2-2 Anatomic orientation of spinal and supraspinal motor centers (gray shading)

The drawing also shows the somatotopic organization of the precentral gyrus. The regions of the body involved in fine movements(skin, fingers, lips, tongue) take up large areas of the gyrus. All these centers are represented on both the right and the left side of the brain. (Schmidt RF, 1978)

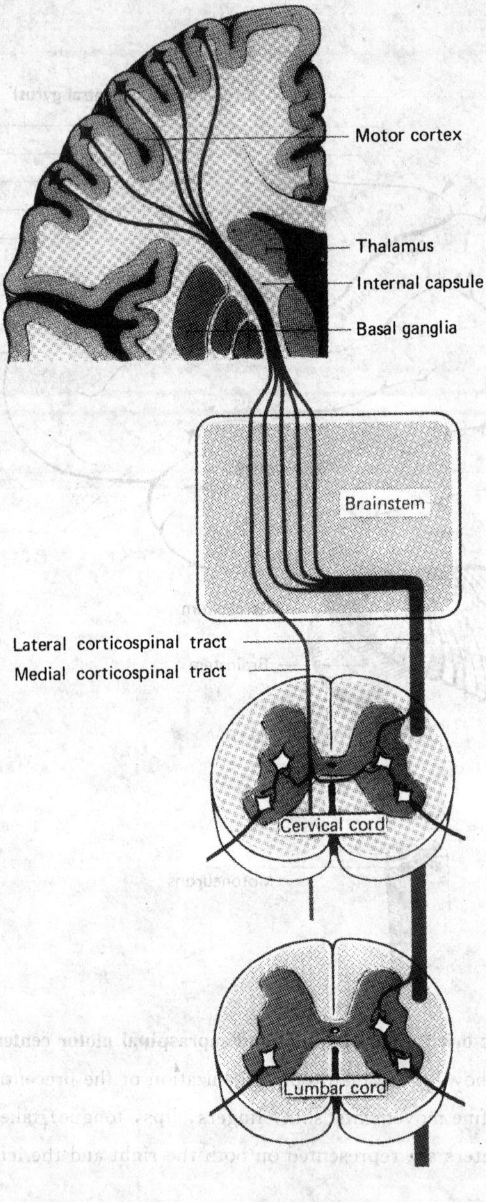

Fig. 3-2-3 Schematic diagram of the course of the corticospinal tract from the motor cortex to the spinal cord

The collaterals to the basal ganglia, the cerebellum, and the motor centers of the brainstem have been omitted for simplicity. (Schmidt RF, 1978)

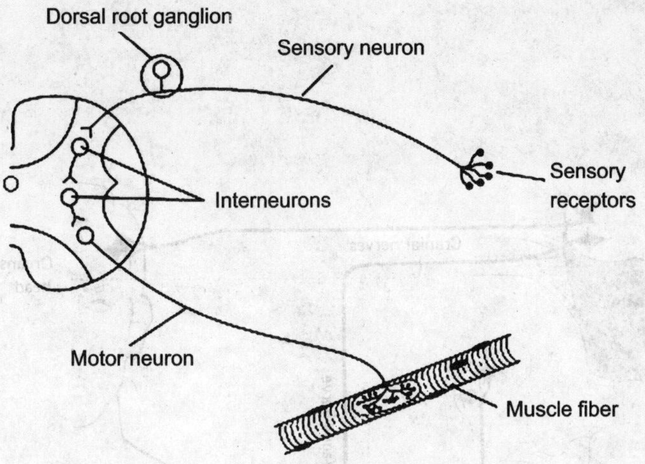

Fig. 3－2－4　A polysynaptic spinal motor reflex arc (Longstaff A, 2000)

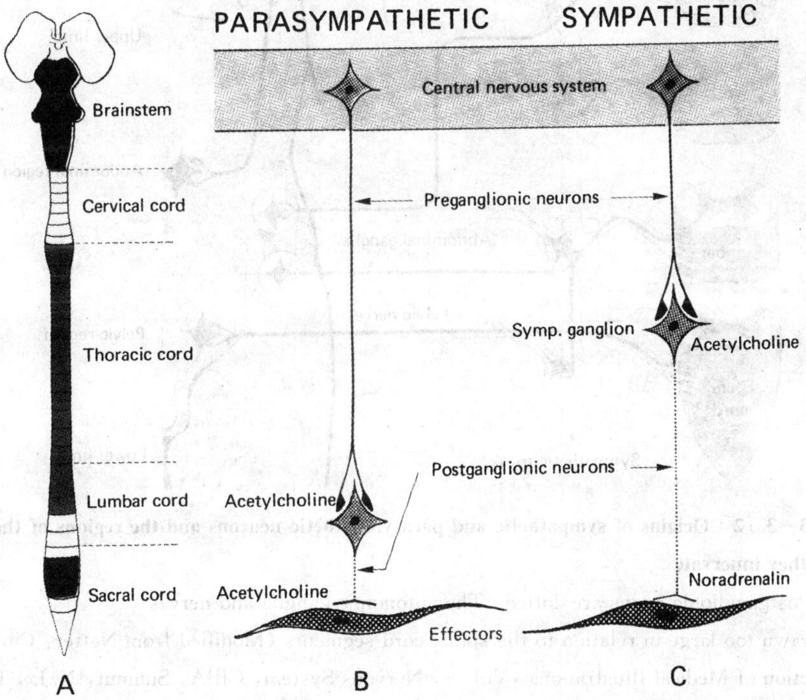

Fig. 3－3－1　General arrangement and transmitter substances of preganglionic and postganglionic neurons

A. Locations of the cell bodies of preganglionic neurons of the sympathetic and parasympathetic systems in brainstem and spinal cord. B, C. Schematic comparison of the preganglionic and postganglionic neurons in the two systems, and of the synaptic transmitter substances in the ganglia and at the effectors. (Schmidt RF, 1978)

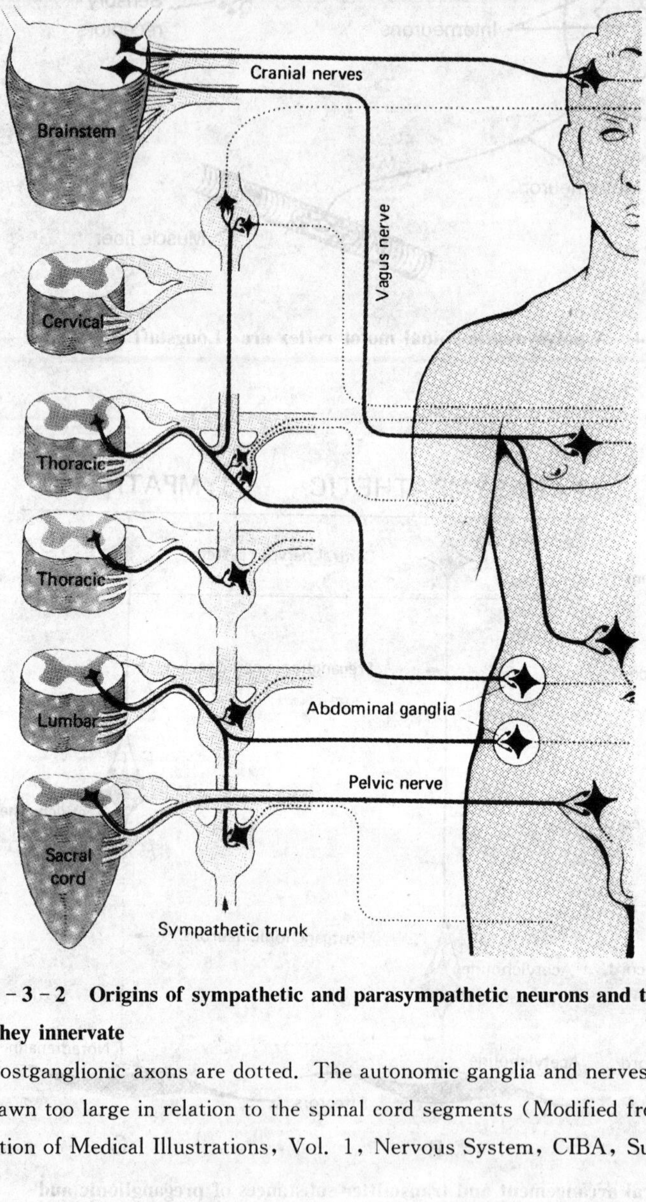

Fig. 3－3－2 Origins of sympathetic and parasympathetic neurons and the regions of the body they innervate

Postganglionic axons are dotted. The autonomic ganglia and nerves are drawn too large in relation to the spinal cord segments (Modified from Netter: Ciba Collection of Medical Illustrations, Vol. 1, Nervous System, CIBA, Summit, N.J., 1972)

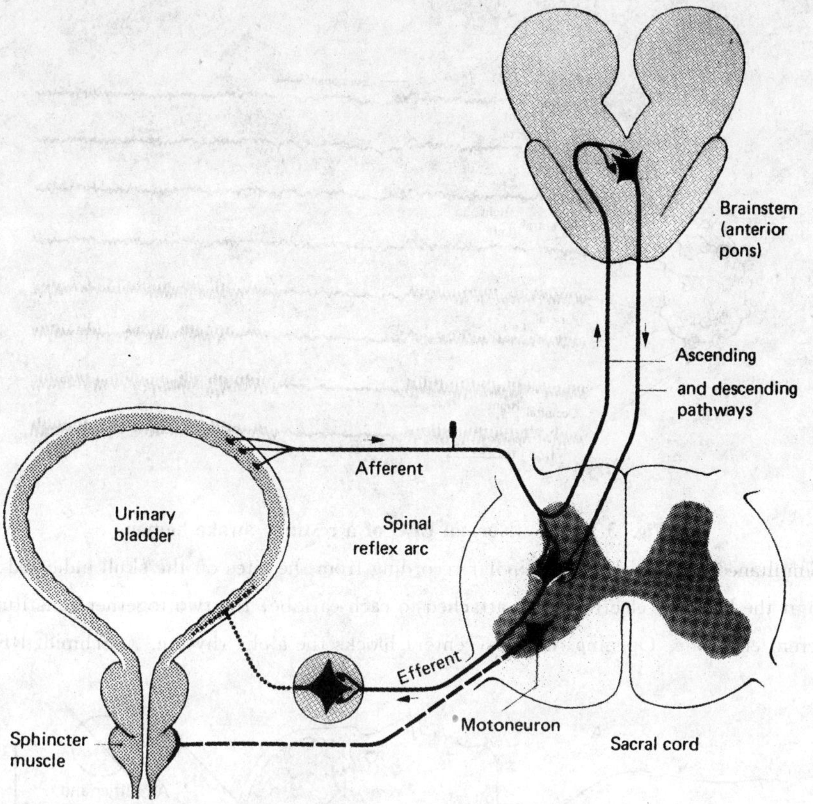

Fig. 3-3-3 Nervous control of micturition

In a chronically spinal animal or paraplegic human, the urinary bladder is controlled via the spinal reflex arc. For greater clarity, the interneurons have been omitted. The sympathetic innervation of the bladder musculature, which originates in the first two lumbar segments, is not shown. (Modified from de Groat: Brain Res. 87, 201-213, 1975)

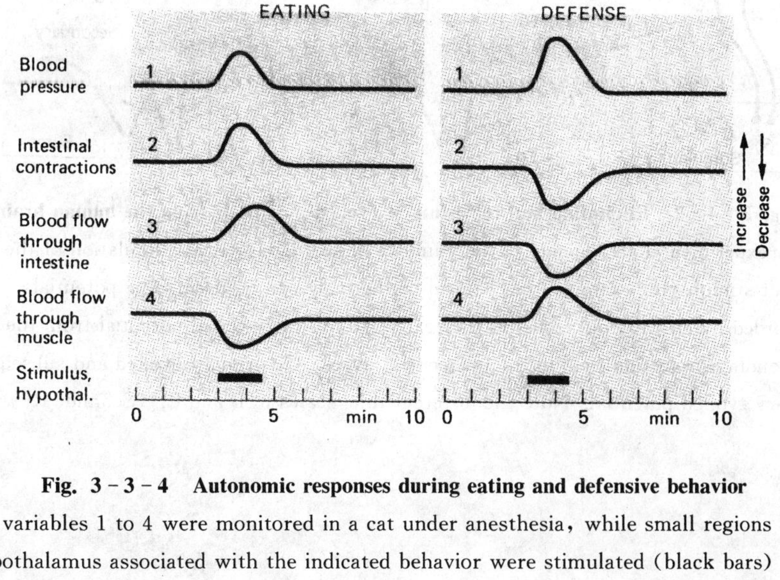

Fig. 3-3-4 Autonomic responses during eating and defensive behavior

The variables 1 to 4 were monitored in a cat under anesthesia, while small regions of the hypothalamus associated with the indicated behavior were stimulated (black bars) with fine electrodes. (Modified from Folkow and Rubinstein: Acta Physiol. Scand. 65, 292,1966)

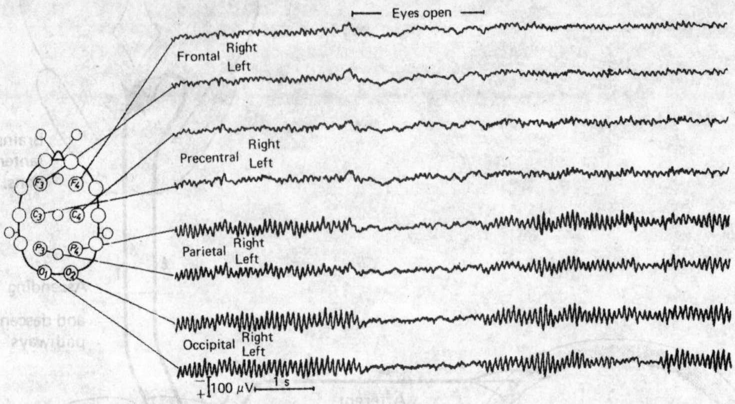

Fig. 3-4-1 Normal EEG of a resting, awake human

Simultaneous eight-channel unipolar recording from the sites on the skull indicated in the sketch at the left. An electrode was attached to each earlobe; the two together constituted the indifferent electrode. Opening the eyes(center) blocks the alpha rhythm. ((Schmidt RF, 1978)

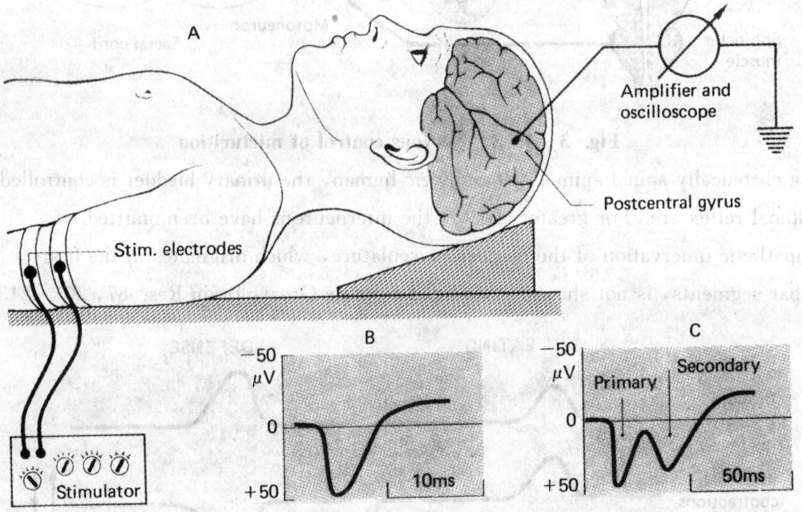

Fig. 3-4-2 Elicitation and recording of evoked potentials from the human brain

A, experimental arrangement, the stimulus shown is electrical stimulation of the skin, but other stimuli (for example, mechanical or thermal) can be used. The potentials are recorded by an EEG electrode on the scalp. B, primary evoked potential from the corresponding projection field in the postcentral gyrus. C, primary evoked and subsequent secondary evoked potential. Note the different time scales in B and C. (Schmidt RF, 1978)

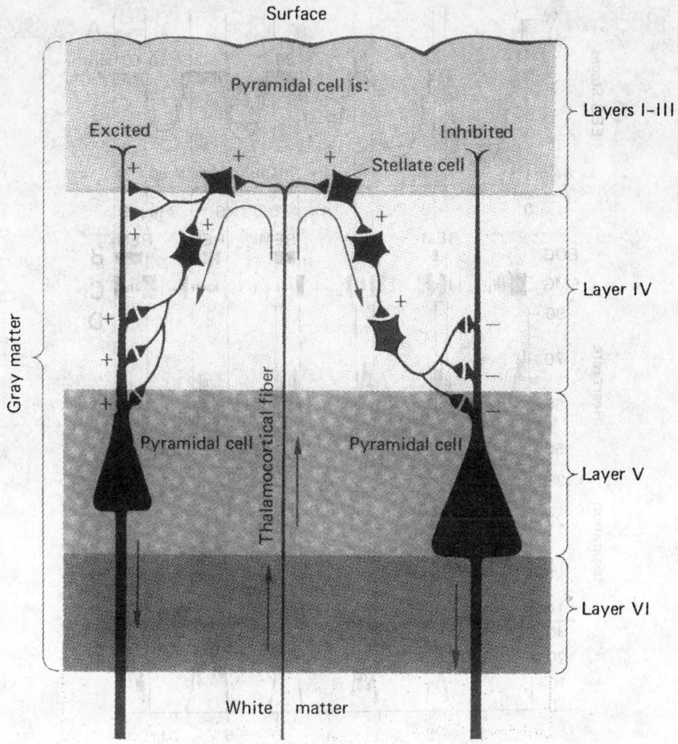

Fig. 3-4-3 Highly schematized diagram of information processing in the cerebral cortex

The only individual cells shown are pyramidal and stellate cells. An inhibitory stellate cell is shown (ê). Excitatory synapses are indicated by plus signs, inhibitory synapses by minus signs. (Schmidt RF, 1978)

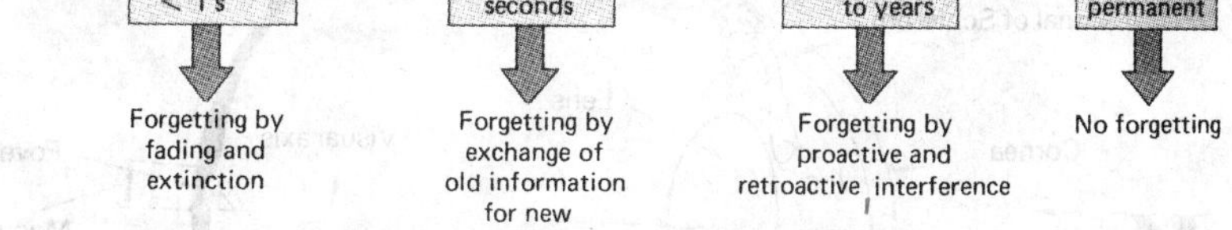

Fig. 3-4-4 Diagram of the supposed information flow from the sensory to the tertiary memory

The duration of storage in each memory is indicated. Only part of the material stored at each level reaches the next (more stable) level. Repetition (practice) facilitates transfer from the primary into the secondary memory; but it is not an indispensable requirement, nor does it guarantee transfer. (Schmidt RF, 1978)

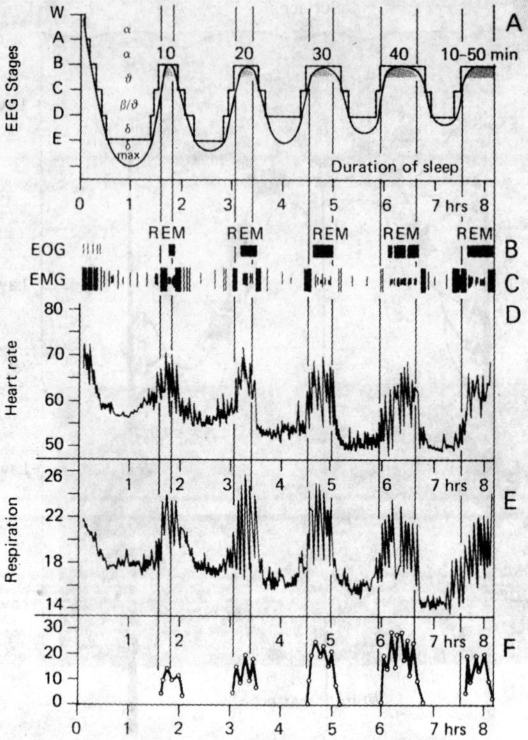

Fig. 3-4-5 Cyclic transitions among the various sleep stages during a night, and the associated changes in certain autonomic variables. (Average values, highly schematized)

A, EEG stages, nomenclature from Loomis et al. (1936). The REM stages are shown by the gray shading, B, electrooculogram (EOG) monitoring eye movements; REM movements of the eyes are marked by vertical lines. A few periods of slow eye movements occurred as the subject fell asleep. C, electromyogram (EMG) of the neck muscles; activity indicated by vertical lines. D, heart rate, in beats per minute. E, respiration, in breaths per minute. F, penis erection. (Jovanovic UJ, Normal sleep in Man, 1971)

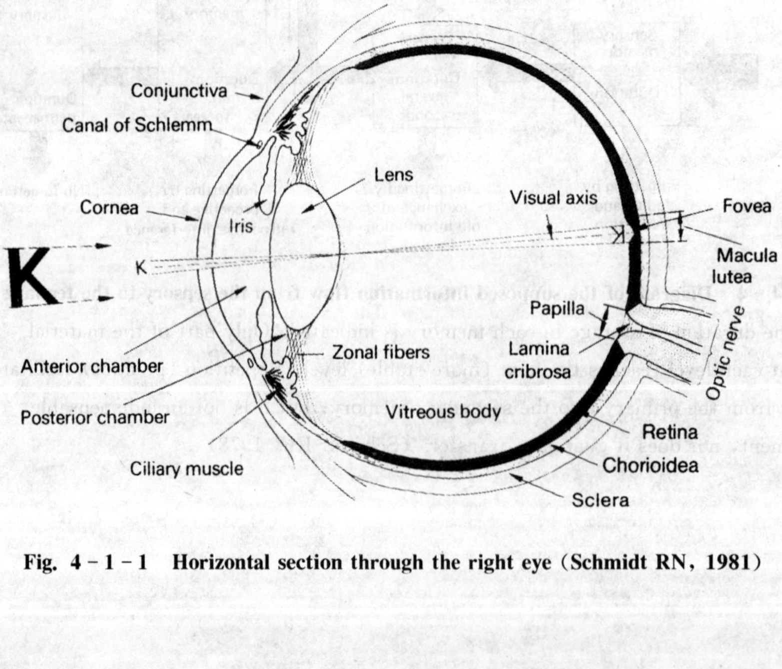

Fig. 4-1-1 Horizontal section through the right eye (Schmidt RN, 1981)

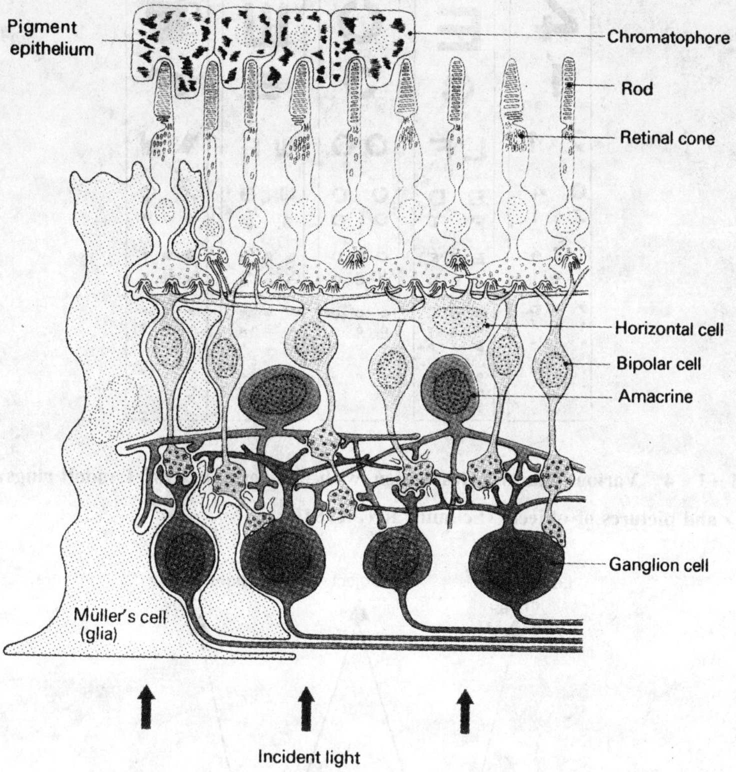

Fig. 4－1－2 Structure of primate retina

Schematic, redrawn from an illustration by Boycott and Dowling)

(Boycott, Doeling: Proc. R. Soc. Lond. (Biol.) 166: 80－111, 1966)

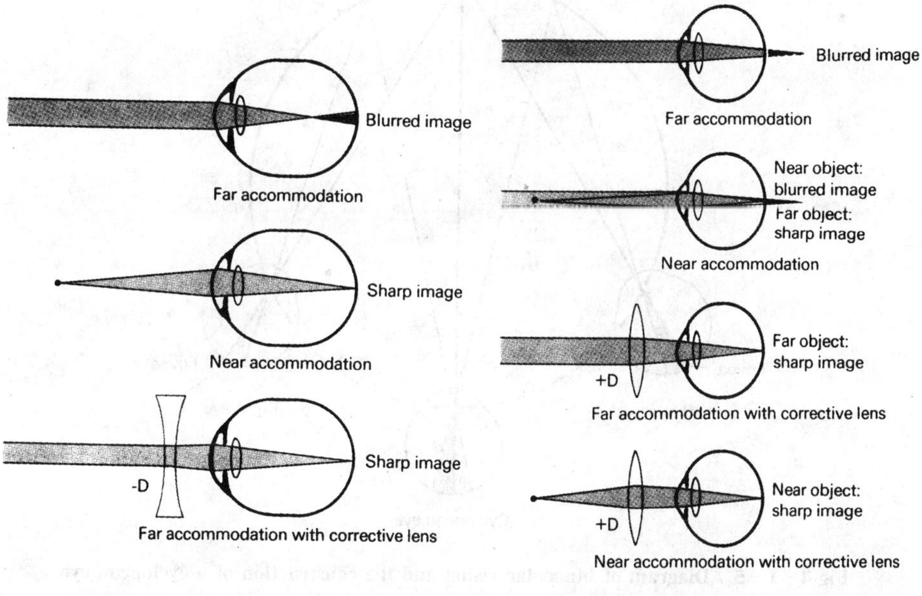

Fig. 4－1－3 Myopia and hyperopia and their corrections

Myopia (near-sightedness) and its correction by a concave lens (left); and hyperopia (farsightedness) and its correction by a convex lens (Right). (Schmidt RN, 1981)

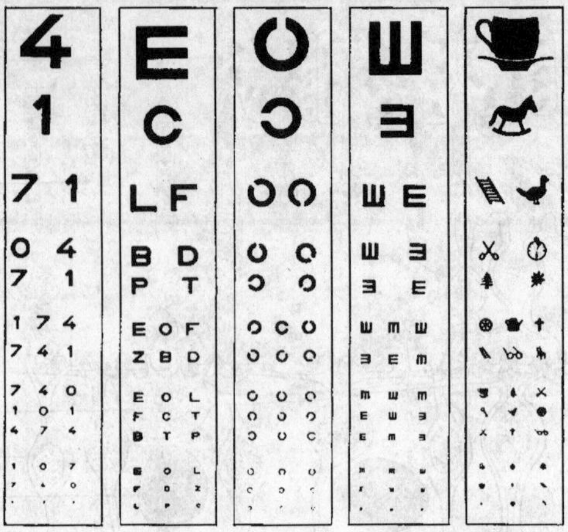

Fig. 4 - 1 - 4 **Various charts to test vision, with numbers, letters, Landolt rings, Snellen hooks, and pictures of objects (Schmidt RN, 1981)**

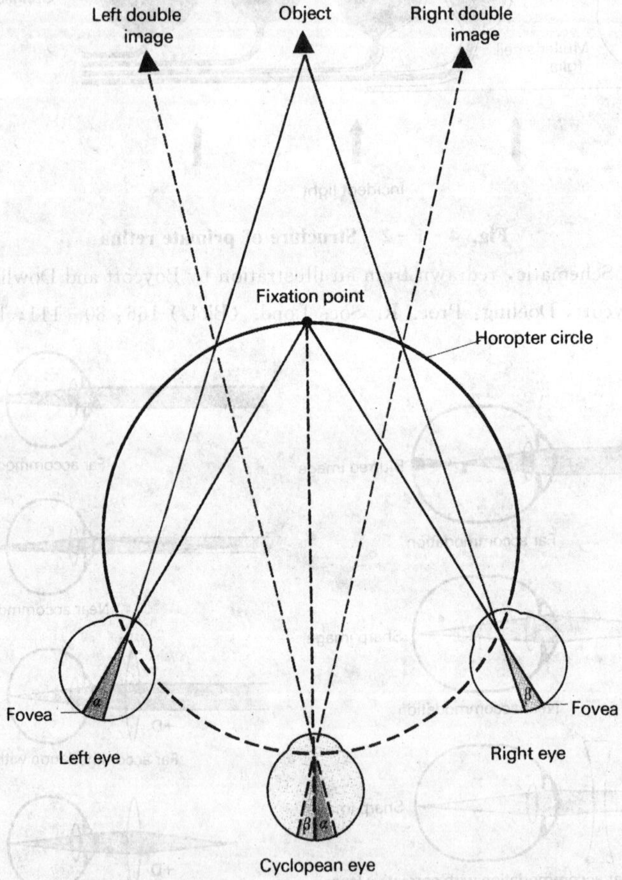

Fig 4 - 1 - 5 Diagram of binocular vision and the construction of a cyclopean eye

The object viewed is here positioned outside the horopter surface. Its image is projected to the right of the fovea in the left eye. In binocular vision uncrossed double images of the object are produced, the positions of which can be determined by projection of the retinas of the left and right eyes onto the imagined retina of the cyclopean eye. (Schmidt RF, 1981)

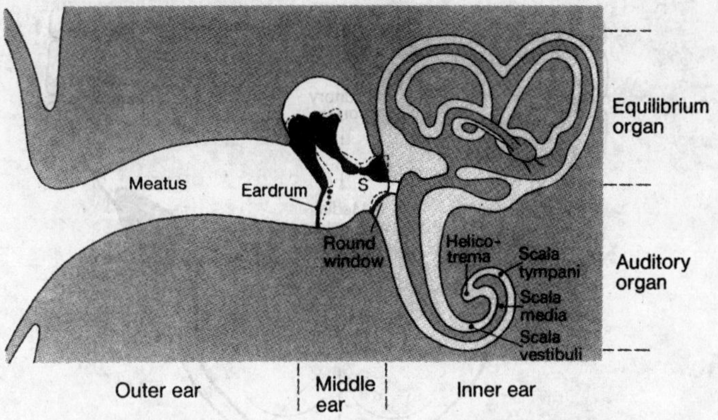

Fig. 4-2-1 Diagram of the outer, middle, and inner ear

H, hammer; A, anvil; S, stirrup. The dashed outlines near H, A, and S show the extreme positions to which they can be driven as the eardrum oscillates. (Schmidt RF, 1981)

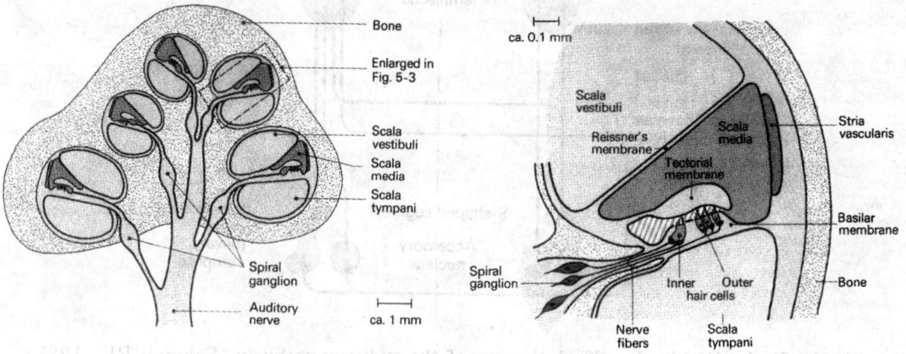

Fig. 4-2-2 Structure of cochlea

Left: Highly schematic section through the human cochlea, cutting several times through the helically coiled canals. The region within the dashed box is shown in more detail in the right. Right: Diagram of a cross section through one turn of the cochlea. The organ of Corti, on the basilar membrane, contains the receptor cells (hair cells). These are covered by the tectorial membrane. (Schmidt RF, 1981)

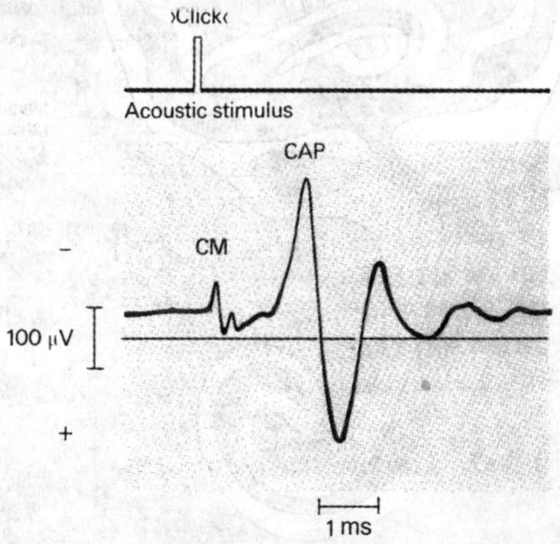

Fig. 4-2-3 Cochlear microphonic potential

The potentials recorded at the round window when a click is presented to the ear. CM, cochlear microphonic; CAP, cochlear action potential. (Schmidt RF, 1981)

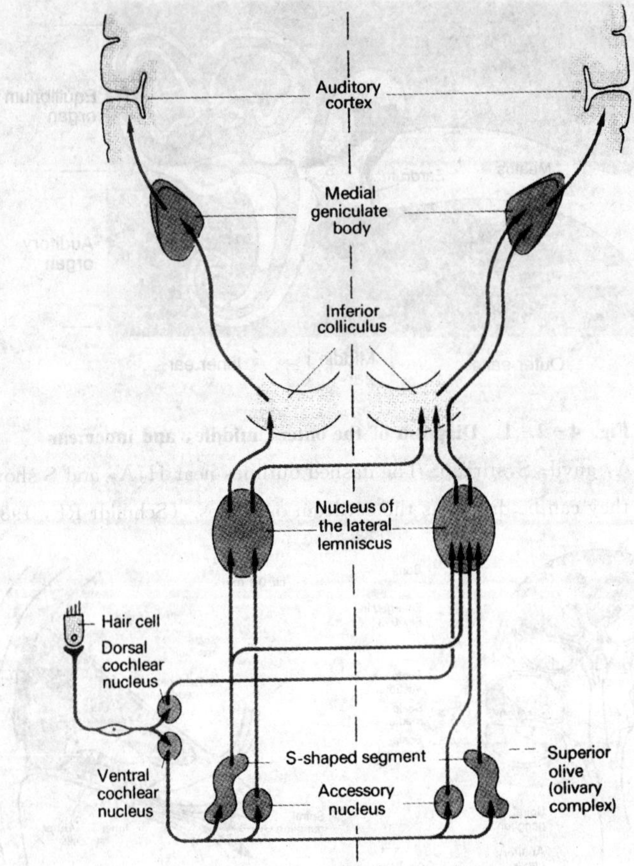

Fig. 4－2－4　Highly simplified diagram of the auditory pathway (Schmidt RF，1981)

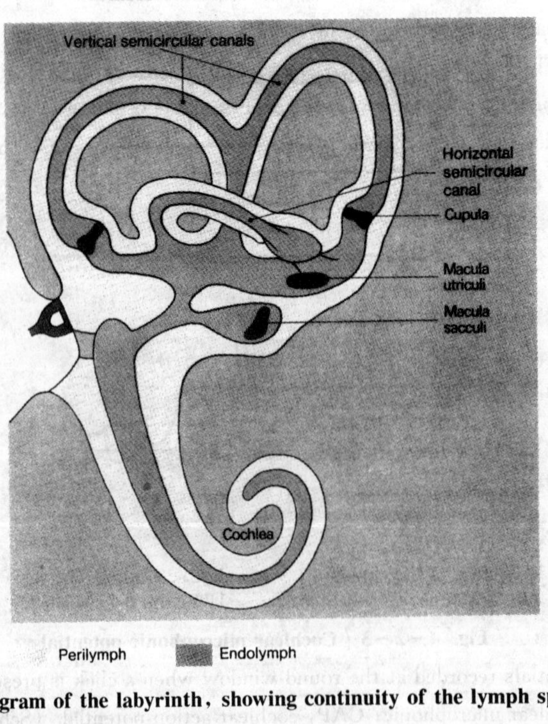

Fig. 4－3－1　Diagram of the labyrinth，showing continuity of the lymph spaces in vestibular organ and cochlea (Schmidt RF，1981)

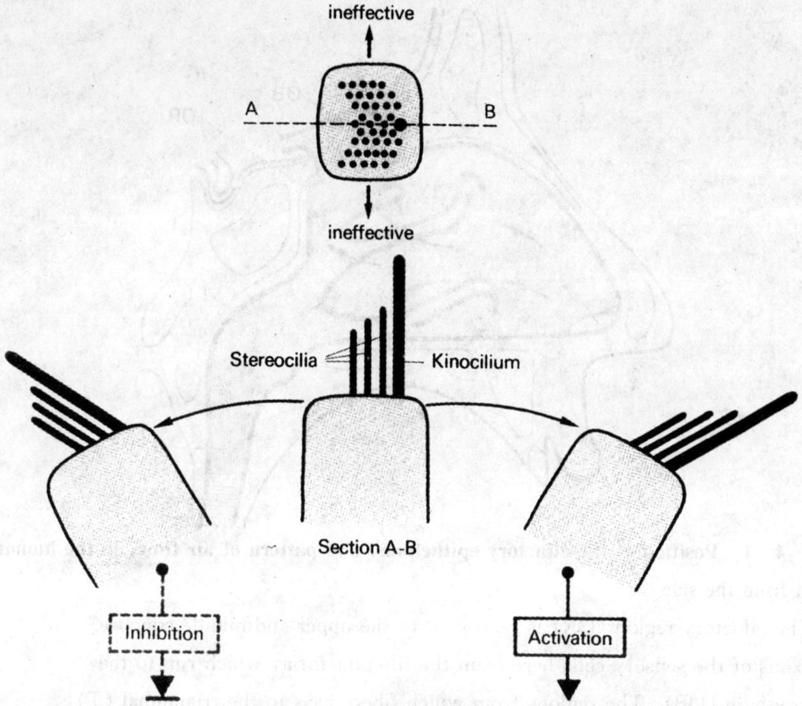

Fig. 4－3－2　Sensory transdacers

Upper diagram shows the arrangement of cilia on a hair cell as seen from above; the lower is section through the cell tilted in different directions. Shear toward the kinocilium activates the afferent fiber, while shear in the opposite direction reduces its discharge rate. Shear perpendicular to this direction has no effect. (Schmidt RF, 1981)

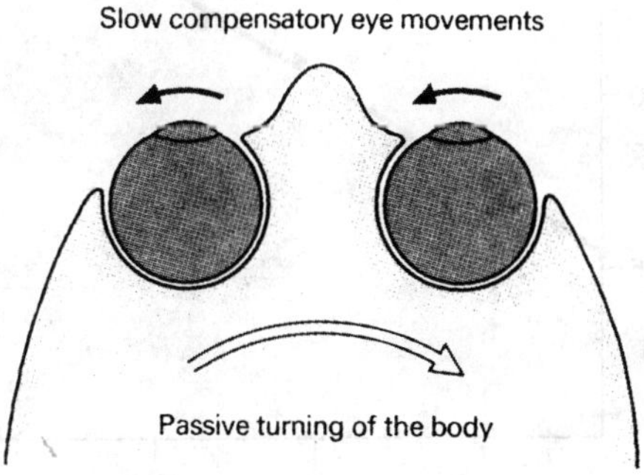

Fig. 4－3－3　Direction of eye movement during vestibular nystagmus (Schmidt RF, 1981)

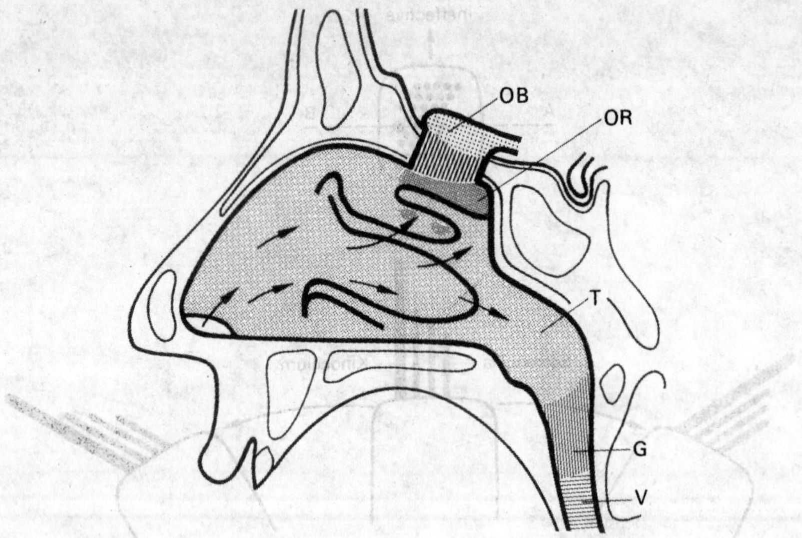

Fig. 4 - 4 - 1 Position of the olfactory epithelium, and pattern of air flow, in the human nose as seen from the side

The olfactory region (OR) is restricted to the upper and middle conchae. The axons of the sensory cells here from the fila olfactoria, which run to the olfactory bulb (OB). The regions from which fibers pass to the trigeminal (T), glossopharyngeal (G) and vagus (V) nerves are also indicated. (Schmidt RF, 1981)

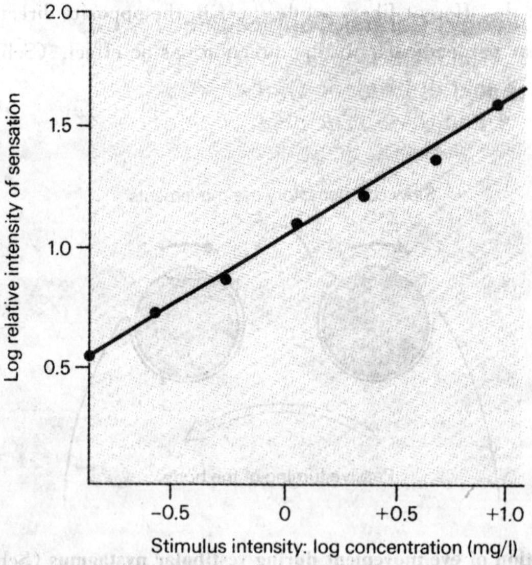

Fig. 4 - 4 - 2 Dependence of the strength of an odor sensation upon the concentration of the substance (in this case, pentanol)

The slope of the line is small as compared with that for other sensory modalities. (Schmidt RF, 1981)

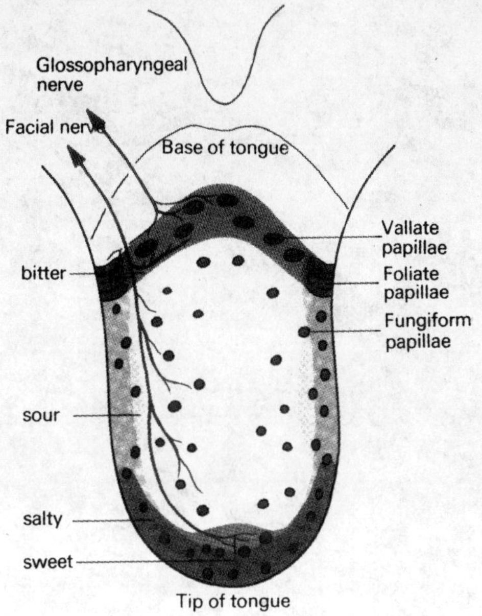

Fig. 4 - 5 - 1　Diagram summarizing the distribution of gustatory papillae, their innervation, and the regions of maximum sensitivity to the different qualities, on the human tongue
(Schmidt RF, 1981)

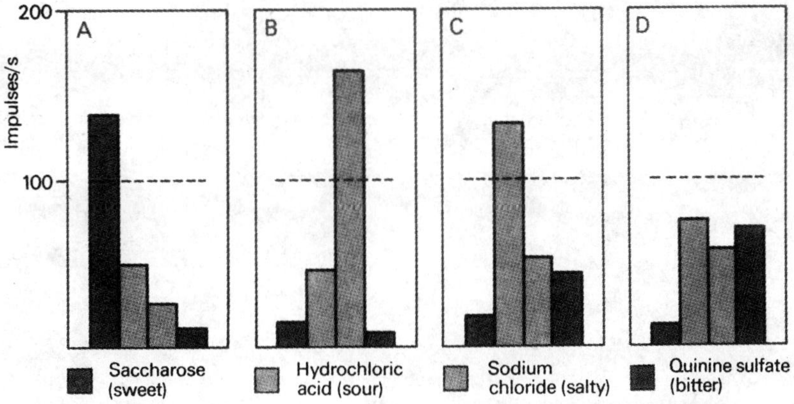

Fig. 4 - 5 - 2　The responses of four taste fibers (A - D) to solutions of stimulus substances of different qualities

The typical patterns of differing excitation are called taste profiles. (Schmidt RF, 1981)

Fundamentals of Neuroscience

(in English)

Part I

Basic Structure of the Nervous System

Organization of the Nervous System

Ⅰ. Major Division of the Nervous System

For the purpose of study and description, the nervous system is parcelled as follows:

A. The central nervous system (CNS), composed of the brain and spinal cord.

B. The peripheral nervous system (PNS), includes the nerves of the body, their ganglia and terminal processes (sensory receptors and effector terminals). The nerves of the body are constituted from the 31 pairs of spinal nerves and the 12 pairs of special cranial nerves.

C. The autonomic nervous system (ANS) is a functional, rather than an anatomical division of the nervous system. It is subdivided into:

1. The sympathetic nervous system。
2. The parasympathetic nervous system.

Ⅱ. Regional Anatomy of the CNS

A. The CNS, based on anatomical and developmental points, may be divided into six regions.

1. The Telencephalon——includes the cerebral hemispheres.
2. The Diencephalon——buried, but visible on the base of the brain.
3. The Mesencephalon——a causeway between higher and lower brain regions.
4. The metencephalon——includes the Pons (a bridge of nerve fibers crossing the CNS axis) and the cerebellum.
5. The Medulla oblongata——a transition zone between the brain and spinal cord.
6. The Spinal cord——a sensory-motor reflex center and a transmission pathway for ascending (sensory) and descending (motor) information.

B. A simpler regional division of the CNS which is often used considers the forebrain, brainstem and spinal cord.

1. The forebrain is the telencephalon.
2. The brainstem includes the diencephalon, the mesencephalon, the pons and the medulla oblongata.

C. The neuraxis includes the spinal cord and brainstem. Because the neuraxis is organized in a segmental fashions, structures which are located anatomically above it, in the forebrain or telencephalon, are said to be suprasegmental.

Ⅲ. Anatomy of the Brain

- A.Telencephalon
  - Pallium (hemispheres)
    - Lobes
      - Frontal
      - Parietal
      - Occipital
      - Temporal
      - Insula
    - Fibers
      - Projection
        - Internal capsule
        - External capsule
        - Extreme capsule
      - Association
        - Long
          - Cingulum
          - Superior longitudinal fasciculus
          - Inferior longitudinal fasciculus
          - Superior occipitofrontal fasciculus
          - Inferior occipitofrontal fasciculus
          - Uncinate fasciculus
        - Short
          - Arcuate
          - Intracortical
      - Commissures
        - Corpus callosum
          - Rostrum
          - Genu
          - Body
          - Splenium
        - Anterior
        - Psalterium
    - Later Ventricle
      - Anterior horn
      - Body
      - Central part
      - Posterior horn
      - Inferior horn
  - Basal nuclei (ganglia)
    - Caudate
    - Lenticular
      - Putamen
      - Globus pallidus
    - Claustrum
    - Amygdaloid
  - Rhinencephalon
    - Olfactory bulb
    - Olfactory tract
    - Olfactory trigone
    - Olfactory striae
      - Medial
      - Intermediate
      - Lateral
    - Dentate gyrus
    - Hippocampus
    - Diagonal band of broca
    - Fibers
      - Projection
        - Medial forebrain bundle
        - Fornix
          - Fimbria
          - Crus
          - Body
          - Column
        - Stria medularis
        - Stria terminalis
      - Commissural
        - Hippocampal
        - Stria terminalls
        - Anterior
      - Association
        - Longitudinal striae

- B. Diencephalon
  - Epithalamus
    - Habenula
    - Habenula commissure
    - Medullary striae
    - Epiphysis (pineal body)
    - Posterior commissure
  - Thalamus
    - Nuclei
      - Anterior nucleus
      - Medial division
      - Lateral division
    - Fibers
      - Optic
      - Brachium of inferior Colliculus
  - Subthalamus
    - Nuclei
      - Red
      - Substantia nigra
      - Subthalamic
    - Fibers
      - Brachium conjunctivum
  - Metathalamus
    - Medial geniculate body
    - Lateral geniculate body
  - Hypothalamus
    - Mammillary bodies
    - Tuber cinereum
    - Infundibulum
    - Optic chiasma
    - Median eminence
  - Third ventricle
- C. Mesencephalon
  - Corpora quadrigemina
    - Superior colliculus
    - Inferior colliculus
    - Root of trochlear nerve
  - Tegmentum
    - Nuclei
      - Oculomotor
      - Trochlear
      - Mesencephalic of trigeminal
      - Red
      - Substantia nigra
      - Interpeduncular
      - Tegmental
    - Fibers
      - Brachium conjunctivum
      - Medial lemniscus
      - Lateral lemniscus
      - Mesencephalic of trigeminal
      - Ventral tegmental decussation
      - Dorsal tegmental decussation
      - Medial longitudinal fasciculus
  - Cerebral peduncle
    - Basis pedunculi
      - Interpeduncular
      - Oculomotor
    - Substantia nigra
  - Cerebral aqueduct

- D. Metencephalon
  - Cerebellum
    - Peduncles
      - Superior (brachium conjunctivum)
      - Middle (brachium pontis)
      - Inferior (restiform body)
    - Nuclei
      - Fastigial
      - Globose
      - Emboliform
      - Dentate
    - Vermis
      - Pyramid of vermis
      - Uvula of vermis
      - Nodule
    - Hemispheres
      - Anterior
      - Posterior
      - Flocculus
      - Tonsil of cerebellum
  - Pons
    - Basal pons
      - Brachium pontis
      - Trigeminal nerve root
      - Nuclei of basal pons
      - Pyramidal tract
      - Pontocerebellar system
    - Tegmentum
      - Fibers
        - Brachium conjunctivum
        - Tapezoid body
        - Lateral lemniscus
        - Medial lemniscus
        - Spinal of trigeminal
        - Vestibulospinal tract
        - Medial longitudinal fasciculus
      - Nuclei
        - Vestibular
        - Facial
        - Superior salivatory
        - Abducens
        - Motor of trigeminal
        - Spinal of trigeminal
        - Main sensory of trigeminal
        - Mesencephalic of trigeminal
        - Ventral cochlear
        - Dorsal cochlear
        - Superior olive
        - Nucleus of trapezoid body
        - Nucleus of lateral lemniscus
        - Locus ceruleus
    - Fourth ventricle
      - Roof
        - Brachium conjunctivum
        - Anterior medullary velum
      - Floor
        - Medial eminence
        - Facial colliculus
        - Superior fovea
        - Medullary striae
        - Acoustic trigone
        - Locus ceruleus

- E. Myelencephalon (Medulla oblongata)
  - External structures
    - Pyramid
    - Decussation of pyramids
    - Ventral and dorsal external
    - Arcuate fibers
    - Inferior olive
    - Abducens nerve root
    - Facial nerve root
    - Acoustic nerve root
    - Glossopharyngeai nerve root
    - Vagus nerve root
    - Accessory nerve root
    - Hypoglossal nerve root
    - Fasciculus cuneatus and tubercle
    - Fasciculus gracilis and tubercle
    - Tuberculum cinereum
    - Restiform body
  - Internal structures
    - Gracile nucleus
    - Cuneate nucleus
    - Spinal V nucleus and tract
    - Inferior olivary nucleus
    - Olivocerebellar nuclei
    - Vestibular nuclei
    - Cochlear nuclei
    - Accessory nuclei
    - Hypoglossal nucleus
    - Nucleus ambiguus
    - Dorsal motor nucleus of vagus
    - Superior salivatory nucleus
    - Inferior salivatory nucleus
    - Tractus and nucleus solitarius
    - Restiform body
    - Internal arcuate fibers
    - Medial lemniscus
    - Medial longitudinal fasciculus
    - Vestibulospinal tract
    - Reticular formation
    - Pyramidal tract
  - Fourth ventricle
    - Roof
      - Choroid tela and plexus
      - Posterior medullary velum
      - Restiform body
    - Floor
      - Acoustic area
      - Medullary striae
      - Vagal triangle
      - Hypoglossal triangle
      - Inferior fovea

Ⅳ. Anatomy of the Spinal Cord

- Spinal cord
  - Gray
    - Columns
      - Dorsal
        - Apex-Posteromarginal nucleus
        - Head-Substantia gelatinosa Rolandi
        - Cervix-Nucleus proprius
        - Base-Nucleus dorsalis (of Clarke)
      - Intermediolateral (T1-L3, S2—S4)
      - Ventral
        - Medial
          - Dorsal
          - Ventral
        - Central
        - Lateral
          - Retrodorsal
          - Dorsal
          - Ventral
    - Commissures
      - Anterior
      - Posterior
  - White
    - Funiculi
      - Dorsal
        - Fasciculus gracilis
        - Fasciculus cuneatus
      - Intermediodorsal
      - Lateral
        - Ascending
          - Dorsal spinocerebellar
          - Ventral spinocerebellar
          - Latral spinothalamic
          - Spinotectal
          - Spinoolivary
        - Descending
          - Lateral corticospinal
          - Lateral reticulospinal
          - Rubrospinal
      - Ventral
        - Ascending
          - Ventral spinothalamic
        - Descending
          - Ventral corticospinal
          - Medial tectospinal
          - Medial reticulospinal
          - Vestibulospinal
    - Commissures
      - Anterior
      - Posterior

Ⅴ. Coverings and Vascularization of the Central Nervous System

- A. Meninges
  - Brain
    - Membranes
      - Dura
        - Endosteal (outer)
        - Meningeal (inter)
          - Falx cerebri
          - Tentorium cerebelli
          - Falx cerebelli
          - Diaphragma sellae
      - Arachnoid — Granulations (Paccionian bodies)
      - Pia
        - Choroid plexus
        - Choroid tela
    - Spaces
      - Subarachnoid
      - Cisterns
        - Magna
        - Pontine
        - Interpeduncular
        - Chiasmatic
        - Lateral
      - Subdural
      - Epidural
  - Cord
    - Membranes
      - Dura
      - Arachnoid
      - Pia
    - Spaces
      - Subarachnoid
      - Subdural
      - Epidural

B. Arterial Supply

- Brain
  - Internal carotid
    - Anterior cerebral
      - Anterior communicating
      - Middle branches
      - Posterior branches
      - Medial striate
    - Middle cerebral
      - Lateral striate
      - Inferior lateral frontal
      - Ascending frontal
      - Ascending parietal
      - Parietotemporal
      - Temporal
    - Anterior choroidal
    - Posterior Communicating
      - Hippocampal
      - Medial thalamic
  - Vertebral
    - Basilar
      - Posterior cerebral
        - Posterior medial central
        - Posterior lateral central
        - Posterior choroidal
        - Anterior temporal
        - Posterior temporal
        - Calcarine
        - Parietooccipital
      - Posterior communicating
      - Superior cerebellar
      - Pontine
      - Internal auditory
      - Anterior inferior cerebellar
      - Posterior inferior cerebellar
    - Anterior spinal
    - Posterior spinal
- Cord
  - Vertebral
    - Anterior spinal
    - Posterior spinal
      - (Anterior spinal and Posterior spinal) — Intramedullary branches to white matter and ventral gray
  - Intercostal
  - Lumbar
  - Sacral
    - (Intercostal, Lumbar and Sacral) — Radicular branches to dorsal and ventral gray
- Meninges
  - Cranial
    - Ascending pharyngeal — Posterior
    - Occipital — Meningeal branches
    - Internal maxillary
      - Middle meningeal
        - Posterior branch
        - Anterior branch
      - Accessory meningeal
      - Recurrent branch
    - Lacrimal
  - Spinal — Same as cord

Histology of Nervous Tissue

Ⅰ. Properties of Nervous Tissue

A. Of the basic properties which characterize living matter, those of irritability and conductivity are especially developed in nervous tissue.

B. Nerve cells are structurally constituted to receive stimuli through the enormous surface presented by their dendrites, and to transmit the wave of excitation so induced, over a considerable distance via their axons

C. The neuron doctrine—the concept of the integrity of nerve cells. Nerve cells (neurons) are structurally independent trophic and functional units. Information transfer from one neuron to another is achieved through special cellular contacts or terminals- the synapse. The nervous system is not a syncytial tissue.

D. From a functional point of view, cells are also unique in that, unlike cells of other body tissues, neurons are not interchangeable one for another. Their precise location and connections make them functionally specific.

Ⅱ. Nervous System Cell Types (Fig. 1-2-1)

A. Neurons—for general types, based on shape

1. Multipolar—numerous dendrites projecting form cell body . Two subclasses.

a. Golgi Type Ⅰ—long axons, larger cell body, rich dendrites.

b. Golgi Type Ⅱ—short axons, small cell body, fewer dendrites.

2. Bipolar—one process projecting from either end of an elongated cell body.

3. Unipolar—nerve cell possessing only a single process.

4. Anaxonic—both receptor and effector region located on dendritic portion of cell. No conducting process (axon).

B. Neuroglia—considered as the interstitial tissue of the CNS. Two types, according to size and embryonic origin:

1. Macroglia—larger in size, are derived from the neurectoderm. Are classified according to shape into two subgroups: Astroglia and Oligodendroglia.

2. Microglia—much smaller cells with fewer protoplasmic to be from mesoderm.

C. Ependymal Cells.

1. Derived from the neurectoderm.

2. serve to line the cavities (ventricles and canal) of the CNS.

Ⅲ. Nerve Cell Morphology (Fig. 1-2-1, 1-2-2)

A. Neuron cell body (soma) . The cell body, or soma, is also termed the perikaryon which refers to the region of the cell about the nucleus.

1. Cell membrane (plasma membrane) .

a. Trilaminar structure, 7～8nm thick.

b. Regional modification of structure for synapses.

2. The nucleus.

a. Generally large, round and centrally positioned.

b. Large, obvious nucleolus.

c. Sparse chromatin granules-stains lightly.

3. Cytoplasmic organelles.

a. Nissl substance—is characteristic of neurons and is especially obvious in the large cells. Found in perikarya and proximal dendrites, but not in axon. EM demonstrates Nissl substance to be granular or rough endoplasmic reticulum (ER).

b. Golgi apparatus—a feature of most plan and animal cells, this structure is especially prominent in many neurons, where it is often seen to surround the nucleus.

c. Lysosomes—membrane bound vesicles containing hydrolytic enzymes. With advancing age, often aggregate to form lipofuscin granules.

d. Mitochondria—distributed throughout the nerve cell cytoplasm.

e. Microtubules and microfilaments—distributed in both the perikaryon and all process of neurons.

B. Nerve cell processes.

1. Dendrites

a. considered as extensions of the cell body;

b. serve to greatly increase the surface area of the cell body and the number of possible synapse;

c. dendritic spines-occur on secondary and tertiary dendrite branches. serve to further increase surface area for synaptic contacts.

2. Axon (axis cylinder)

a. the conductive element of a neuron.

b. composed of an axon hillock, initial segment, projecting segment (often with collateral branches) and terminal branches or telodendria. The point of ending is termed the axon terminal.

c. axon cytoplasm (axoplasm) contains mitochondria, neurofilaments, microtubules, smooth ER and vesicles.

d. the cell membrane is termed the axolema.

Ⅳ. Neuroglia Cell Morphology

A. Astrocytes are stellate (star-shaped) cells having numerous cytoplasmic processes.

1. Two types are recognized

a. Protoplasmic astrocytes are found in gray matter.

b. Fiberous astrocytes are distributed throughout the white matter.

2. Function

a. Structural support.

b. repair.

c. blood-brain-barrier.

d. maintenance of the ionic environment around neurons.

B. Oligodendrocytes have few obvious processes.

1. Three types are considered.

a. Interfascicular—seen in white matter.

b. Satellite—also termed perineuronal, area found in gray matter in close association with neuron cell bodies.

c. Perivascular—found in small groups adjacent to small blood vessels.

2. Function

a. Form myelin in CNS.

b. Serve in the nutrition of neurons.

C. Microglia are small, dense cells with dark staining nuclei.

1. They bear numerous, fine, highly branched processes with small spines.

2. Polemics exist concerning their origin (neurectoderm or mesoderm) and function (supportive or reticuloendothelia).

Ⅴ. Ependymal Cells

A. These non-nervous cells are also classified as neuroglia.

B. Function:

1. Form a selective barrier between CNS tissue and the cerebrospinal fluid (CSF).

2. May modify CSF by both secretory and absorptive mechanisms.

Ⅵ. The Synapse (Fig. 1-2-3, 1-2-4)

A. Neurons, as intact elements of the nervous system, communicate with one another via specialized intercellular contacts termed synapses.

B. Based on the structural relationships of nerve cell processes, synapses may be classified as axodendritic, axosomatic, axoaxonic and dendrodendritic. The more complicated patterns of synapse are reciprocal, serial (e. g. axoaxodendritic), and synaptic glomerulus.

C. With respect to the methods of transmission, synapses are classified as electrical or chemical.

1. Electrical synapses

a. more common in lower vertebrates.

b. termed gap junction.

c. low resistance electrical pathway between two neurons.

2. Chemical synapse

a. prevalent type in the mammalian nervous system.

b. a polarized structure with presynaptic and postsynaptic elements.

c. two types with much gradation between them. Type Ⅰ-synaptic cleft of 30nm, smaller junctional area of 1 to 2 microns and obvious dense material next to the postsynaptic membrane. Type Ⅱ-synaptic cleft of 20nm, smaller junctional area (less than 1 micron) and light densities next to both the pre and postsynaptic membranes.

d. Type Ⅰ synapses are found on dendritic spines, Type Ⅱ on dendritic trunks and soma.

e. A characteristic feature of the chemical synapse is the presence of vesicles, accumulated in the presynaptic terminal—average size of about 20nm—contain chemical transmitters.

f. The synaptic vesicles are directed to the active zone, where exocytosis occurs.

D. Types of vesicles and granules in nerve cells

1. Electron Lucent Substances

Small,	spherical,	Acetylcholinc
40～60nm		Amino acids
Small,	flattend,	
30～60nm		GABA, Glycine
Coated,	pinocytotic	?

2. Electrondense Substances

Small,	40～60nm	Catecholamines
Medium,	80～100nm	Catecholamines
Large,	100～160nm	Neurosecretory granules (Peptides)
Very large,	200～400nm	Lysosomes

Ⅶ. Basic Structure of the Nerve tissue (summary)

- Neuron
  - Components
    - Cell body
      - Cytoplasm
        - Mitochondria
        - Neuroplasm
        - Neurofibrils
        - Golgi
        - Nissl substance
        - Cell membrane
      - Nucleus
        - Nucleoplasm
        - Chromatin
        - Nucleolus
        - Nuclear membrane
    - Processes
      - Axon
        - Axolemma
        - Neuroplasm
        - Axoplasm
      - Dendrite — Same as in cytoplasm
  - Classification
    - Morphologic
      - Number of processes
        - Monopolar
        - Bipolar
        - Multipolar
      - Axon length
        - Golgi I (long)
        - Golgi II (short)
    - Physiologic (functional)
      - Afferent
      - Efferent
      - Internuncial (associational)

- Ganglia
  - Components — Cell bodies outside CNS
  - Classification
    - Sensory
      - Cranial
      - Spinal
    - Motor — Autonomic

- Support
  - CNS — Glia
    - Astrocyte
      - Fibrous
      - Protoplamic
    - Oligodendroglia
    - Microglia
  - PNS — Same as coverings for neuron

Part II

Fundamental Activity of Nerve Cells

Axonal Conduction

Ⅰ. Neuronal Function

A. Neurons are cells uniquely designed for the rapid communication of information by means of electrical and chemical events along their membranes.

B. Neurons receive information either from receptor systems which provide measures of the external environment and internal states, or from other neurons.

C. Neurons integrate the inputs from large numbers of sources, transmitting the information and performing computations in order to arrive at adaptive solutions.

D. Neurons typically communicate the results of their computations to neurons in nearby or distant brain regions in a matter of milliseconds.

E. The incredible feats performed by the human brain—perceptual experience, conscious awareness, subtlety of thought, finess of action, etc. — are somehow generated by an elaborate patterning of the electro-chemical activities along the membranes of billions of these neurons acting in concert. How this is accomplished is so far removed from our present level of understanding of the nervous system that perhaps we should simply begin at the beginning.

Ⅱ. Resting Potential (Fig. 2-1-1)

A. The membrane potential is determined by differences in ion concentrations on the two sides of the membrane and the selective permeability of the membrane..

Ion:	Concentration (in/out)	Resting membrane permeability:
K^+	high/low	high
Na^+	low/high	low
Cl^-	low/high	high
Large anion	high/low	nil

B. The membrane potential develops because K^+ tends to diffuse out of the cell, driven by its concentration gradient. It cannot all diffuse out, however, because this would leave a charge imbalance due to the impermeable large anions left behind. As K^+ flows out, charges are separated at the membrane, cations outside, anions inside and a potential develops. This potential builds up until it counterbalances the outward force on the K^+ ion due to its concentration gradient.

C. An equilibrium condition is reached for a particular ion when the concentration gradient driving the ion in one direction across the membrane is precisely balanced by the opposing electrical gradient across the membrane. At this equilibrium, the Nernst equation applies:

$$E = \frac{RT}{ZF}\log_e\left(\frac{C_{out}}{C_{in}}\right)$$

For monovalent cation,

$$E = 60\ \log_{10}\left(\frac{C_{out}}{C_{in}}\right)\mathrm{mV}$$

Thus, for a particular transmembrane concentration gradient (C out /C in), the Nernst equation gives the equilibrium potential which would counterbalance that gradient.

D. If the membrane is highly permeable to an ion, the membrane potential will be near the equilibrium potential for that ion. Thus, for a cat motor neuron the potassium equilibrium potential (Ek) is about −90mV (inside), calculated as follows:

$$E_k = 60\log_{10}\frac{(5.5\mathrm{mM})}{(150\mathrm{mM})} = -90\mathrm{mV}$$

The actual transmembrane potential is −70mV, thus the concentration forces driving K^+ are larger than the opposing transmembrane potential gradient and K^+ is driven from the cell due to these "passive forces" in the resting state. This outward flow is counterbalanced by the active Na^+-K^+ pump, which pumps K^+ in.

E. The membrane is very impermeable to Na^+ at rest, and the Na^+ equilibrium potential is grossly different from the resting membrane potential.

$$E_{N_a} = 60\ \mathrm{Log}\frac{(150\mathrm{mV})}{(15\mathrm{mV})} = +60\mathrm{mV}$$

Thus, Na^+ is driven into the cell at rest both by its concentration gradient and by the membrane potential gradient. Not much flows in, however, due to the low permeability.

F. The Na^+ and K^+ concentrations are maintained by the Na^+ - K^+ pump (active transport), which requires metabolic energy.

1. Active membrane transport mechanisms use forces from cellular metabolism to pump Na^+ back out of the cell and K^+ back in.

2. For each 3 Na^+ ion pumped out of the cell, 2 K^+ are pumped into it.

3. The pump makes a small direct contribution to the membrane potential because of the net outward pumping of cations.

4. The pump makes an essential indirect contribution to membrane potential by maintaining the concentration gradient down which the ions diffuse. The membrane potential is due primarily to the diffusion of these ions.

G. The steady-state membrane potential can be calculated fairly accurately by the Goldman equation, which takes into account the differential permeabilities of the major ions.

$$V_m = \frac{RT}{F}\ln\frac{P_k(k^+)_o + P_{Na}(Na^+)_o + P_{Cl}(Cl^-)_i}{P_k(K^+)_i + P_{Na}(Na^+)_i + P_{Cl}(Cl^-)_o}$$

Ⅲ. Action Potential

A. Changes in membrane potential during an action potential

1. The nerve cell must pick up information and are "active", brief (+) charges in the membrane potential occur and are called "action potentials", nerve impulses or spikes. (Fig. 2-1-2)

2. The action potentials are initiated in three ways: by activation of receptors; by synaptic input from other neurons; or spontaneously by intrinsic changes in the cell membrane (pace-maker neurons).

3. The membrane potential undergoes rapid change when cells seem physiologically active suddenly changing from −90 mV to +30 mV and then rapidly returning to its original value.

4. The action potential begins with a rapid (+) charge in potential, the upstroke or rising phase, which lasts about 0.2～5 ms. in nerves and muscles. During this rising phase, the cell loses its negative resting charge of polarization and this phase is also called the depolarization phase (membrane potential is close to zero).

5. The depolarization phase sets processes in motion to restore the resting membrane charge. The excitation induced depolarization phase is followed by a spontaneous repolarization (moving from zero back to the resting potential).

6. When the potential goes beyond the zero level, it is called overshoot phase. When the potential moves beyond its resting level, it is hyperpolarization.

7. Action potentials triggered either by stimuli just strong enough to depolarize the membrane a bit above threshold or by very strong stimuli are identical.

8. The ability to distinguish between levels of stimuli depends on the number of action potentials transmitted per unit time, not on the size. Most nerve cells respond at frequencies between 0～100 action potentials per second.

B. Threshold potential (Fig. 2-1-3)

1. The action potential and excitation are triggered when the membrane, starting from the resting potential, is depolarized to about −50mV. The potential from which it starts is called the threshold potential.

2. The membrane charge is unstable at threshold:

a. The charge dissipates rapidly and automatically and usually even reverses polarity, resulting in a overshoot.

b. The condition of spontaneous progressive discharge of the membrane, triggered at threshold, is called excitation and lasts only a brief time. less than 1 ms.

3. At any potential between resting and threshold, Na^+ movement into the cell is less than K^+ movement out of the cell despite the increased Na^+ permeability which prevents further depolarization beyond that induced directly by the stimulus and drives the potential rapidly back to resting level as soon as the stimulus is removed.

4. Once threshold is reached, the process is no longer dependent on stimulus intensity, and the depolarization continues on to become an action potential solely because the changes of membrane permeability allow Na^+ ions to diffuse down the electric and concentration gradients which exist across the membrane.

Ⅳ. Ionic Basis of Action Potential (Fig. 2-1-4)

A. The selective permeability of nerve membrane is a function of the membrane potential level.

B. A depolarization of the membrane (lessening of the negativity of the inside vs. the outside), by whatever means, leads to an increase of the normally low permeability to Na^+. An outward transmembrane current is depolarizing.

C. An increase of permeability to Na^+ ions leads to an influx of these cations and hence to a further depolarization. If the depolarization is greater than a certain value ("threshold" or "firing level"), a self reinforcing chain reaction occurs (action potential or spike).

D. The minimum threshold level depolarizing stimulus is a function of both its intensity and duration, according to a strength duration curve. Slow application of a subthreshold depolarization current however leads to an elevation of the threshold (accommodation).

E. Once initiated, the form of the action potential is independent of the stimulus (all-or-none law).

F. At the peak of this regenerative process the membrane potential actually shifts to being positive on the inside because of the influx of Na^+, the most permanent ion, which has an equilibrium potential which is positive.

G. The action potential stays positive only briefly because of two built-in recovery mechanisms which restore the resting membrane potential within one ms or two.

1. "Na^+ inactivation". The prompt loss of Na^+ permeability as the action potential develops.
2. "K^+ activation". Increase in K^+ permeability resulting in K^+ outflow and recharging of the depolarized membrane. Results in the "positive overshoot" or afterhyperpolarization.

H. During and immediately after the action spike the membrane cannot be re-excited (absolute refractory period) and later its excitability gradually recovers (relative refractory period).

In Summary

Potential Change	Ionic movement
Local response:	P_{Na^+} is slightly increased, but K^+ efflux is able to restore the potential to the resting level
Spike potential Rising phase	When firing level is reached, sudden increase in P_{Na^+} ($P_{Na^+} > P_{K^+}$) → Na^+ influx (further depolarization → further increase in P_{Na^+}, positive feedback) → disappearence of resting potential → development of reversal potential (tends toward the E_{Na})
Falling phase	P_{Na^+} decreases, P_{K^+} increases → K^+ efflux → reversal potential disappears → membrane potential returns toward its resting value
After potential	
After-depolarization	Further K^+ efflux.
After-hyperpolarization	Na^+ efflux due to the electrogenic action of sodium pump → normal distribution of Na^+ and K^+ between intra- and extra-cellular fluids is restored

Ⅴ. Molecular Mechanism of Action Potential (Fig. 2-1-5)

A. Hodgkin and Huxley conceived of the conductances in terms of hypothetical "channels", which permit free movement of a given ion across the membrane down the concentration gradient for that ion.

B. Ionic channel is theorized to open into a funnel-shaped widening in the membrane, and there are molecular "gates" which control the opening (activation) and closing (inactivation) of the Na^+ channel.

C. The gates are thought to have an electrical axis (dipole) associated with them and the change in their orientation (gating current) has recently been found.

D. Density of voltage-dependent ion channels varies widely (1~12 000/μm). Local regions of a neuron may thus have different excitable properties.

E. The extremely high density of Na^+ channels in the node of Ranvier presumably reflects the specialization of this small patch of membrane for generation of the action potential during saltatory conduction (see below).

F. The main types of voltage-dependent channels include:

1. Inward currents-I_{Na} (fast sodium), I_{ca} (calcium), I_B (slow inward, Na^+ and/or Ca^{2+}) "bursting", I_{Ti} (transient inward, Ca^{2+} dependent nonspecific cation current).

2. Outward currents - I_K (delayed rectifier), I_{CR}, I_{KCa} (calcium activated potassium current), I_A (fast, transient, outward current early K^+) and I_m (muscarine).

Ⅵ. Refractory Periods (Fig. 2-1-6)

A. Two separate refractory periods associated with an action potential can be distinguished.

1. During the 1 ms period of the action potential spike, a 2nd stimulus will not produce a 2nd action potential response no matter how strong it is; the membrane is said to be in its absolute refractory period.

2. Following the above, there is an interval during which a 2nd action potential response can be produced, only if the stimulus strength is greater than threshold—the relative refractory period (can last 10~15 ms or longer).

B. Refractory period mechanisms are related to the membrane mechanisms that alter the Na^+ and K^+ permeability.

1. The absolute refractory period corresponds with the period of inactivation of Na^+ ion channels.

2. The relative refractory period corresponds with the period of recovery of Na^+ channels. K^+ permeability becomes high during depolarization and is continuous throughout the negative and positive after-potentials.

C. After an action potential, time is needed to return the membrane structure to its original resting state. Refractory periods limit the number of action potentials an excitable membrane can produce in a given period of time.

Ⅶ. Propagation of Action Potential

A. The nerve axon can be thought of having properties of an undersea cable.

1. a conducting (low resistance) central core axoplasm.

2. a surrounding insulating layer (axon membrane) separating the core from the conducting external medium-intercellular fluid.

B. The membrane has both resistive and capacitive "cable properties".

C. A potential occurring a some point in the cable will spread passively and decrementally, more or less far down the cable, depending on relative resistances of membrane and core. Potentials due to passive current spread also called "electrotonic," are governed by "cable properties". The parameter associated with this spread is called the cable "space constant." It is the distance at which the initial transmembrane potential has decremented to l/e of its original value.

1. The higher the membrane resistance the farther the spread (The larger the space constant).

2. The lower the core resistance the farther the spread (The larger the space constant).

D. The nerve action potential at one membrane region spreads down the cable by passive conduction. The inward current flow at the site of action potential produces loop of outward current flow in advance of the moving spike. This outward, depolarizing current leads to the propagation of the action potential to the adjacent region of the membrane (Fig. 2-1-7).

E. The distance these electrotonic current loops spread depends on the properties listed in C, which also govern the rate at which a conducted action potential travels down the nerve.

F. Two main methods of increasing nerve conduction velocity are found in nature; both of these mechanisms act by increasing the membrane's space constant.

1. A larger diameter increases core conductance proportionally to the square of the diameter, while only increasing the membrane conductance per unit length linearly. Therefore a larger axon has a larger space constant and conducts faster.

2. A high impedance myelin sheath greatly increases the transmembrane resistance, therefore a myelinated axon conducts faster. In other words, if the electrotonic current loops are not shunted through the membrane they will spread further along the membrane.

G. "Saltatory conduction" in myelinated axons

The myelin sheath is interrupted periodically at the nodes of Ranvier. The large transmembrane ion fluxes during the action potential only occur at the nodes. The current loops spread from an active node with little decrement through the high resistance internodal zone and flow out through the adjacent inactive node, depolarizing it and triggering an action potential. The successive pulses of current appear to "jump from node to node, an effect called saltatory conduction" (Fig. 2-1-8).

1. Myelin also lowers capacitance of axons which results in less charge stored along the internodal region in the resting state. This hastens the spread of electrotonic currents since fewer charges need to be displaced to depolarize the axon.

2. Conduction velocity in myelinated is proportional to diameter; in unmyelinated fibers to the square root of diameter. Impulse conduction is about six times faster in myelinated axons than in nonmyelinated axons of comparable size.

H. One action potential does not itself travel along the membrane, but each action potential triggers, by local current flow, a new one at an adjacent area of the membrane. but each action potential triggers , by local current flow, a new one at an adjacent area of the membrane.

1. the addition of (+) charge to the inside of the cell and removal of (+) charge from the outside decrease the potential difference across the membrane and this initial depolarization, due to current flow, acts as a stimulus to trigger an action potential. The old action potential thus provides the electric stimulus that depolarizes the new membrane site to just past its threshold potential.

2. When this happens, the Na^+ activation cycle at the new membrane site takes over and an action potential occurs there. Once the new site is depolarized to threshold, the action potential generated there is solely dependent on the electrochemical gradients and membrane permeability properties at the new site.

3. Since the above factors are the same as those involved in the generation of the old one, the new action potential is identical to the old. No distortion takes places as the signal passes along the membrane and the signal at the end of the membrane is the same as that at the beginning.

4. The change in potential or electric charge moves from one point to another much faster than the ions themselves move between the points because of the influence of the molecules themselves. However, local current flow is decremental—its amplitude decreases with increasing distance.

5. Even though local current flow is decremental because membranes depend on localcurrent flow, it is over a short distance and does not matter because only the amount of local current flow which is necessary to depolarize action potential occurs at the new site and is transmitted without a decrement because the new action potentials are continually generated along the membrane.

6. These processes repeat themselves until the end of membrane is reached.

7. The fine endings of axons probably do not produce action spikes and therefore conduction over these regions is entirely by cable properties.

Ⅷ. Conduction of Compound Action Potential

A. Peripheral nerves are "mixed nerves" having fibers of different diameters.

B. Thus, an electrical shock activates action potentials in a large population of fibers.

C. Thus, the compound action potential activated by an electric shock in a large population of fibers will have components moving at different velocities.

D. Near the shock-site, the fibers will be almost synchronously active, but with increasing recording distance the slower components will be left behind and a multiphasic action potential will result.

E. Conduction velocity is one criterion with which we can identify different fibers in a nerve. These have been labeled A alpha, A beta, A delta and C. The velocity-diameter ratios for Type A and Type C fibers are 6 and 1.7, respectively.

F. Faster fibers have a lower threshold and give rise to large action potentials. Both these properties, like their higher conduction velocity, are related to their lower longitudinal resistance.

G. Nerve fiber types in mammalian nerve.

Fiber type		Fiber diameter (μm)	Conduction velocity (m/s)	Absolute refractory period (ms)	Function
A	α	12～20	70～120	0.4～1.0	Somatic motor, primary muscle spindle afferent, proprioceptors
	β	5～12	30～70	0.4～1.0	Touch, kinesthesia, pressure
	γ	3～6	15～30	0.4～1.0	Motor to muscle spindles, touch and pressure
	δ	2～5	12～30	0.4～1.0	Pain, temperature, touch
B		<3	3～15	1.2	Autonomic preganglionic fibers
C (dorsal root)		0.4～1.2	0.5～2	2.0	Pain, reflex responses
(sympathetic)		0.3～1.3	0.7～2.3	2.0	Postganglionic sympathetic

H. Relative susceptibility of mammalian A, B, and C fibers to conduction block produced by various agents.

	Most susceptible	Intermediate	Least susceptible
Sensitivity to hypoxia	B	A	C
Sensitivity to pressure	A	B	C
Sensitivity to local anesthetics	C	B	A

Muscular Contraction

Ⅰ. Muscular Function

A. Muscles are located all over the body and serve different functions. These range from maintenance of posture and locomotion to phonation and breathing. Other muscles, located in the viscera, allow vegetative function to proceed to their ultimate end

B. The diverse functions performed by muscles in the body all depend on one essential feature of muscle as a tissue—its ability to convert chemical energy into mechanical work.

C. Some of the energy liberated is converted in the mechanical work in an event known as "muscular contraction" and the remainder appears as heat.

D. Muscles are divided into three types: somatic (striated), visceral (smooth) and cardiac. Skeletal muscle usually contracts because of a volitional act; contraction of the smooth muscle is usually involuntary.

E. Skeletal muscle functions:

1. involuntary (reflex) movement;

2. maintenance of position (posture);

3. execution of volitional movements.

Ⅱ. Muscle Fiber Structure (Fig. 2-2-1)

A. Sarcolemma—a tough structureless sheath which contains the muscle fiber cytoplasm (sarcoplasm) and its ogranelles.

1. The sarcolemma is responsible for propagation of the muscle action potential

2. The sarcolemma limits the degree of stretch of the muscle fiber.

B. Nuclei.

C. Myofibriles—unbranched parallel thread that extend the length of the fiber.

1. Each myofibril is a compound thread whose fundamental units are myofilaments, chains of long protein molecules of actin or myosin.

2. It is the arrangement of the thick myosin and thin, longer actin filaments that give the characteristic light and dark banding (striations) to skeletal muscle fibers.

D. Sarcoplasm—comprises the cytoplasm of muscle fibers.

1. It contains mitochondria (sarcosomes), Golgi complex, myoglobin, glycogen and lipid inclusions, and sarcoplasmic reticulum.

2. The amount of sarcoplasm varies greatly in different fibers, being rich in red muscles than in white muscles.

E. Sarcoplasmic reticulum—a system of specialized endoplasmic reticulum.

1. Demonstrated in electron micrographs as a network of membrane—lined tubules or cisternae which course between and around the myofibrils in a regular arrangement.

2. These tubules are closed at their ends by terminal cisternae.

3. Terminal cisternae are separated from one another along the length of the myofibril by specialized invaginations of the sarcolemma, so called transverse tubules or "T tubules". These T tubules represent extracellular space. They serve for rapid transmission of impulse from the exterior to the deepest regions of the cell.

F. Sarcomere—the structural unit of a myofibril.

1. Each sarcomere represents an overlapping array of action and filaments.

2. Thick myosin filaments are overlapped at each end by the thin longer action filaments, this overlapping zone constitutes the A or anisotropic band of myofibril.

3. Actin filaments overlap myosin filaments of adjacent sarcomeres.

4. The region in which the actin filaments are void of overlap is termed the isotropic or I band.

5. Attachment of actin filaments is accomplished by cross-linkages between them in the mid part of the I band. This forms the dense appearing Z line or disk.

6. Similar cross-linkage also occurs between myosin filaments at their mid-length (M

line of H zone) .

7. The sarcomere exists from Z line to Z line and is approximately 2. 3 microns in length. It, therefore, contains 1/2 of two I bands and one whole A band.

Ⅲ. Types of Skeletal Muscles

A. Type I fibres ("red")

1. High oxidative enzyme activity.
2. Weak reaction for myofibrillar ATPase (low glycolitic activity).
3. Slow speed of contraction.
4. Rich in myoglobin.
5. High mitochondrial content.

B. Type Ⅱ fibers ("white")

1. Low oxidative enzyme activity.
2. Strong reaction for myofibrillar ATPase (high glycolitic activity).
3. Fast speed of contraction
4. Low in myoglobin
5. High glycogen content.

Ⅳ. Excitation-Contraction Coupling (Fig. 2 - 2 - 2)

A. A number of different stimuli can excite the muscle fibers. Pressure, heat, chemicals, etc, can make these fibers contract. As in nerves, however, the best-known stimulus is electricity.

B. Excitation of a muscle fiber is normally brought about by the arrival of a nerve impulse at its motor nerve terminal. The release of Ach from the nerve terminal results in depolarization of the muscle fiber membrane in the motor end-plate region, forming end-plate potential (EPP).

C. The EPP may generate a propagated muscle action potential which depolarizes the T tubules and cisternae and thus promote the release of Ca^{2+} from the terminal cisternae of the sarcoplasmic reticulum.

D. The Ca^{2+} is bound by troponin and thus the inhibitory influence of troponin on actin ceases.

E. This promotes active bridge formation between actin and myosin filaments and the two components slide over one another, causing a shortening and hydrolysis of ATP→ADP.

F. During the sliding process neither the myosin nor the actin filaments themselves shorten. Therefore the width of the A bands (1. 6μm) remains constant during contraction whereas the I and H bands become narrower.

G. The Ca^{2+} is released from troponin and then restored to cisternae by a very active Ca^{2+} pump. Energy released by ATP is also utilized to pump Ca^{2+} back into the sarcoplasmic reticulum.

H. Each muscle fiber follows the all-or-none law. Consequently, the contraction of individual fibers is not graded, but contraction of the whole muscle is.

Ⅴ. Muscle Mechanics (Fig. 2-2-3)

A. When a muscle is stimulated, a rapid contraction-relaxation sequence occurs (twitch). There is a latent period between the action potential and the onset of contraction. At the end of the latent period, a muscle relaxation firstly occurs (latency relaxation). Then tension develops to a maximum (contraction) . After the peak is reached, muscle relaxation occurs.

B. Excitation of a single muscle fiber will produce in it a brief twitch. The speed of contraction will depend on the fiber type:

1. slow in red muscle.
2. fast in white muscle.

C. Since a whole muscle consists of a mixture of different fiber types, at any given time during contraction of the whole muscle:

1. some fibers will be in the process of contracting.
2. some will be in the phase of relaxation.
3. others will be absolutely or relatively refractory to a new nerve impulse.

D. When the muscle is stimulated at the resting length, it develops maximal isometric tension. If the muscle length is either increased or decreased, the amount of tension produced by nerve stimulation decreases (Tension-length curve).

E. The strength—duration relation obtained by indirect stimulation of the muscle is identical to the curve achieved in the nerve, but the relation by direct stimulation is different than the nerve although it is still a hyperbolic in form.

F. When two stimuli are given and the interval between the stimuli is progressively decreased, a point will be reached in which summation of muscular contraction occurs and the tension developed will be greater than that of the individual twitches.

G. The same phenomenon is observed when the muscle is stimulated continuously (tetanus) .

1. The fusion frequency is much higher for fast muscle than for slow muscle fibers.
2. Tension developed during such a tetanic contraction is greater than the tension developed by a single twitch.
3. The tension developed by a tetanic stimulation is the maximum contractibility of which a specific muscle is capable. It can reach a value several times that of the twitch tension.

Ⅵ. Muscular Work

A. A muscle may contract either isotonically or isometrically. In the first instance, a muscle shortens against a light constant load. External work is performed, and very little tension is developed. In the case of isometric contraction, shortening of the muscle is prevented. There is no external work, but tension develops and there is production of energy in the form of heat.

B. When a muscle is stimulated by one stimulus and when tension reaches a value exceeding the force of stretching, the muscle shortens rapidly. The degree of shortening and the velocity of shortening are dependent on load. The greater the load:

1. the longer the latency;
2. the longer the period of shortening;
3. the slower the velocity of shortening.

C. Maximum tension can be developed in an isometric contraction when the relationship of actin and myosin are such that the highest number of bridges can be formed between them. This is probably why maximum tension cannot be developed when the muscle is overstretched or when the muscle is shortened.

D. The performance of a muscle under isotonic conditions is determined by the following factors:

1. pattern of responses;
2. load;
3. muscle length;
4. temperature;
5. muscle dimensions.

E. Influence of preload and after load on muscle work performed.

1. Every muscle has its own adequate preload or adequate initial length.
2. P_o is proportional to the number of active cross-bridges; V_{max} reflects the efficiency or velocity of mechanical energy released by a single active cross-bridge. V_{max} is suggested to be used as the index of contractibility.
3. Role of afterload in isotonic and isometric contraction:

		Isotonic contraction	Isometric contraction
Afterload	0	<a certain level	>a certain level
Change in tension	0	Tension increases previous to shortening. The heavier the afterload is, the higher the tension reaches; after the onset of shortening, tension no longer increases.	P_o
Change in length	V_{max}	Muscle shortening occurs after tension increases. The heavier the afterload is, the later the onset of shortening occurs, and the smaller the velocity of shortening and muscle length are.	0
Work performed	0	=tension×length of shortening	

Ⅶ. Muscle Energetics

A. The compound which provides energy for the contractile processes in muscle is ATP.

1. Phosphate stores for regeneration of ATP from ADP are derived from creatine phosphate.

2. During recovery, ATP is formed by oxidative phosphorylation of ADP.

3. Hydrolytic splitting of ATP does not require oxygen and, therefore, no oxygen is consumed during contraction.

B. Glycogen is the main fuel for the muscle. And, a limited recharging of ATP and creatine phosphate requiring no oxygen is possible via glycolysis.

C. In order for muscle contraction to continue for long periods of time, oxidative phosphorylation must take place to achieve a balance between energy consumed and energy produced. This is only possible in red muscle which possesses high oxidative enzyme activity.

Synaptic Transmission

Ⅰ. Synaptic Function

A. A synapse is an automatically specialized junction between two neurons where the electric activity in l neuron influences the excitability of the 2nd.

B. Synapse consists of presynaptic nerve terminal containing vesicles full of neurotransmitter, a synaptic cleft of 20～30nm, and a thickend postsynaptic membrane. Postsynaptic membrane has specific transmitter receptor sites which control ion channels.

C. Most synapses occur between the axon terminals of one neuron and the cell body or dendrites of a second—the axodendritic synapse; there may, however, be axosomatic axoaxonic, somatosomatic, somatoaxonic, dendrodendritic, axoaxodendritic synapses as well.

D. The neurons conducting toward the synapse are called presynaptic and those conducting information away are postsynaptic neurons.

Every postsynaptic neuron has thousands of synaptic junctions on the surface of its dendrites or cell body so that information from hundreds of presynaptic nerve cells converges on them.

E. If an axon ends on a skeletal muscle fiber, this synapse is called a neuromuscular junction or plate. Synapses on muscle fibers of the viscera and on glandular cells have no special names, may be commonly called neuroeffectors.

F. Each activated synapse produces a small electric signal, either excitatory or inhibitory, in the postsynaptic cell and for a short time visualizes thousands of synapses from many different presynaptic cells converging on a single postsynaptic cell.

G. The level of excitability of this postsynaptic cell at any moment in time depends on the number of synapses that are active at any one time and how many are excitatory or inhibitory.

1. If the postsynaptic neuron reaches threshold and generates a response, action potentials are transmitted out along its axon to the terminal branches which diverge to influence the excitability of many other cells.

2. Postsynaptic neurons thus function as neural integrators and their output reflects the

sum of the incoming pieces of information arriving as excitatory and inhibitory inputs.

Ⅱ. Chemical Transmission (Fig. 2-3-1)

A. The transfer of information across a synaptic junction is referred to as synaptic transmission. This can be either chemical or electrical. Most synapses of vertebrates are chemical, electrical synapses being an exception to the rule. Furthermore, synapses can be either excitatory or inhibitory.

B. Chemical transmission is accomplished by the release of a substance from the presynaptic element of the junction. This substance crosses the synaptic cleft and acts on the postsynaptic membrane of the junction.

C. The subsynaptic membrane is depolarized at an activated excitatory synapse and hyperpolarized at an activated inhibitory synapse.

1. By the mechanism of local current flow, current flows through the cytoplasm from an excitatory synapse to the inhibitory one.

2. Thus, the entire body, including the initial segment, becomes slightly depolarized during activation of an excitatory synapse and slightly hyperpolarized during activation of an inhibitory synapse.

D. Synaptic events last more than 10 times as long as do action potentials.

E. Special characteristics of synaptic transmission

1. Forward conduction

Impulses are conducted through synapses only from the synaptic knobs to the successive neurons.

2. Synaptic delay

In transmission, a certain period of time is required for: ① discharge of the transmitter substance by the knob; ② diffusion of the transmitter to the subsynaptic neuronal membrane; ③ action of the transmitter on the membrane receptor; ④ action of the receptor to increase the membrane permeability, and ⑤ inward diffusion of ions to change the postsynaptic potentials.

3. Synaptic summation

A large or critical level of postsynaptic potentials can be reached by increased release of transmitter via temporal and/or spatial summation.

4. Post-tetanic facilitation

The postsynaptic neuron will usually be even more responsive to subsequent stimulation than normally when a rapidly repetitive series of impulses stimulates an excitatory synapse for a period of time and then a rest period is allowed.

5. Fatigue of synaptic transmission

When excitatory synapses are repetitively stimulated at a rapid rate, the number of discharges by the postsynaptic neuron is at first very great, but it becomes progressively less in succeeding milliseconds or seconds.

6. Susceptibility to changes in internal environment

a. Alkalosis and acidosis greatly increases and decreases neuronal activity respectively.

b. Neuronal excitability is also highly dependent on adequate supply of oxygen and carbon dioxide.

7. Vulnerability to drugs

a. Caffeine, theophylline and theobromine increase neuronal excitability, presumably by reducing the threshold for excitation of the neurons.

b. Strychnine increases neuronal excitability by inhibiting the action of some of the inhibitory transmitters (probably glycine) on the neurons.

c. Most anesthetics have long been believed to increase membrane threshold for excitation.

Ⅲ. Transmitter Release From Presynaptic Element

A. The depolarization of the action potential in the presynaptic terminal opens the Ca^{2+} channels so that Ca^{2+} can move down its concentration gradient into the cell and reach the critical sites involved in transmitter release.

B. Ca^{2+} influx is the critical agent for coupling the action potential to transmitter release. It actually produces a secretory potential in the terminals—a regenerative Ca^{2+} action potential. The amount of transmitter released is related to the amplitude of action potential and the concentration of external Ca^{2+}.

C. Transmitter is released by exocytosis in packets called quanta. Amounts of Ca^{2+} concentration do not affect the number of transmitter molecules packed into each quantum but the probability that a given quantum is released.

D. A mature neuron makes use of the same transmitter at all its synapses or a neuron can release only one transmitter—Dale's law of the biochemical specificity of neurons.

E. Influx of both Na^{+} and K^{+} is not necessary in triggering the transmitter release in the presynaptic membranes.

F. Synapses operate in only one direction because all the transmitter is stored on one side of the synaptic cleft.

G. The step in the release process requires time. There is a minimum synaptic delay of about 0.5 ms. Most of the overall synaptic delay appears to be taken by the opening of Ca^{2+} channels.

Ⅳ. Transmitter Substances

A. As a first approximation we can define a transmitter as a substance that is released synaptically by one neuron and that affects another cell (neuron or effector organ) in a specific manner.

B. A substance will not be accepted as the transmitter at a particular synapse of a neuron unless the following four criteria are met:

1. It is synthesized in the neuron.

2. It is present in the presynaptic terminal and is released in amounts sufficient to exert

its supposed action on the affected neuron or effector organ.

3. When applied exogenously in reasonable concentrations, it mimics exactly the action of the endogenously released transmitter.

4. A specific mechanism exists for removing it from its site of action (the synaptic cleft).

C. Eight substances can indisputably function as transmitter substances are as follows.

1. Acetylcholine (Fig. 2-3-2)

2. Biogenic amines: Dopamine

3. Biogenic amines: Noradrenaline

4. Biogenic amines: Serotonin

5. Biogenic amines: Histamine

6. Amino acids: Gama-aminobutyric acid

7. Amino acids: Glycine

8. Amino acids: Glutamate

D. But there are many others about which there are varying degrees of uncertainty. About 25 short peptides, such as VIP, CCK-8, Substance P, Neurotensin, Enkephalin, Somatostatin, Endorphin, Angiotensin, Vasopressin, and other neuroactive peptides have been found to be localized in neurons and also to be pharmacologically very active, causing inhibition, excitation, or both when applied iontophoretically on neurons.

E. Chemical transmission can be divided into four steps:

1. Synthesis of transmitter substance;

2. Storage and release of transmitter;

3. Interaction of transmitter with receptor in the postsynaptic membrane;

4. Removal (reuptake, diffusion, and inactivation) of the transmitter from the synaptic cleft.

F. Synapses are vulnerable to many drugs and toxins that can modify the synthesis, storage, release, inactivation, or uptake of the transmitter substances, or block the receptor sites on the subsynaptic membrane to prevent combination with the transmitter.

Ⅴ. Transmitter Activities

A. Once released, a transmitter molecule is effective only if it interacts with a receptor. It is the receptor that determines whether a synapse will be excitatory or inhibitory.

B. All receptors for transmitters have two common biochemical features:

1. Their location is in the membrane facing outward; this is important for their interaction with the transmitter arriving from across the synaptic cleft.

2. They are proteins that have active sites that bind transmitter substance.

C. The receptor complex consists of two portions, a binding component and an ionophore component. The latter is a channel in the membrane through which ions flow.

D. A neuron may have any number of receptors for a wide variety of transmitter substances.

E. A given transmitter does not always open the same ionic gates or bring about the same biochemical change in the postsynaptic neuron.

Ⅵ. Synaptic Excitatory Action

A. Binding the receptor, a typical excitatory transmittor opens up a special class of channels. These chemically gated channels permit the simultaneous movement of Na^+ into and of K^+ out of the neuron and thus results in an simultaneous increased permeability to both Na^+ and K^+.

B. Since the E_{Na} is so discrepant from the resting membrane potential, the Na^+ influx dominates the K^+ outflow and depolarization results (called the excitatory postsynaptic potential or EPSP) (Fig. 2-3-3).

C. The EPSP strives to reach an equilibrium potential near 0 mV, a compromise between E_{Na} and E_k. If enough transmitter is released to produce a total EPSP above the threshold for spike generation, the postsynaptic neuron will generate a spike, first at its axon hillock or initial segment, which has the lowest spike threshold.

D. EPSPs from different synapses on the cell may summate in producing a threshold level depolarization and action potential (spatial summation). When EPSPs summate as a result of successive stimulation of the same presynaptic fiber, it is called temporal summation.

E. The greater the depolarization due to synaptic events, the greater is the number of action potential fired (up to the limit imposed by the duration of the absolute refractory period).

F. Neuronal responses are almost always in the form of so-called "bursts" or "trains" of action potentials.

Ⅶ. Postsynaptic Inhibition

A. Some transmitters, such as Glycin and GABA, act via their receptor sites to open Cl^- and/or K^+ channels and thus to increase the permeability to Cl^- and/or K^+.

B. Both the increased Cl^- influx and K^+ out flow lead to hyperpolarize the postsynaptic cell (the inhibitory postsynaptic potential or IPSP) (Fig. 2-3-4).

C. The IPSP tends to reach a compromise potential (−80mV) between Ecl (−70mV) and E_K (−90mV). The IPSP inhibits by keeping the membrane potential of the initial segment of the axon from reaching threshold for spike generation.

D. IPSPs from different synapses on the neuron may summate in keeping the membrane potential even far away from reaching the firing level of the cell.

E. EPSPs and IPSPs are antagonistic to one another. A cell's firing rate depends on the complex weighted summation of all the EPSPs and IPSPs across its soma-dendritic membrane (Fig. 2-3-5).

F. Inhibitory synapses are predominantly on the soma and therefore closer to the initial segment than are excitatory synapses, which are predominantly on the dendrites. Those synapses nearer the initial segment have a greater influence on cell activity than those at the ends of dendrites.

G. Effect exerted by postsynaptic inhibition is shorter and quicker.

H. Postsynaptic inhibition, namely lateral inhibition, reciprocal inhibition and recurrent inhibition, is found to be common in the CNS.

Ⅷ. Presynaptic Inhibition

A. The synapses that one presynaptic terminal (P_1) makes with another (P_2) are called axoaxonic presynaptic. The P_2 terminals contain receptors for various transmitters (presynaptic receptors).

B. Binding the presynaptic receptors of P_2 terminal, P_1 terminal's transmitter may close the Ca^{2+} channel of P_2 terminal and thus reduce the Ca^{2+} influx and transmitter release produced by the action potential arriving in the P_2 terminal. Consequently occurs smaller excitatory effect on the postsynaptic cell.

B'. Binding the presynaptic receptors of P_2 terminal, P_1 terminal's transmitter acts by depolarizing the P_2 terminal membrane, such that an action potential arriving in that terminal will be diminished in size. The smaller action potential results in less neurotransmitter being liberated and smaller excitatory effect on the postsynaptic cell.

C. Presynaptic inhibition is useful because it allows selective control of the actions of individual branches of a neuron. It tends to be found at sensory inflow points, such as in the retina, spinal cord, and dorsal column nuclei.

D. By modulating the Ca^{2+} channel or by controlling the membrane potential level, presynaptic action may have a time course of minutes or even hours-bestowing upon chemical synapses a short-term memory.

Ⅸ. Neuroeffector Communication

A. Efferent neurons innervate muscle cells or glandular cells. The striated muscles, cardiac muscles, the smooth muscles of the viscera and blood vessels, and the glands are the "executive organs" or effectors of the nervous system.

B. Chemical transmitters transmit information from axons to the effector cells. When an action potential reaches the terminal portions of the axon, it causes the release of transmitter which diffuses to the effector cell and changes its activity.

C. The neuroeffector transmitters have been well characterized and are either acetylcholine or norepinephrine.

1. The somatic division of the PNS is made up of all the fibers going from the CNS to skeletal muscle cells.

The transmitter substance released by these fibers is acetylcholine.

2. Fibers of the autonomic division of the PNS innervate cardiac and smooth muscle cells and glands.

a. In both the sympathetic and parasympathetic divisions, the chemical transmitter for the ganglionic synapse between pre-and postganglionic fibers is acetylcholine.

b. The chemical transmitter at the junction between the parasympathetic postganglionic fiber and the effector organ is also acetylcholine.

c. The transmitter between the sympathetic postganglionic fiber and the effector organ is norepinephrine.

D. Processes of neuromuscular transmission

1. At rest

Low concentration of Ca^{2+} in motor nerve terminals→small quanta of acetylcholine are released randomly from nerve terminals→acetylcholine interacts with receptors→membrane permeability to Na^{+} and K^{+} increases→each quantum of acetylcholine produces a minute depolarizing spike (miniature end plate potential).

2. During transmission

Action potential reaches motor nerve terminals→Ca^{2+} influx→acetylcholine is released→acetylcholine acts on receptors→P_{Na^+} and P_{K^+} increase→endplate potential is produced→muscle action potential is generated→excitation—contraction coupling is initiated.

Ⅹ. Electrical Synapse

A. A tight-junction between neurons allows one cell to influence the other in the same way as one node of Ranvier influence another.

B. Transmission across electrical synapses is very rapid, reliable and typically bidirectional.

C. Perhaps common, but not yet found in large numbers in mammals.

Part III

Essential Function of the Nervous System

Somatic Sense

Ⅰ. Introduction

A. The brain is an organ that receives, processes and sends information. The forms in which information is represented, i. e. the codes, and the characteristics of the processing are central questions.

B. Neurons, or parts of them, transduce encode, decode, re-encode, filter, integrate and formulate output as a function of many converging inputs.

C. Sensory receptors are convenient windows and the afferent processing behind them is convenient models for what goes on in the brain generally.

Ⅱ. Successive Events upon Stimulation of a Sensory Receptors (Fig. 3-1-1)

A. Transduction: Appropriate stimulus energies produce specific molecular alterations in receptor membrane resulting in ionic permeability changes

1. Receptors are usually activated by different adequate stimulus. The adequate stimulus refers to the form of stimulation to which a receptor has the lowest threshold.

2. In different cases the membrane conductance is increased or decreased to different specificions. This resembles the parallel events in postsynaptic membranes to different specific transmitters.

B. Generator potential (Fig. 3-1-2, 3-1-3): A local graded active response due to the conductance change may be depolarizing or hyperpolarizing. Its only function is to trigger an action potential. It has the following characteristic features.

1. It is a local response (not propagated);

2. The response is graded and can thus be summated;

3. There is no refractory period;

4. Local anesthetics have no effect on it;

5. Its amplitude and duration can encode intensity and duration of the effective stimulus.

6. When its magnitude reaches a threshold value of the first node in the myelin sheath, the sensory nerve fiber itself is stimulated and a propagated action potential is generated.

7. As long as the first node is depolarized to threshold, action potentials continue to fire and propagate along the membrane of the afferent fibers.

8. Adaptation is a decrease in frequency of action potential in the afferent fibers despite

a constant stimulus energy and related to the decreased membrane responsiveness of receptor at first node.

C. Afferent nerve impulses: In primary neurons spikes arise in the axon at a frequency which is a function of the amplitude of the generator potential (Fig. 3-1-2, 3-1-3).

1. The function differs among receptors; spike frequency is sometimes a linear function of the log of stimulus intensity.

2. There is not only one spike code based on nerve impulse spacing or pattern, but several.

a. Frequency is one common class of codes, probably as a moving integral with a forgetting time constant.

b. The possible spike codes: irregularity around the mean frequency; temporal pattern as in pairs or short bursts; latency relative to some reference; probability of missing in a follower of some cyclic stimulus are among the likely candidates.

D. Information codes in assemblages of neurons.

1. Parallel arrays of afferent neurons can use tempo-spatial pattern of activity to encode stimulus information.

a. An array may signal locus of stimulation better than any single channel can.

b. The change in the number of active afferents may signal the alteration in stimulus intensity.

2. The pattern may signal quality. In labelled line coding, qualities include modality and local sign (receptive field).

3. Qualities signalled within this modality and receptive field include:

a. at early levels, intensity and duration,

b. at higher levels, contrast, pattern, uniqueness, familiarity, associations, value, affect.

4. These processes represent a basic sensory function-filtering. Filtering is a general achievement of central neurons as well. In other words, particular neurons or arrays are specialized to encode only specific stimulus features or meanings, other stimulus qualities are filtered out.

5. The influence of sensory input is calibrated-partly genetically, partly by experience: some calibrations are plastic, e.g., spike frequency, for a given amount of adequate stimulus.

Ⅲ. Anatomical Substrates for Somatic Sensation (Fig. 3-1-4)

A. Somatic sensory receptors

1. Terminals of sensory axons may be classified, morphologically, as either free or encapsulated nerve endings; functionally, there are many classes of receptors, namely

a. tactile (touch) receptors,

b. pressure receptors,

c. vibration receptors,

d. stretch receptors,

e. thermoreceptors,

f. nociceptors.

Hence, temporal pattern cannot be the primary code for modality. However, pattern can be superimposed upon labelled lines, enhancing the specificity of the signal. Central interaction between different afferent units (spatial pattern) allows still further discrimination.

2. An important feature of all somatic receptors is the property of adaptation, a property whereby the generator potential decreases in amplitude in response to a maintained and constant stimulus. Based on the rate of adaptation there are

a. rapidly adapting receptors,

b. slowly adapting receptors.

Adaptation is thought to be property of the mechanical and not the electrical systems.

B. Sensory Fibers

1. Histologically, there are four groups of nerve fibers, including sensory nerve fibers, I_A and I_B, Ⅱ, Ⅲ, and Ⅳ.

2. Physiologically, also four groups, namely, types A_α, A_β, A_δ, and C.

3. Type Ⅰ and Ⅱ or A_α and A_β fibers are large-sized; type Ⅲ and Ⅳ or A_δ and C fibers are small-sized fibers.

C. The dorsal horn of the spinal cord

1. The dorsal horn has three nuclei.

a. The posterior marginal nucleus, which serves as an important relay for pain and temperature sense;

b. The substantia gelatinosa, which integrates sensory afferent information;

c. The nucleus proprius , which integrates sensory information in conjunction with descending control.

2. Laminae I～V of Rexed's 10 lamina classification are roughly equivalent to the dorsal horn: lamina I ≑ posterior marginal nucleus; laminae Ⅱ and Ⅲ ≑ substantia gelatinosa; laminae IV and V ≑ nucleus proprius.

D. Major ascending somatic sensory systems

	1. Dorsal column-medial lemniscal	2. Anterolateral
a. submodalities	touch-pressure, vibration, position sense-kinesthesia	pain, thermal, crude touch
b. location in spinal cord	dorsal column	anterolateral column
c. level of decussation	medulla	spinal cord
d. brain stem		brain stem reticular formation
e. thalamic termination	ventral posterior lateral nucleus and posterior nucleus group of thalamus	ventral posterior lateral nucleus and posterior nucleus group of thalamus
f. cerebral termination	primary and secondary somatic sensory cortices and somatic sensory association area	primary and secondary somatic sensory cortices and somatic sensory association area

E. The thalamus

1. The thalamus has a complex structure with a variety of functions:

a. As a relay and integrative unit for ascending and descending information;

b. As a part of the "limbic" system integrating behavioral and hypothalamic function;

c. As a part of the diffuse activating system of the brain;

d. As a major subcortical association area.

2. The thalamic nuclei may be organized on a functional basis into a number of distinct groups.

a. Relay systems are groups of nuclei that integrate and project to specific areas of the cerebral cortex. Such nuclear groups include:

Ventral anterior: motor

Ventral lateral: motor

Ventral posterior (VPL, VPM): somatosensory

Geneculate bodies: visual and auditory

Anterior nucleus: limbic

b. The other three systems are limbic, associational, and diffuse thalamocortical systems.

F. The cerebral sensory cortex

1. Sensory projections from these thalamic areas ascend to the cortex in the posterior limb and retrolenticular areas of the internal capsule.

2. Sensory fibers terminate in the parietal lobe , in the primary somesthetic area (Brodmann 1, 2, 3) of the postcentral gyrus.

3. This area is concerned with reception and appreciation of somatic sensory information.

4. Parietal cortex receives afferents from spinothalamic, trigemino-thalamic, and medial lemniscal pathways.

5. Sensory cortex is organized in a homuncular pattern, with areas requiring fine discrimination given large areas.

6. Modality-specific labeled communication lines are organized into columns that run from surface to white matter.

7. Each central neuron has a receptive field.

8. The cortical projections are not concerned with crude recognition but with discriminative abilities.

Ⅳ. Conscious Proprioception and Discrimination

A. The sensation includes:

1. Conscious perception of body and limb posture,

2. Fine tactile discrimination, two-point discrimination,

3. Stereognosis: ability to recognize the size shape and texture of objects by feeling them,

4. Graphesthesia: identify letters drawn on the skin,

5. Vibration sense (probably dependent upon dorsal column and other spinal tract).

B. Receptors are mechanoreceptors — low thresholds to mechanical stimulation, including:

1. Pacinian corpuscles (rapidly adapting touch/pressure/vibration),

2. Hair follicle nerve terminals, or peritrichial endings (touch),

3. Joint capsule endings (proprioception),

4. Meissner's corpuscles (most likely touch)

5. Merkel's disks (most likely touch).

C. Afferent fibers of type Ⅰ (A_α) and Ⅱ (A_β) are related to mediation of these receptor's activity and enter the spinal cord mainly through the medial division of the dorsal root.

D. The dorsal column-medial lemniscal pathway (The equivalent pathway in the trigeminal system is omitted).

1. About 25% of fibers from receptors enter dorsal root zone and then ascend in the gracile and cuneate fasciculi.

2. These primary fibers terminate in the dorsal column nuclei (DCN), the gracile and cuneate nuclei.

3. Second order fibers emerge the DCN and immediately cross the midline of medulla as the internal arcuate fibers.

4. On either side of the midline the arcuate fibers form the medial lemnisci (ML).

5. These second order fibers terminate in the ventral thalamic nuclei. The topographic ordering, with respect to body parts, is maintained.

6. The tertiary fibers end in the primary somatosensory cortex (and association area of the cortex) . An inversed, precise homunculus is recognized.

E. At each level the cells that discharge impulses will be limited to a restricted zone by two factors:

1. Excitatory anatomical connections,

2. Lateral inhibition. This inhibition is not present at the level of the receptor but comes in at the dorsal column nuclei and is found at each subsequent relay step, so that in the brain the population excited by the stimulus is also surrounded by a belt of inhibition.

F. In addition to the convergence and divergence of the excitatory synaptic input, two types of inhibitory pathways occur at sensory relay nuclei:

1. Reciprocal inhibition,

2. Recurrent (feedback) inhibition. Both types of inhibition create contrast; there is a central excitatory zone of active neurons surrounded by an inhibitory annulus of less active neurons.

Ⅴ. Pain (Fig. 3-1-5)

A. Psychologists define pain in terms of threat or warning of impending danger or tissue destruction, but equally important is the patient's response to the stimulus in terms of learned behavior. There are:

1. Fast vs. slow pain,

2. Acute vs. chronic pain,

3. Sharp vs. aching pain,

4. Somatic vs. visceral pain.

B. Pain receptors (nociceptors) are primarily free nerve endings., although over stimulation of any type of sensory endings used to be thought to give rise to pain. There are:

1. High threshold mechanoreceptors with A delta axons,

2. High threshold mechanoreceptors with C fibers,

3. Polymodal nociceptors with A delta fibers,

4. Polymodal nociceptors with C fibers. It is likely that one of the transducer process at nociceptors involves a chemical transmitter and that some chemical substances are liberated by the damaged tissues.

C. Primary sensory axons, A delta and C fibers, from nociceptors enter the cord via a lateral bundle of the dorsal root.

D. Two types of cell have been found in the spinal dorsal horn which are activated by nociceptive stimulation of the skin.

These are:

1. Nociceptive specific units which mainly in lamina Ⅰ and only respond to noxious stimuli,

2. Wide dynamic range neurons which primarily in lamina Ⅴ and respond to both innocuous and noxious stimuli with greatly increasing discharge response to the latter stimulus.

E. The lateral spinothalamic pathway (The equivalent pathway in the trigeminal system is omitted here).

1. Fibers ascend or descend for several segments in the dorsolateral fasciculus (Lissaur's tract) and then synapse on cells of laminae Ⅰ, Ⅱ and Ⅲ.

2. Interneurons pass between the substantia gelatinosa and laminae Ⅴ, Ⅵ and Ⅶ.

3. Axons from cells in these laminae cross the midline in the ventral white commissure, ascend rostrally in anterolateral quardrant of the cord.

4. These second order fibers ascend to terminate in the ventral-basal thalamus, as well as reticular formation and intralaminar thalamic nucleus.

5. Cortical representation of pain is diffuse and not precisely determined.

F. Pain from viscera.

1. Parenchyma of internal organs (and the brain itself) is not supplied with pain receptors.

2. Arterial, pleural, and peritoneal walls and dura matter may be source of pain when under tractions or inflamed. Distention of a viscus may also cause pain.

3. Nociceptive input from viscera travels to spinal cord via small myelinated A delta and unmyelinated C fibers.

a. Fibers course through sympathetic and parasympathetic nerves peripherally.

b. Cell bodies in dorsal ganglion.

c. Axon of spinal cord crosses midline and ascends in anterolateral quadrant.

4. Visceral afferents may converge onto the same spinal cord dorsal horn neurons which also receive cutaneous afferent input, giving rise to referred pain. The visceral pain is thus "referred" to a distant skin area innervated by the converging cutaneous afferent fibers.

a. Heart pain may be referred to arm (usually left) ; heart and arm have same dermatomal origin (T_1/T_2).

b. Diaphragm pain is referred to the shoulder (C_3/C_4).

5. Visceral pain characteristics:

a. Poorly localized,

b. Spread or radiation to referred site,

c. Reflex muscle spasm (of abdominal wall),

d. Reflex autonomic affective changes.

G. Descending control of spinal pain transmission neurons

1. The midbrain periaquaductal gray matter has descending connections to the medullary reticular nuclei and to the nucleus raphe magnus.

2. Both the medullary reticular nuclei and the nucleus raphe magnus project to the spinal cord.

3. From the nucleus raphe magnus, serotonergic fibers descend through the dorsolateral funiculus of the spinal cord to end in the substantia gelatinosa.

4. In the substantia gelatinosa , serotonergic fibers synapse with enkephalinergic interneurons that inhibit neurons normally responsible for the onward transmission of noxious information.

5. Enkephalinergic neurons in the substantia gelatinosa may modulate pain transmission by inhibiting primary afferent A delta and C fibers presynaptically.

H. Theories for pain

1. The specific theory,

2. The pattern theory,

3. The gate control theory of pain.

a. The T cells are responsible for the transmission of patterns of impulses to the brain which give the sensation of pain.

b. The substantia gelatinosa (SG) cells are "gate-control" system which control the afferent flow to the T cells.

c. "Gate" cells are modulated by afferent input pattern: large fiber input opens and small fiber input closes them.

d. SG cells are also controlled by descending influences.

Ⅵ. Summary of Conscious Pathways

A. Tactile discrimination

Trunk	Receptor	Head
1. Meissner's corpuscles		1. Same as trunk
2. Through spinal nerves with cells in dorsal root ganglia into posterior funiculus (fasciculus gracilis and cuneatus), running rostrally to terminate in either nucleus gracilis or nucleus cuneatus	Neuron Ⅰ	2. Essentially the same as neuron Ⅰ in conscious pathway for crude touch in the head
3. From cells in either nucleus gracilis or nucleus cuneatus, through internal arcuate fibers, across to the opposite side in the sensory decussation, then rostrally in the medial lemniscus to the VPL nucleus of the thalamus	Neuron Ⅱ	3. About the same as neuron Ⅱ in the conscious pathway for crude touch in the head but the termination may be farther dorsally and rostrally in the ventral posteromedial nucleus
4. From cells in the VPL nucleus of the thalamus through the posterior limb of the internal capsule to the postcentral gyrus and adjoining parietal cortex	Neuron Ⅲ	4. Same as neuron Ⅲ in the conscious pathway for crude touch in the head

B. Crude Touch

Trunk	Receptor	Head
1. Merkel's disks, Meissner's corpuscles, Pacinian corpuscles, Peritrichial arborizations		1. Same as trunk
2. Through all spinal nerves with cell in dorsal root ganglion: enters the posterior funiculus to end in the nucleus proprius of the dorsal gray column	Neuron Ⅰ	2. Same as for pain and temperature up to the brainstem. Here the fibers end in the chief (main) sensory nucleus
3. From nucleus proprius or more anterior areas of the dorsal horn across the cord in the anterior white commissure to end in the ventral posterolateral (VPL) nucleus of the thalamus via the anterior spinothalamic tract	Neuron Ⅱ	3. From the chief sensory nucleus fibers may (1) stay on same side or cross to the opposite side and ascend in the dorsal trigeminal lemniscus (dorsal 2 ascending V); (2) may cross to the opposite side and ascend in the medial lemniscus. In either case the termination is the VPM nucleus of the thalamus
4. From VPL through the posterior limb of the internal capsule to the postcentral gyrus	Neuron Ⅲ	4. From VPM through the posterior limb of the internal capsule to the postcentral gyrus

C. Pain and Temperature

Trunk	Receptor	Head
1. Free endings (pain) Bulbs of Krause (cold) Organs of Ruffini (warmth)		1. Same as trunk
Somatic 2. Through all spinal nerves with cells in dorsal root ganglia, into dorsolateral fasciculus, ending in substantia gelatinosa of dorsal gray column Visceral From viscera through white rami to spinal nerves with cells in dorsal root ganglia; end as above	Neuron Ⅰ	2. Through all roots of trigeminal nerve with cell bodies in the semilunar gang lion, into the brainstem via the portion major to end in the spinal Ⅴ (descending) nucleus
Somatic and visceral 3. Same; from cells in more anterior parts of dorsal gray column to contralateral side through anterior white commissure to lateral spinothalamic tract, thence rostrally to end in the ventral posterolateral (VPL) nucleus of the thalamus	Neuron Ⅱ	3. From cells in spinal V nucleus to opposite side to enter the ventral trigeminal lemniscus (ventral 2° ascending Ⅴ), thence rostrally to end in the ventral posteromedial (VPM) nucleus of the thalamus
4. Somatic and visceral Same except that there is no definitive cortex for organs From VPL through posterior limb of internal capsule to the postcentral gyrus	Neuron Ⅲ	4. From VPM through posterior limb of the internal capsule to the postcentral gyrus

Motor control

Ⅰ. Introduction

A. The motor system includes all those structures directly involved in the performance of motor activity by striated, somatic musculature. It includes four major divisions: (Fig. 3-2-1)

1. The final common pathway,
2. The direct activation pathway,
3. The indirect activation pathway,
4. The control circuits.

B. There are three requirements for neural integration in motor system.

1. Information arising either from sensory receptors or from memory stores must

ultimately be channeled to appropriate motor neurons.

2. The nervous system must control accurately the degree of contraction of each muscle according to the intended purpose.

3. The activities of a variety of different muscles must be coordinated.

Ⅱ. Sequence of Events Leading to a Contraction of Muscles

A. Nerve impulses yield release of transmitter substances (Acetylcholine) at neuromuscular junction.

B. Transmitter substance attaching to postsynaptic membrane produces an end-plate potential (EPP).

1. It is possible to record a series of irregularly occurring small potentials, which have been called miniature end-plate potential (MEPP).

2. The end-plate potential is a local event.

3. The end-plate potential can be graded.

4. The amplitude and time course of the end plate potential can be modified by different drugs.

C. If threshold is reached, the EPP may generate a propagated muscle action potential.

D. The action potential is transmitted over the sarcolemma and through the transverse tubular system (T-system).

E. At the T-system-terminal cisternae interface, the action potential promotes the rapid release of calcium ions.

F. The calcium then promotes active bridge formation between actin and myosin filaments and they slide over one another causing a contraction and hydrolysis of ATP→ADP.

G. Energy released by ATP is also utilized to pump calcium ion back into the sarcoplasmic reticulum. Removal of calcium permits the muscle to relax.

Ⅲ. Anatomical Substrates for Motor Control (Fig. 3-2-2, 3-2-3)

A. The motor unit

1. A motor unit is a functional entity composed of a single alpha motor neuron together with all the skeletal fibers it supplies.

2. The number of muscle fibers in a unit may range from a few to several hundreds. In general, motor units controlling fine movements have a smaller number of muscle fibers per neuron, allowing for a finer degree of muscle control.

3. Upon excitation of motor nerve, the muscle fibers are excited to contract in all or none fashion.

4. The fine terminal branches of a motor unit are of varying length and diameter. Conduction velocity and conduction distance to all members of a motor unit, therefore, varied.

B. The ventral horn of the spinal cord

1. Motor nuclei are equivalent to the lamina Ⅸ; Laminae Ⅷ and Ⅸ are equivalent to ventral horn.

2. Alpha and gamma motor neurons innervate extrafusal and intrafusal muscles, respectively.

3. The final common pathway consists of motor neurons controlling the activity of groups of muscles.

4. The final common pathway receives input from three major sources:

a. The sensory system directly,

b. The direct activation pathway,

c. The indirect activation pathway.

5. The connections of the interneurons within the spinal intermediate zone (layer Ⅶ) produce a clear-cut polarization of the impulse traffic that courses through them.

6. General Somatic Efferent (Fig. 3-2-1, 3-2-2, 3-2-3)

Spinal		Cranial
a. In the somatic efferent column of the spinal cord Ventral gray column throughout the length of the cord Medial group—throughout the length of the cord Dorsal division Ventral division Lateral group—only in region of brachial and lumbosacral plexuses Retrodorsal division Dorsal division Ventral division Central group—midcervical and sacral levels	Cell body	a. In somatic efferent column of the brainstem Oculomotor nucleus in middle and upper mesencephalon: Dorsal group Ventral group Medial group Trochlear nucleus (Ⅳ) in lower mesencephalon Abducens nucleus (Ⅵ) in pons Hypoglossal nucleus (Ⅻ) in medulla
b. Through the somatic efferent components of all spinal nerves From medial group: Dorsal division—to intercostal and abdominal muscles Ventral division—to axial muscles From medial group: Retrodorsal division—to muscles of hand and foot Dorsal division—to muscles of forearm and leg Ventral division—to muscles of arm and thigh From central group—to muscles of diaphragm	Efferent fiber	b. Through somatic efferent components of corresponding cranial nerves Through oculomotor nerve (Ⅲ): From dorsal group to superior rectus muscle of the eye and the levator palpebrae of the upper lid From the ventral group to the inferior rectus and inferior oblique muscles of the eye From the medial group to the medial rectus muscle of the eye Through the trochlear nerve (Ⅳ) to the superior oblique muscle of the eye Through the abducens nerve (Ⅵ) to lateral rectus muscle of the eye Through the hypoglossal nerve (Ⅻ) to the muscles of the tongue
c. All motor end plates of the muscles of neck, trunk, and extremities derived from somites	Termination	c. All in motor end plates of skeletal muscles, indicated above, derived from somites

C. Pyramidal tract (PT) system (Corticospinal tract, direct activation pathway)

1. Cortical origin: About 40% of the PT arises from cells in the primary motor cortex (area 4). The remainder arises from premotor cortex (area 6) and the post-central gyrus. (Fig. 3-2-1, 3-2-2)

2. Cell of origin: The giant pyramidal or Betz cells account for no more than a few percent of the nearly 1 000 000 fibers in a single pyramidal in man.

3. Fiber size: Most fibers are of the small myelinated variety, indicated that the pyramidal tract is a slowly-conducting pathway.

4. Axons of PT cells pass through the posterior limb of the internal capsule, and descend through the cerebral peduncle, basal pons, and pyramid, to the caudal medulla, There, 85% of the PT crosses and becomes the lateral corticospinal tract in the cord. The remaining 15% continue ipsilaterally as the ventral corticospinal tract. Fibers in this tract cross in the spinal cord at their appropriate levels of termination.

5. Terminations:

a. Largely in spinal gray matter: mostly on interneurons, a few directly on lower motorneurons.

b. Some PT axons terminate on somatic sensory relay nuclei such as VPL of the thalamus and dorsal column nuclei, and on primary sensory afferent terminals in the cord. These PT terminals are important for corticofugal modulation of afferent sensory input.

6. Summary of Pyramidal System

Trunk		Head
a. Sensorimotor cortex	Cell type	a. Same as for trunk.
b. Paracentral lobule and upper two-thirds of precentral gyrus (area 4).	Location	b. Lower third of the precentral gyrus.
c. In order: corona radiata, posterior limb of the internal capsule, middle three-fifths of cerebral peduncle, scattered fascicles in the pons, pyramids in upper medulla. In the lower medulla, 80%~90% cross to the opposite side of the brainstem through the decussation of the pyramids to become the lateral corticospinal tracts which descend through the spinal cord in the lateral funiculus. In the lower medulla, 10%~20% remain uncrossed, descending on the same side of the brainstem and passing through the spinal cord in the anterior funiculus as the ventral corticospinal tract.	Course	c. In order: corona, radiata; genu of the internal capsule; cerebral peduncles, dorsal and medial to the corticospinals. From here, fibers may either continue caudally with the corticospinal fibers or form aberrant bundles at various levels in the subthalamus, mesencephalon, pons, or medulla.

续表

Spinal		Head
d. From the lateral corticospinal tract fibers may terminate either directly around motor cells in the ventral gray columns of the cord or around cells of intercalary neurons in the dorsal gray columns, which, in turn, send their axons to synapse with motor cells in the ventral gray columns. From the ventral corticospinal tract fibers pass medially and cross to the opposite side of the cord through the anterior white commissure, just before terminating aroud motor cells of the terminating aroud motor cells of the ventral gray column.	Termination	d. Those running with corticospinals end in ventral gray columns of upper cervical cord. Subthalamic aberrants go to the rostral end of nucleus Ⅲ. Peduncular aberrants pass to nuclei Ⅲ, Ⅳ, Ⅴ and Ⅺ. Pontine aberrants pass to contralateral Ⅴ and nucleus ambiguous, for nerves Ⅸ and Ⅹ. Medullary aberrants pass to nuclei Ⅶ and Ⅻ.

7. Primary influence of PT is on flexor muscles which control fine movement of distal extremities. Its major function is to affect voluntary activity, in particular, the initiation and direction of skilled movements under conscious control.

D. Extrapyramidal pathways (Indirect activation pathway)

1. The major extrapyramidal pathways include:

a. the reticulospinal,

b. the vestibulospinal,

c. the rubrospinal.

2. The major indirect pathways are the pathways extending from the brainstem to the spinal cord, the "pontobulbar" influences.

3. Also included in the extrapyramidal system are fibers from the cortex and the control circuits described below which project to the nuclei of origin of the extrapyramidal pathways.

4. These pathways mediate the enormous number of automatic activities involved in normal motor functions.

E. Basal ganglia

1. As a general rule, the striatum (caudate and putamen) may be considered as afferent and the pallidum (globus pallidus) as efferent.

2. Synopsis of primary circuits:

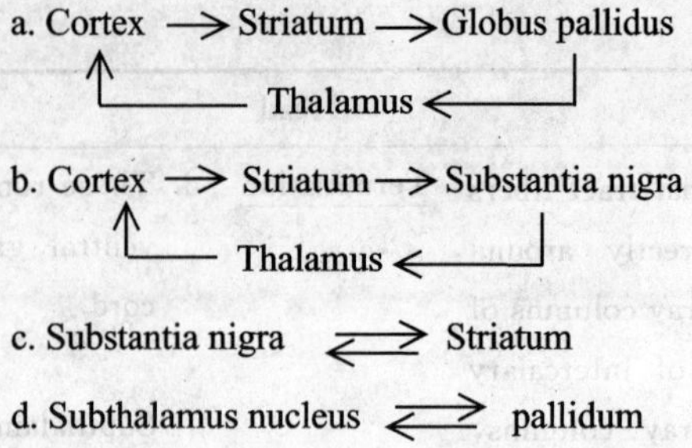

3. Chemistry of striatal pathways

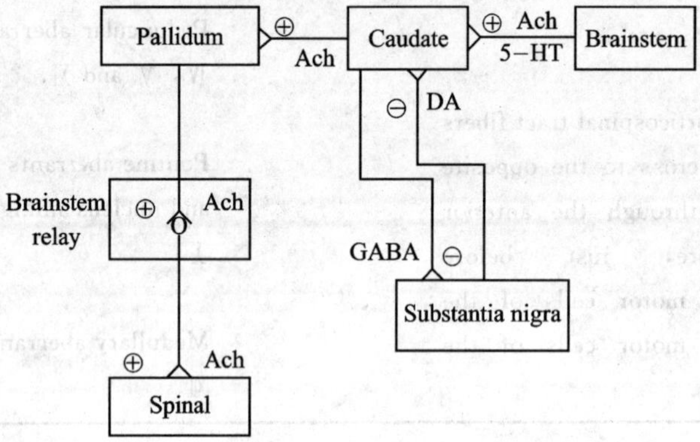

In addition to a high DA content, the neostriatum has the highest concentration of ACh of any brain region.

4. The basal ganglia serve as a subcortical integration center.

a. Nearly all cortical fields project to the striatum (convergence);

b. The basal ganglia serve especially to link the sensory and motor cortical areas (sensorimotor integration)

5. The basal ganglia are essential for motor integration of stereotyped behavior.

a. They play a major role in the composition of slow (ramp) movements, rather than rapid ballistic movements.

b. In humans, the basal ganglia contribute to bodily postures, expressions and displayed attitudes.

6. Some extrapyramidal disorders

	Parkinson's Disease	Huntington's Disease
Primary anatomical locus	Substantia nigra	Cortex striatum
Pathophysiology	Degeneration of the nigrostriatal pathway, raphe, locus ceruleus...	Degeneration of intrastriatal cholinergic neurons and GABA-ergic neurons projecting to the substantia nigra
Chemical changes	Reduction in DA. 5-HT and NE.	Reduction in choline acetyltransferase and glutamic acid decarboxylase activities and GABA
Major Symptoms	Tremor Rigidity	Chorea Hypotonus

F. The cerebellum

1. The cerebellum in man is divided into three functional regions.

a. Basal is equilibratory in function. Comprises the archicerebellum (flocculonodular lobe).

b. Anterior—important in synergies for walking. Composed of the anterior lobe (paleocerebellum).

c. Lateral regions (right and left) —coordination of ipsilateral skilled voluntary movements. Include most of the cerebellar hemispheres save the anterior lobe component (neocerebellum).

2. Functional architecture of the cerebellar cortex is composed of three layers.

a. Outer molecular layer consists of two types of neurons: superficial and deep (basket) stellate cells. Superficial stellate cells' axons contact Purkinje cell. Basket cells' axons make inhibitory synapses on Purkinje cells and granule cells.

b. Intermediate, Purkinje cell layer is a monolayer of cell bodies. Dendrites of Purkinje cells divide repeatly in molecular layer; most of their axons project to the deep cerebellar nuclei.

c. Inner, granular layer is mainly consists of the small granule cells and Golgi cells. Granule cells through their parallel fibers excite both the basket and Golgi cells. Golgi cell's axons are inhibitory to granule cells.

3. The cerebellum, receives, via the climbing and mossy fiber systems, proprioceptive, vestibular, somatosensory, visual and auditory inputs. Climbing fiber input is fairly specific in excitation of Purkinje cells. Mossy fibers excite the granule cells.

4. All fibers leaving the cerebellar cortex are Purkinje cell axons.

5. Involved in a series of closed loops , such as cerebellar cortical circuitry and corticopontocerebellar system. Most of these loops is responsible for smoothing out and coordinating body movements. The cerebellum, however, may be responsible for the generation of rapid ballistic movements.

6. Cerebellar cortex demonstrates topographic localization of body regions — both somatosensory and muscular control. The cerebellum accomplishes the coordination and correction of movement errors of muscles during active movements.

7. Cerebellar disorders may be identified as:

a. Speech ataxia—disturbed speech.

b. Truncal ataxia—disturbed equilibrium.

c. Gait ataxia—disturbed postural and walking synergy.

d. Limb ataxia—disturbed voluntary movements.

G. The primary motor cortex

1. Primary motor area is area 4 of Brodmann. Area 6 is the premotor area—sends afferents to area 4.

2. Area 4 has great somatotopicity with inverted order (motor homunculus). It is the site of origin of the pyramidal tract.

3. Area 6 has strong connection with area 4 and projects to extrapyramidal system.

4. Area 4 and 6, both have their predominant influence on the opposite side of the body.

5. Much more cortical area is devoted to the control of fine, skilled voluntary movements for the distal muscles than for the more proximal or trunk muscles.

Ⅳ. Reflex Action (Fig. 3-2-4)

A. A reflex is usually defined as a non-variable motor response aroused by the stimulation of a sense organ.

1. The morphological basis of the reflex is the reflex arc. In the simplest arrangement, the arc consists of five elements: a sense organ or receptor, an afferent neuron, a synapse, an efferent neuron and an effector.

2. On the basis of connection of reflexes, there are:

a. Segmental,

b. Intersegmental,

c. Suprasegmental.

3. On the basis of receptor location,

a. Superficial,

b. Deep,

c. Visceral.

4. On the basis of morphology,

a. Monosynaptic (only 2 neurons, and 1 synapse),

b. Disynaptic (3 neurons, 2 synapse),

c. Polysynaptic or multisynaptic (more than 3 neurons and multiple synapses involved).

B. The myostatic or stretch reflex

1. This reflex is only monosynaptic reflex demonstrable in the body. It is a reflex contraction of a muscle in response to being forcibly lengthened. Its adequate stimulus is stretching of a muscle brought about through the effects of gravity or by tapping a tendon.

2. Stretch reflex components:

a. Receptor=annulospiral ending of neuromuscular spindle.

b. Afferent neuron=large, I_A sensory neuron with cell body in dorsal root ganglion.

c. Synapse=excitatory terminal of the afferent neuron on motoneuron in the ventral horn.

d. Efferent neuron=alpha motoneuron.

e. Effector=voluntary (striated, somatic skeletal) muscle.

3. Neuromuscular spindles monitor muscle status with respect to length of extrafusal muscle fibers. They are classified as proprioceptors and serve as antigravity devices, aiding at the segmental level by their feedback, in the maintenance of upright posture.

a. Spindles are positioned so as to be parallel with extrafusal fibers. Lengthening stretch of extrafusal fibers can cause stretch (increased tension) of intrafusal fibers. This causes discharges of spindle endings, the frequency of which is proportional to the degree of stretching.

b. Primary endings appear to measure both velocity of stretching and is responsible for the stretch reflex. They monitor dynamics of muscle status. (Secondary endings measure primarily length, appearing to respond to steady stretching of the muscle.)

4. Gamma efferent system excitation causes contraction of the small intrafusal fibers and thus increase the discharge rate of spindles.

a. Increased tension of intrafusal fibers causes distortion of sensory ending.

b. This, in turn, causes an increased discharge rate of spindles.

c. Thus, gamma discharge to spindles can affect their sensitivity to muscle stretch and bias muscle spindles.

5. Gamma loop:

Gamma motoneuron activity→increase in intrafusal fiber contraction-increase in spindle discharge→increase in alpha motoneuron discharge→increase in extrafusal fiber contraction, development of tension and, perhaps, change in length.

C. Reciprocal innervation

1. When the motoneurons supplying a given muscle are reflectly excited by an afferent volley, the motoneurons supplying antagonistic muscle are inhibited by that afferent volley.

2. During stretch reflex, muscles which antagonize the action of reflectly activated muscle relax.

3. Most likely pathway is disynaptic involving an inhibitory interneuron.

D. Autogenic inhibition—The inverse stretch reflex (Clasp knife reflex)

1. This is a proprioceptive reflex of high threshold. Muscle stretch normally results in reflex contraction; the stronger the stretch, the stronger the contraction. Beyond a certain degree of stretch, however, the reflectly contracting muscle relaxes.

2. The reflex are disynaptic, there being a single inhibitory interneuron between the primary afferent and the homonymous motoneuron.

3. The receptor for autogenic inhibition is the neuro-tendinous end organ (Golgi tendon organ).

a. The receptor is positioned near the muscle attachments and considered to be in series with extrafusal muscle fibers, and thus, sensitive to developed muscle tension.

b. It is served by Ib fiber of 12～20 micron diameter.

4. The function of tendon organ:

a. Monitor muscle status with respect to tension both the static and dynamic state. Tendon organ works in concert with muscle spindle, forming with it an accurate, sensitive feedback system for precise motor control.

b. Inhibit homonymous motoneurons.

c. Via polysynaptic paths, inhibit synergist or excite antagonist motoneurons.

d. May also provide overload protection against tearing or rupturing of muscle attachments during excessive tension development.

E. The flexion reflex and crossed extension reflex

1. Noxious stimulus yield flexor contraction and extensor inhibition ipsilaterally.

Considered a protective mechanism.

a. Reflex includes flexion of limb stimulated and extension of opposite limb—crossed extension reflexion reflex.

b. With increased stimulus the response will spread to all four limbs in the following order: stimulated limb (leg) flexes, contralateral limb extends; contralateral forelimb flexes, ipsilateral forelimb extends.

c. Magnitude of flexion response is proportional to the magnitude of the noxious stimulus. As the stimulus increases, the magnitude and duration of the reflex response increase.

2. The flexion reflex arc through the complex interneuron circuits provides afferent volleys which are excitatory to ipsilateral flexor motoneuron, and inhibitory to ipsilateral extensor motoneuron. Simultaneously, this pattern is reversed in the contralateral limb (crossed extension reflex).

a. receptor: nociceptor.

b. afferent fiber: Group Ⅲ and Ⅳ,

c. synapse: interneuron chains.

d. efferent fiber: alpha motor axon.

e. effector: flexor and extensor.

3. Flexion reflex typically displays afterdischarge, so that the response persists after the stimulus ceases. This is mediated via the reverberation of impulses through interneuron chains.

F. Spinal shock

1. All the spinal reflexes can be seen in the spinal animal, which can be achieved by cutting the spinal cord.

2. Just following the transection of the spinal cord, there is depression of all the spinal reflexes (areflexes, spinal shock).

3. The period of the time of a reflex varies in different animals.

4. A critical factor governing the mechanism of spinal shock is interruption of connection with the supraspinal central nervous system; exciting inputs to alpha and gamma motoneurons are eliminated.

Ⅴ. Posture

A. The motor systems allow our body to stand erect and to be displaced from a previously held position. In first case, we use mostly our antigravity (extensor) muscles; in the second, we use a combination of extensor and flexor muscles.

B. Several descending neural systems especially the reticular, vestibular, and cerebellar, are critically involved in the tonic modulation of postural response.

1. The pontine reticular formation facilitates the activity of extensor (lateral reticular extensor facilitatory area). The excitation from this area is mediated to the extensor motoneurons by way of the pontine reticulospinal pathway.

2. The medullary reticular formation has the opposite effect (medial reticular extensor inhibitory area). This inhibition is mediated through the medullary reticulospinal pathway to the spinal extensor motoneurons.

3. The lateral vestibular nucleus tonically activates the ipsilateral extensor motoneurons through the vestibulospinal pathway. This pathway is responsible for increased extensor muscle activity manifest as decerebrate rigidity.

4. The cerebellum is inhibitory to the vestibular nucleus which is tonically excitatory to extensor motoneurons. Inhibition of an excitatory input to the motoneurons resulted in reduces or abolishes the excitation.

5. Although excitatory descending pathways synapse on both alpha and gamma motoneurons, a given amount of increase in descending facilitatory input onto motoneuron pool will activate gammas more intensely.

6. Some descending excitatory influences from the pontine reticular formation and lateral vestibular nucleus synapse directly on alpha neurons.

C. Decerebrate rigidity

1. In a decerebrate preparation (cutting across the brainstem at the level of the midbrain, between the superior and inferior colliculi), the reflexes are present even exaggerated, leading to a state known as decerebrate rigidity, chiefly in the extensors.

2. After sectioning of the dorsal roots to a limb, the limb at once fall into flaccidy, suggesting it is due to the lack of afferent input via gamma loop (gamma rigidity).

3. Unilateral destruction of the vestibular nucleus, greatly reduces or even abolishes decerebrate rigidity on the side of lesion; if the animal is also given a lesion of the anterior lobe of the cerebellum, rigidity is increased, including the limb whose dorsal roots had been cut, suggesting the preponderant role of direct excitation of alpha motoneurons from the vestibular nucleus (alpha rigidity).

D. Epilepsy

1. An epileptic fit may result if the brain cells suddenly produce a burst of larger electrical waves than normal.

2. Patients whose brains have a tendency to do this repeatedly are said to suffer from epilepsy. This tendency is sometimes weakly hereditary or may develop from an area of damaged tissue.

3. Spread of epileptic discharges

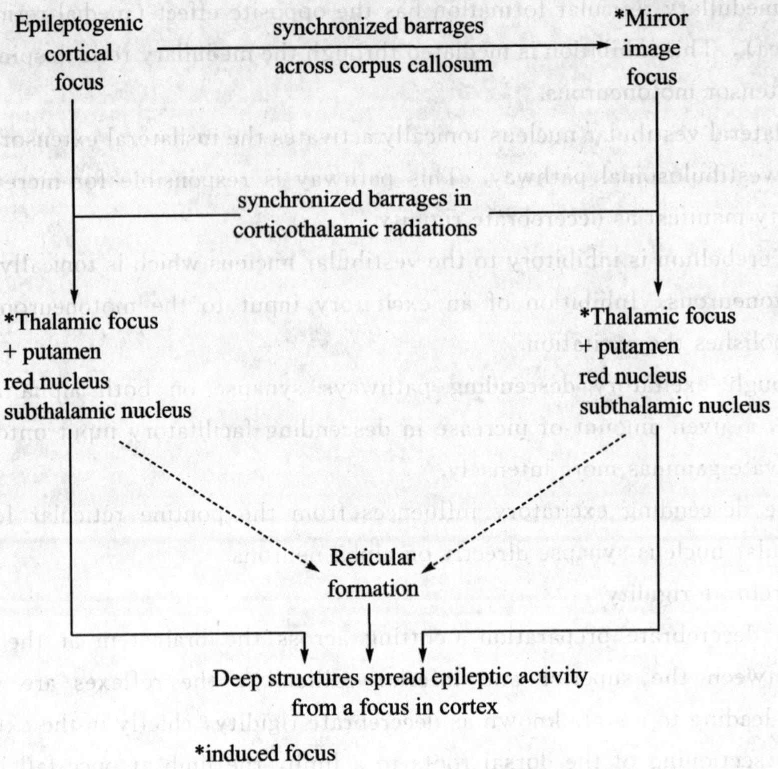

Ⅵ. Locomotion

Descending control mentioned above is also involved in locomotion. Here a tonic descending message is translated into a rhythmic or periodic locomotor output.

A. Locomotion is controlled by a central program.

1. A central program is the expression of a neural circuit that produces a particular pattern of motor output which does not require afferent feedback for its essential pattern or maintenance.

2. The central program is located in the spinal cord.

B. The central program is modulated by descending influence.

1. Neurons giving rise to the rubrospinal tract, the vestibulospinal tract, and the reticulospinal tracts are rhythmically active in phase with locomotor movements.

2. Noradrenergic neurons located in the locus ceruleus and the lower brain system are believed to mediate the actions of the mesencephalic locomotor region to the spinal cord.

C. Ascending information from the spinal cord is sent to higher brain centers during locomotion.

1. Ventral spinocerebellar tract neurons are involved in transmissing a copy of the central program for locomotion to the cerebellum.

2. Dorsal spinocerebellar tract neurons inform the cerebellum about the activity of muscles.

D. Afferent information plays an important role in locomotion.

1. The first role is in switching the motor program from one phase to another.

2. Another major action is to open and close reflex pathways in different parts of a step cycle.

E. The spinal circuitry thus can produce very different types of limb movements depending on two factors:

1. The supraspinal centers that activate the circuitry,

2. The type of afferent feedback that modulates the circuitry.

Ⅶ. Voluntary Movements

A. In man and many other animals, nearly all behavioral activities are carried out by the contractions of skeletal muscles. The major category of muscular actions is those that, because they involve conscious thought and decision, are called voluntary movements.

B. Voluntary movements are in fact related to nervous processes occuring in distinct regions of the cerebral cortex. The motor cortex is the main supraspinal output centers.

C. The motor cortex is somatotopically organized.

D. Sensory input to a cortical region is specifically related to the target of its output.

1. The points where stimuli elicit contractions of a given muscle with the lowest current densities are grouped in arrays oriented perpendicularly to the cortical surface. These columnar arrays in motor cortex are called cortical efferent zones.

2. The topographic relationships between input and output that hold for the stretch reflex also hold for the efferent zones of the motor cortex.

E. Cortical motor cells have different functional properties.

1. Neurons giving rise to pyramidal tract fibers are located in lamina V of the cortex.

2. Rapidly conducting pyramidal tract neurons of Betz tend to fire with transient high frequencies and then adapt more rapidly than do the small, more slowly conducting ones.

F. Corticospinal neurons project to motoneurons and interneurons and to higher brain centers.

1. Individual pyramidal tract neurons send off many collaterals before reaching the spinal cord to keep the relevant portions of the brain informed of the commands that motor centers are sending to the spinal cord. This kind of neural update has been called efferent copy or collateral discharge.

2. A characteristic feature of the connections between the corticospinal tract and the motor neurons is that with successive stimuli they undergo progressive facilitation.

G. Single neurons code for the intended force of voluntary movements.

1. Pyramidal tract neuron output codes for intended force and not intended displacement. The firing rate of cells increases before the onset of movement or before a change in force exerted isometrically.

2. The patterns of discharge of cortical neurons fall into three classes: dynamic, static and mixed.

3. Three features characterize the cells in motor cortex:

a. These neurons change their activity in advance of the motor output,

b. The increase in activity in these neurons depends on the direction of force exerted. Thus individual cells can control the contraction of both flexor and extensor muscles,

c. The change in firing frequency of the neurons is related to the magnitude of the force exerted or to dF/dt, the first derivative of force.

4. The motor cortex, even more obviously than the spinal cord, "thinks" in terms of movements, not muscles.

H. Intended movement requires a preparatory set.

1. The activity of neurons in the basal ganglion and the deep cerebellar nuclei precedes the activity of neurons in the motor cortex.

2. Two distinct bursts of discharge, reflex discharge and intended discharge, occur in the same neurons in response to a instruction. This intended discharge actually produces the intended response to the stimulus. The instruction is thought to put the nervous systems in a specific state or voluntary set.

Autonomic Regulation

Ⅰ. Introduction

A. The autonomic nervous system (ANS) is defined as the efferent pathway to the viscera, including all nerve cells and fibers through which impulses are sent from the central nervous system to glands, smooth muscles and heart, that is, all the efferent fibers in the body except those to the striped (voluntary) muscles.

B. The autonomic nervous system is a visceral afferent and efferent system concerned with the innervation of internal organs, smooth muscles and glands.

C. Most of the autonomic functions are involuntary. This does not mean, however, that all involuntary functions are autonomic. Also, not all autonomic functions are involuntary.

D. For the clinician there is good reason to divide the efferent part of the ANS into two parts: sympathetic and parasympathetic. To a large extent, the efferent components doublly innervate endorgans and are often antagonistic in function. (Fig. 3-3-1, 3-3-2)

E. Both the sympathetic and parasympathetic systems possess pre-and-postganglionic neurons. The autonomic synapse appears to be specialized to ensure a widespread effect of the transmitter. The extensive system of varicosities, the wide synaptic gap, and overlapping axons contribute to this diffuse action.

Ⅱ. Sequence of Events Leading to an Activity in Neuroeffectors

A. All autonomic functions are mediated through the release of transmitter substances. These chemicals can be released either in the ganglia or at the periphery. Two chemical substances are important as autonomic transmitters: acetylcholine (Ach) and noradrenaline (NE).

B. Ach is released at all sympathetic and parasympathetic ganglia. The cholinergic transmission at this level has been called nicotinic. Ach impinges on the postsynaptic membrane (the nerve cells of the ganglion) and a local depolarizing (synaptic) potential is set up. When the synaptic potential reaches a certain amplitude, it triggers the all-or-none activity of the postganglionic neurons.

C. At the end of the postganglionic nerves, substances are secreted by the action potential, which vary according to the system that is being dealt with.

1. Most of the postganglionic sympathetic fibers release NE at the terminals. However, the terminals innervating the sweat glands release Ach. The same is true of the postganglionic sympathetic innervation of the uterus, of the blood vessels of skeletal muscles and of pilomotor muscles.

2. The terminals at the end of all postganglionic parasympathetic fibers and the cholinergic postganglionic sympathetic nerves release Ach. The cholinergic transmission at the periphery has been called muscarinic.

D. NE and Ach are binded at the neuroeffector junctions by adrenergic and Ach receptors, respectively.

1. Adrenergic receptor can be divided into two types, Alpha and Beta receptors.

a. Alpha receptors correspond with the chemically excitable structure at the neuroeffector junctions and are responsible for the contraction of smooth muscles.

b. Beta receptors are mainly related to the generation of relaxation of smooth muscles.

2. Cholinergic receptors are divided into nicotinic and muscarinic receptors.

a. Nicotinic receptors play their role in all the postganglionic membranes.

b. Muscarinic receptors are acting at all the cholinergic neuroeffector junctions.

E. The interaction between the transmitters and their receptors may produce either excitatory or inhibitory junction potentials (EIP or IJP).

F. The junction potentials modulate the myogenic activity, including both the rate and strength of the rhythmic contractions of the smooth and cardiac muscles.

G. The action potential takes on characteristic forms in the different types of cardiac fiber, and these forms reflect the differing ionic conductances involved.

1. In general, there is a sequence of Ca^{2+} and Na^{+} influx, followed by K^{+} efflux, similar to that in skeletal muscle cells.

2. In the pacemaker cells, there are, in addition, slow conductance components which control the slow depolarization and repolarization of the membrane.

3. In the Purkinje fibers and muscle fibers, there is a prolonged plateau of depolarization, which is due to a continued slow inward movement of Ca^{2+} which offsets a persistant K^{+} efflux.

H. The sequence of basic steps in excitation-secretion coupling in glandular activity includes:

1. activation of specific molecular receptors;

2. influx of Ca^{2+};

3. depolarization of the cell membrane by increased conductance and ionic flows of Na^{+} and other ions;

4. exocytosis and release of secretory granules.

Ⅲ. Anatomical Aspects for Autonomic Functions (Fig. 3-3-1, 3-3-2)

A. Characteristic features in organization of autonomic nervous systems.

	1. Sympathetic	2. Parasympathetic
a. location of preganglionic components	lateral horn of T1-12 and L1-3	nuclei of Ⅲ. Ⅶ. Ⅸ and Ⅹ cranial nerves at brain stem; lateral horn of S2-4
b. length of preganglionic fibers	short	long
c. location of ganglia	para or prevertebral	near or within the endorgans
d. length of postganglionic fibers	long	short
e. distribution	extensive and nearly not segregated	limited and fractionated

B. The spinal cord

1. In addition to the preganglionic component, there are some preliminary reflex centers of autonomic functions, namely

a. for micturition,

b. for defecation,

c. for perspiration,

d. for vasoconstriction.

2. The major path for rostral influence on the spinal cord is the mostly uncrossed reticulospinal path.

C. The brain stem

Aside from descending pathways, there are various "centers" of identifiable functions in the brainstem reticular formation for visceral integrations.

1. Circulatory center, including the cardioaccelerator, cardioinhibitor, vasomotor centers (medulla),

2. Respiratory center, including inspiratory, expiratory and pneumotaxic centers.

3. Cough, swallow, sneezing, salivation and vomiting areas where stimulation produces the aforementioned motor effects.

D. The hypothalamus

1. The hypothalamus is formed by a group of nuclei and by relatively scattered cells lying on both sides and on the floor of the third ventricle.

a. The anterior region contains the preoptic, supraoptic and paraventricular nuclei;

b. The middle region has the tuberal nuclei and the lateral nuclear masses;

c. The posterior hypothalamic area contains the posterior hypothalamic and the mammillary nuclei.

2. Hypothalamic nuclei receive a number of projections from different parts of the brain, namely

a. the medial forebrain bundle,

b. the mammillary nuclei; which are connected with the hippocampus via the fornix,

c. the preoptic and anterior hypothalamic nuclei, connected with the amygdala via the stria terminalis,

d. the mammillary peduncle,

e. a number of less-defined connections which connect the hypothalamus with the thalamus, the globus pallidus and the frontal cortex.

3. The hypothalamus sends, in turn, a number of projections to different areas.

a. The most important projection is the one connecting the hypothalamus with the neurohypophysis.

b. The communication between the hypothalamus and the adenohypophysis is made through a portal vascular system.

c. The mammillary tract connects the mammillary nuclei with the anterior thalamic nuclei.

d. The mammillotegmental tract connects the mammillary nuclei with the tegmentum.

e. Autonomic function, which can be influenced by the cortex, hippocampus, thalamus, basal ganglia, cerebellum, and reticular formation, usually occurs by way of the hypothalamus, the major area of the CNS concerned with integration of autonomic function.

E. The limbic system

1. Most authors include in the limbic lobe the following: cingulate gyrus, induseum griseum, hippocampus and dentate gyrus, subiculum, entorhinal area, prepiriform cortex, septal area, olfactory tubercle, and amygdaloid nucleus. Some include the insula and orbitofrontal cortex in this "lobe".

2. The term "limbic system" refers to an even larger aggregate of structures, including the olfactory paths, hypothalamus, anterior thalamic nuclei, tegmentum of the midbrain and even parts of the basal ganglia (as well as the "limbic lobe").

3. Limbic systems of the thalamus are groups of nuclei that project to a wide variety of structures that function in emotional behavioral integration.

Anterior nucleus

Lateral dorsal nucleus

Midline nuclei

Dorsomedial nucleus

Ventral anterior nucleus

4. Papez circuit: Cingulum → hippocampus → fornix → mammillarybody → mammillothalamic tract →anterior thalamic nucleus → cingulum. The major outflow of the limbic system is via the medial forebrain bundle and the fasciculus retroflexus, both leading

to pituitary, autonomic and reticulospinal centers.

Ⅳ. Autonomic Reflexes (Fig. 3-3-3)

A. The spinal autonomic reflexes.

1. The simplest autonomic reflex arc has at least two synapses in the gray matter of the spinal cord and one synapse in the ganglion between preganglionic neuron and postganglionic neuron.

2. The visceral and the somatic afferents are connected with autonomic and somatic afferents at the segmental level of the spinal cord.

a. Intestino-intestinal reflex: The sympathetic afferents to the intestine are also excited by the visceral afferents from the intestine itself.

b. Viscero-somatic reflex: The visceral afferents from the intestines are connected with the motoneurons whose axons innervate the abdominal muscles.

c. Viscero-cutaneous reflex: Visceral afferents of the intestines are connected with the autonomic (sympathetic) afferents to the cutaneous blood vessels.

d. Cutaneo-visceral reflex: The afferents of the thermoreceptors in the skin are connected with the autonomic efferents to the intestine.

B. Reflex regulation of visceral functions.

1. Circulatory reflexes, such as baroreceptor reflex and cardiac accelerator reflex.

2. Digestive reflexes, namely micturition reflex and defecation reflex.

3. Sexul reflexes, ejection reflex.

Ⅴ. Dual Regulation of Visceral Activity (Fig. 3-3-3)

A. Effects of autonomic nervous activity on different body organs.

Organ	Receptor	Sympathetic Response	Parasymathetic Response
1. Smooth muscles of			
a. bronchi	β	Relaxation	Contraction
b. oesophagus	β	Relaxation	Contraction
c. stomach	β	Relaxation	Contraction
2. Detrusor of	β	Relaxation	Contraction
a. urinary bladder	β	Relaxation	Contraction
b. intestine	β	Relaxation	Contraction
3. Uterus	β	Relaxation	—
	(α)	(Contraction, when pregnancy)	—
4. Internal anal sphincter	α	Contraction	Relaxation
5. Trigone and sphincter of urinary bladder	α	Contraction	Relaxation
6. Eye			
a. iris	α	Mydriasis; contraction	Miosis; contraction

continued

Organ	Receptor	Sympathetic Response	Parasymathetic Response
		of dilator pupillae	of constrictor pupillae
b. ciliary	(β)	(Relaxation, for far vision)	(contraction, for near vision)
7. Blood vessels			
a. of abdominal and pelvic viscera	α	Constriction	—
	(β)	(dilation)	—
b. skin and mucosa	α	Constriction	—
c. skeletal muscles	α	Constriction	—
	(β)	(dilation)	—
d. renal	α	Constriction	—
e. external genitalia	α	Constriction	Dilatation (secretion)
f. salivary & lacrimal gland	α	Constriction	Dilatation
g. coronary	(α)	(Constriction)	—
	β	Dilatation	
h. cerebral	α	Constriction (slight)	—
8. Heart			
a. frequency of beat	β	Increased	Reduced
b. conduction of impulse	β	Quickened	Slowed
c. auricular contraction	β	Strengthened	Weakened
d. ventricular contraction	β	Strengthened	—
9. Glands			
a. sweat, apocrine glands, eccrine glands	α	Secretion	—
b. salivary, gastric, intestinal and pancreatic (acini and islets)		Secretion	Secretion
c. liver		Glycogenesis	Secretion
		Secretion	Increased bile flow
d. lacrimal		—	Secretion
e. skin, pilomotor muscle	α	Constriction	—
10. Metabolism	α	Glycogenolysis	—
	β	Rise in blood sugar	—
11. Adipose tissue	β	Lipolysis	—

B. Several general conclusions about the relations between the two divisions

1. Sympathetic system helps the body to cope with challenges from the outside environment and involves stress and emotions (fear and rage); parasympathetic system is more responsible for internal maintenance, such as digestion, defecation, and urination, and is more active during recovery or rest.

2. When an organ is innervated by both systems, they are usually (but not always) opposed to each other in their actions; to prevent the two systems from conflicting, they are usually activated reciprocally; i. e. as activity of one system is enhanced, the other is depressed.

3. Many organs are predominantly controlled by one system or the other; some organs are exclusively controlled by one or the other system.

4. Either system may be stimulatory or inhibitory to a given organ.

Ⅵ. Homeostasis

A. The regulation of body temperature.

1. The organism regulates its core temperature by two main mechanisms: the control of heat production and the control of heat loss.

2. Heat production is regulated by control of the rate of metabolism. Heat lose is controlled by changing the cutaneous circulation and evaporation.

3. Sensors of measuring the temperature are located in the anterior portion of the hypothalamus (warm receptor) and the skin (cold receptor) of the organism.

4. The posterior portion of the hypothalamus controls, in particular, the production and the loss of heat (control center).

B. The regulation of osmolarity (water content) of the extracellular space.

1. In the anterior section of the hypothalamus are specialized neurons, osmoreceptors, very sensitive to changes in the salt concentration or, equivalently, the "water content" of the blood and the surrounding extracellular space.

2. The activity of the osmoreceptors is conducted along their axons to the neurohypophysise of the pituitary to control the release of the antidiuretic hormone (ADH).

3. The concentration of ADH in the blood is a signal to the kidney, concentrating the amount of water to be excreted.

4. The excitation of receptors that monitor the volume of fluid circulating in the pulmonary part of the circulatory system results in a reduction in ADH release from the neurohypophysis.

C. Control of the endocrine glands.

1. Hormones affect organs and have a fundamental influence on physical, sexual and mental development; they enhance the ability of the body to adjust its performance as required and aid in stabilizing certain physiological variables.

2. Releasing hormones (RH) and some inhibitory releasing hormones (IH) are produced by neurons in the hypothalamus and secreted into the hypothalamic portal vessels and pass to the adenohypophsis, to secrete adenohypophyseal hormones.

3. Adenohypohyseal hormones control the production and secretion of hormones by the target endocrine glands.

4. Regulation of the endocrine glands by the hypothalamus takes the form of a control circuit with negative feedback.

Ⅶ. Emotion and Motivation (Fig. 3-3-4)

A. Emotion means the outward expression of the internal state.

1. Emotion is bound up with visceral, sensory, and motor mechanisms relating to appetite, satiety, approach, avoidance, and states relating to cardiac and smooth muscle tension, glandular secretion, to internal feeling states.

2. Emotions are closely related to the state of arousal.

3. The limbic system governs the emotion. The main outflow of the limbic system is into the midbrain periaqueductal gray and white reticular formation, into the reticular activating system.

B. Motivation is thought to intervene between stimuli and complex responses.

1. Motivations are hypothetical brain mechanisms that are thought to determine the intensity and direction of a variety of complex behaviors such as feeding, thirst and sex.

2. Motivational processes can be analyzed in terms of control system, which regulates a controlled variable.

C. Eating behavior is regulated by a variety of signals.

1. One reason it appears that control theory can be applied to feeding behavior is that body weight seems to be controlled by some type of set point system.

2. Food intake has been thought to be under the control of two centers in the hypothalamus.

a. A feeding center: lateral hypothalamus,

b. A satiety center (Glucoreceptor): medial hypothalamus.

3. There are two main sets of regulatory cues for hunger.

a. Short-term cues regulate the size of individual meals.

b. Long-term cues regulate overall body weight.

D. Thirst is regulated by tissue osmolarity and vascular volume.

1. Drinking is controlled by two main physiological variables.

a. Tissue osmolarity: Osmotic stimuli can act directly on osmoreceptor in the hypothalamus.

b. Vascular (fluid) volume: The feedback signals for vascular volume are located in the low-pressure side of the circulation—the right atrium and adjacent walls of the great veins.

E. Intracranial self-stimulation can reinforce behavior.

1. Negative reinforcement: Located in the dorsolateral part of the midbrain, on the lateral margins of the central gray matter, and extending into the ventral-medial thalamus and posterior hypothalamus is a strongly negative reinforcement system.

2. Positive reinforcement: characterizes the entire limbic system. That is stimulation anywhere in the cortical or subcortical limbic structures results in positive reinforcement.

a. The most positive regions include amygdala, hippocampus, septum and related structures, and the hypothalamus, anterior and dorsal.

b. Limbic and hypothalamic stimulation will substitute for external "reward". Thus, reward and punishment are both projecting into the anterior midbrain area, punishment more laterally, reward more medially and ventrally.

Higher Function

Ⅰ. Introduction

A. There remain the phenomenon called, for lack of a better or more precise term, the "higher function" of the nervous system, such as learning, memory, sleeping, dreaming, consciousness, and language.

B. An essential—but not the only part of the nervous system involved in these tasks is the cerebral cortex, the highly phylogenetically newest development.

C. The sole objectively recordable index of the cortex is electrical activity.

Ⅱ. Electrical Activity of the Cerebral Cortex (Fig. 3-4-1, 3-4-2)

A. Cortical function is dynamically related to interactions between large population of neurons. A functional index of the behavior of neuronal ensembles can be achieved by constructing population responses from the individual cell responses probed with microelectrodes.

B. In addition, the summated activity of large groups of neurons can be assessed with macroelectrodes by recording the electrical activity of large groups of neurons.

C. An EEG is a record of fluctuations of electrical activity in the brain recorded from the scalp, which reflects summated postsynaptic potentials in cortical neurons. The EEG recordings can be understood on the basis of a theory called volume conduction.

1. EPSP is associated with an inward current at the subsynaptic membrane and an outward current along the large expanse of the extrasynaptic membrane (Conversely, IPSP).

a. The site of inward current is called the sink, near negative charge;

b. The site of outward current is called the source, near positive charge.

2. The convention adapted for the polarity of extracellular recording is that a negative potential is recorded as a upward deflection; for the intracellular recording negative is downward, positive is upward.

3. The directions of deflection of recorded potentials in response to excitation and inhibition are as follows.

Postsynaptic potential	Extracellular surface recording	
	Synapse in deeper layer	Synapse in superficial layer
Excitatory	Downward	Upward
Inhibitory	Upward	Downward

4. The frequencies of the potentials recorded vary from 1 to 50 Hz and the amplitudes range from 5 to 200μV.

Rhythm	Alpha α	Beta β	Theta θ	Delta δ
Frequency (Hz)	8~13	14~30	4~7	1~3
Amplitude (μV)	20~200	5~20	100~150	20~200
Normal	Awake but inattentive, with eyes closed	Awake and attentive, with eyes open	Drowsiness	Sleep
Pathologic	Coma	Drug	Metabolic disturbance	Destructive lesions

5. The alteration of amplitude and frequency of the EEG potentials is related to the active states of the cortical neurons.

Synchronizing: low frequency and high amplitude.

Desynchronizing: high frequency and low amplitude.

6. The rhythm of the EEG potentials seems to be originated from the activity of the thalamus and the brainstem.

D. The primary evoked potential can be recorded from the cortex or scalp.

1. This potential is due to a change in the ongoing electrical activity of neurons as a result of stimulation of the sensory organs or any part of sensory pathway that lead from the periphery.

2. Primary evoked potentials are time-locked to the stimulus and are specific for the sensory system that evokes them.

3. The initial positive response of the primary evoked potential is a result of excitation in the deeper cortical layers, arising from the ventral posterior lateral nucleus of the thalamus.

4. The later negative response, with long latency, is a result of excitatory input to the superficial cortical layers.

Ⅲ. Anatomical Substrates Related to the Higher Function (Fig. 3-4-3)

A. The reticular formation of the brain stem.

1. In parts of the spinal cord and brainstem, the primitive, diffuse arrangement of neurons, dendrites and axons persists. These regions where no definite structures can be recognized are termed reticular substance.

2. It forms a tangled matrix in which specifically identifiable nuclei and tracts are embedded. Throughout most brainstem regions, a core of reticular substance can be identified.

3. All major pathways through the brainstem appear to give off collaterals to the reticular formation. Information presented to the reticular formation of the medulla by these collaterals is directed primarily to reflex and nonvoluntary activities.

4. Another function is that of cortical arousal—the reticular activating system (RAS)

and that of inhibition of RAS—the reticular inhibitory system (RIS).

5. Reticulospinal fibers descend to lower motoneurons in the cord where they may exert either excitatory or inhibitory influences.

6. The raphe nucleus appears to be able to suppress the RAS.

7. The norepinephrine released from the locus coeruleus appears to have role in memory consolidation.

B. The thalamus

1. Associational systems are groups of nuclei with considerable subcortical connections that project either subcortically or to associational area of the cerebral cortex:

Dorsomedial nucleus

Lateral dorsal nucleus

Lateral posterior nucleus

Pulvinar

2. Diffuse thalamocortical systems are groups of nuclei that do not project to the cortex in a "point-to-point" fashion and that is involved with cerebral alerting (thalamic reticular activating) system. These nuclei affect the cortex primarily through indirect paths via the striatum, rhinencephalon, and other thalamic nuclei:

Nuclei of midline

Intralaminar nuclei

Ventral anterior

Reticular nucleus

C. The Hippocampus

1. Hippocampus is the most expanded component of the ring of archicortex.

2. Hippocampal cells receive information from the outside world, indirect information from visual, auditory and somesthetic relays via thalamic and brainstem projection. These exteroceptive projections terminate on the topmost apical dendritic branches of the hippocampal pyramids.

3. Hippocampal cells also receive information from nearby entorhinal cortex (mesocortex), receiving via junctions attached to the upper two-thirds of the apical dendritic stems.

4. The same hippocampal cells also receive information that is relayed via the hypothalamus, concerned with the state of the internal millieu and from the septum, along the lower parts of the apical dendrites, and from hippocampal commissural fibers in the basal dendrites.

5. It is assumed, by reason of this combination of inputs, that the hippocampal cells can integrate information from the outside world for comparison with information from the interior visceral world.

6. It is by such means that hippocampal pyramidal cells may contribute to decision-making with respect to approach, avoidance, like-dislike, want, don't-want. Such events, internal and external, may not only influence pyramidal cell discharges, but, in the process,

contribute to the subjective experiences and visceral adjustments associated with emotional experience and expression.

7. It has been suggested that the hippocampus (and presumably its outflow via fornix and median forebrain bundle to the frontal-limbic midbrain area) may be necessary for forming new memories.

8. The hippocampus-induced discharges of the locus coeruleus could account for learning, memory, storage and conditioning activities.

D. The cerebral cortex

1. The higher function of nervous system is a function of the cortex as a whole. In addition to the projection areas, the association area, the parts in between the projections areas, are primarily connected to other parts of the cortex and mainly concerned with the higher function of the nervous system.

2. Based on the study of aphasia, the frontal, temporal, parietal and occipital cortex in the left side are concerned with the language.

Ⅳ. Learning and Memory (Fig. 3-4-4)

A. In its most general sense, learning is a process whereby animals and humans modify their behavior as a result of experience. In contrast, memory is the process whereby the learned information is stored and read-out.

B. There are two general types of learning: associative and nonassociative. All forms of associative learning involve the formation of an association between a stimulus and a response, or between two stimuli. Nonassociative learning is a somewhat simpler form of learning that does not involve the obvious formation of an association between a stimulus and a response.

C. Nonassociative learning is the most ubiquitous forms of learning and includes habituation and sensitization.

1. Habituation is the decrease in a behavioral reflex response to a stimulus where the stimulus is repeated and has no noxious effects.

a. Habituation involves a depression of synaptic transmission.

b. Through habituation, animals and humans learn to ignore stimuli that have lost novelty or meaning, thereby freeing them to attend to stimuli that are rewarding or significant for survival.

2. In the type of sensitization or pseudoconditioning learning, there is an increased reflex response to a stimulus that follows a intense or noxious stimulus.

a. Sensitization involves an enhancement of synaptic transmission, including a presynaptic facilitation.

b. Sensitization is a remarkably effective form of learning. It so enhances behavioral response that it can reverse the synaptic and behavioral depression produced by habituation.

D. There are numerous types of associative learning, but only two have been extensively utilized clinically: classical and operant conditioning.

1. The essence of classical conditioning is the paring (or association) of a conditional stimulus (CS) with an unconditional stimulus (UCS).

a. When the CS is repeatedly followed by the UCS, the CS comes to elicit response that resembles he unconditioned response (establishment).

If, after a conditioned response has been established, the CS is repeatedly presented without the UCS, the conditioned response decreases in intensity or probability of occurrence (extinction).

b. If the CS is presented in association with reinforcement on some trials (CS^+) and on other trials, another CS is presented but is never followed by reinforcement (CS^-), if the CS^+ and CS^- are similar in certain respects, the animal will initially show conditioned response to both the CS^+ and CS^- (generalization).

If the animal discriminates between the two stimuli, then after continued training, it will show conditioned responses primarily or exclusively to the CS^+ and no to the CS^- (discrimination).

2. Operant conditioning. or instrumental learning, consists of the formation of an association between a response and a stimulus.

a. Operant conditioning involves behaviors (called operants) that apparently occur spontaneously, or with no recognizable eliciting stimuli. Such behaviors produce favorable changes in the environment (i. e. when they either are rewarded, or result in the removal of noxious stimuli) they tend to increase in probability of occurrence (i. e. the animal repeat them) (reinforcement).

b. Operantly conditioned responses exhibit extinction just as do classically conditioned response. Operant conditioning exhibits stimulus discrimination, as does classical conditioning.

E. Memory has stages. Memory process is time-dependent and is subject to modification when the memory is first formed.

1. Input to the brain is processed into a short term memory store. This information is later transformed by some process into a more permanent long-term store.

2. To complete the mode, a system has been added that functions to search the memory store and to read out the information as demanded by specific tasks.

3. Short-term memory occurs through modulation of the Ca^{2+} current. (Through a series of intermediate steps thought to involve phosphorylation of the K^+ channel. The protein kinase inactivates the voltage-sensitive K^+ current that normally repolarizes the action potential and leads to an increase in duration of the action potential of the sensory neuron.) As a result of being prolonged, each action potential leads to a greater influx of Ca^{2+} and consequently more transmitter is released.

Another possible mechanism for encoding short-term memory is that the information is stored in the form of ongoing neural activity that is maintained by excitatory feedback connections between neurons.

4. Two possibilities exist in the neural basis of long-term memory. First, but not

likely, is the possibility that reverberating circuits may persist. The second possibility is that long-term memory is related to some permanent functional or structural changes in the brain.

5. Memory traces are widely distributed. All parts of the nervous system appear to have the types of plastic properties needed for memory storage. The brain has the capacity to take the remaining limited information, work it over, and reconstruct a relatively good reproduction of the original.

6. The memory process is always undergoing continual change with time. Loss of memory is an early symptom of generalized shrinkage of the cortical gray matter when it occurs in old age or in various forms of dementia.

7. The hippocampus and the temporal lobes are particularly important for human memory, despite the diffuse representation of memory in the central nervous system.

Ⅴ. Sleep-Wake Cycle (Fig. 3－4－5)

A. Sleep is a periodic, recurring process. The sleep-wake cycle is one of the endogenous rhythms of the body that become entrained to the day-night cycle.

B. Two stages of sleep can be recognized.

	Slow-wave sleep, Synchronized Sleep, Non-rapid eye movement sleep (NREM), L-sleep	Fast-wave sleep, Desynchronized Sleep, Rapid eye movement sleep (REM), D-sleep, Paradoxical sleep
EEG	"Delta" wave	"Beta" wave
EOG	No rapid movement	Rapid eye movement
EMG	Relaxes	Some limbs jerk
Pulse rate	Declines	Increases
Respiration rate	Declines	Increases
GI motility	Increases	Ceases
Arousal threshold	Low	High
Dreaming		Higher frequency of dream

C. During a typical night's sleep, the normal person will alterate between periods of REM and NREM sleep, with stage REM recurring at regular intervals five to seven times each night.

D. Several neural mechanisms may be responsible for the sleep-wake cycle.

1. In recent years improved biochemical techniques have led to the discovery of at least three potential sleep-promoting factors: one found in cerebral venous blood, another in cerebrospinal fluid, and a third in brain stem nervous tissue.

2. The reticular activating system activates the cortex and keeps the forebrain awake, and a reduction in this activity results in sleep (passive theory).

3. Somewhere in the caudal brainstem is an area whose activity is needed to induce sleep (active theory).

4. The serotonergic neurons of the Raphe nucleus may be involved in REM sleep.

5. The nucleus of the solitory tract may also be involved in inducing sleep.

An intrinsic pattern of alternating activity between tegmental gigantocellular and locus coeruleus cells may account for the cyclicity of REM and NREM sleep, respectively.

Ⅵ. Consciousness and Language

A. Conscious happenings in the mind—sensations, emotions, voluntary effects, etc, are associated with definite physical events in the brain. The nature of language is limited and shaped by the nature of our sensory-motor apparatus.

B. The association areas of the parietal cortex are involved in processing of verbal information and in processes associated with attention to the spatial aspects of sensory input and perhaps with manipulation of objects in space.

C. The right hemisphere is predominant for visuospatial and synthetic perceptual activities, while the left hemisphere is specialized for logical analytical, and linguistic functions.

D. The left posterior inferior frontal, left posterior superior temporal, and other parts of the cerebral cortex are also involved in the processing of verbal information.

E. The left hemisphere is greatly superior at all expressive and receptive language functions in the split-brain patients so far tested. Right hemisphere has modest abilities to comprehend language, but only a very rudimentary expressive capability.

Part IV

Sensory Action of Special Sense Organs

Vision

Ⅰ. Structure of the Eye (Fig. 4-1-1)

A. Sclera: tough, fiberious, outer layer of eyeball.

Cornea: Continuous with sclera anteriorly. Tightly packed lamellar structure of collagen fibrils gives it transparency and good optical (lens) properties.

B. Choroid: middle layer of eye, highly vascularized.

C. Retina: innermost layer of eye, contains three layers of cells (Fig. 4-1-2).

1. Receptor layer = rods and cones;
2. Bipolar layer (neurons);
3. Ganglion cell layer.

Ganglion cells send axons across retina in "nerve fiber layer" to the optic disk, where the axons emerge posteriorly to form optic nerve.

1. Macula lutea is a central depression in the retina coated with yellow pigment, which contains the fovea centralis—central zone of tightly packed cones providing highest visual acuity.

2. Optic disk: the blind spot has no photoreceptors.

D. Both photoreceptors are differentiated into an inner segment and an outer segment.

1. The inner segment is continuous with the terminal portion of the receptor cell, which forms synaptic contacts with the next neural elements in the retinal pathway.

2. The outer segment contains an elaborate system of stacked membranous discs which greatly increase the total surface area available for pigment. Differing from the cone discs, most of rod discs eventually become separated from the outer membrane and undergo constant renewal.

3. The membranes of the outer segment discs contain the visual photopigments. The pigments molecule are positioned within the disc membranes in such a fashion as to maximize the probability of their interacting with the path of incident light.

E. Ciliary body

1. Ciliary processes secrete aqueous humor.

2. Ciliary muscle adjusts the tension on the zonule fibers which suspend the lens, thus changing its shape to maintain a clearly focused image on the retina.

Ⅱ. Visual Optics

A. Light path: to reach photoreceptors, light has to go through the cornea (major refractive surface), the anterior chamber, the adjustable pupil of the iris, the crystalline lens (adjustable refractive power), the vitreous body, retinal blood vessels, nerve fiber layer, ganglion and bipolar layers and finally to rods and cones where the light is transduced into receptor potentials.

B. Refraction by a lens.

1. A convex bends (refracts) parallel light rays to a focal point. The refractive power of a lens, —i. e. the amount it bends light rays—determines its focal length (F) = distance from lens center to point where parallel light rays are brought to a focus.

A convex lens with a smaller radius of curvature (i. e. thicker) has more refractive power and shorter focal length.

a. Refractive power measured in diopters (D) = reciprocal of the focal length (in meters), e. g. lens with F= 1/3 meters has refractive power=3D.

b. Concave lenses cause parallel light rays to diverge; power measured in negative diopters.

2. Convex lens forms an inverted and reversed image of objects in a focal plane.

An image subtends a visual angle on the focal plane, depending jointly on the size and distance of object.

C. Refraction in the eye

1. The human eye at rest (relaxed for distance vision) has about 66D of refractive power, of which about 2/3 is due to the cornea/air interface with 1/3 contributed by the lens. For ease of discussion the cornea and lens surfaces are combined into a single hypothetical lens (the reduced eye).

a. Emmetropia: when the cornea and lens has a focal length (at rest) = to length of eyeball, so that parallel light rays are in perfect focus on retina.

b. Hyperopia (= far sightedness): when the eye is too short in relation to the focal length of lens and cornea, so image is focused behind retina (i. e. not enough refractive power). The use of glasses with convex lens to aid the refractive power of the eye in shortening the focal distance corrects the defect. (Fig. 4-1-3, right)

c. Myopia (=near sightedness): when the eye is too long in relation to focal length of lens and cornea (too much refractive power). This defect can be corrected by the use of glasses with concave lens so that parallel rays of light are made to diverge slightly before they strike the eye. (Fig. 4-1-3, left)

d. Astigmatism= abnormal curvature of the cornea, some eyes do not have the same corneal curvature along different axes. Astigmatism can be corrected with cylindric lenses placed in such a way that they equalized the refraction in all directions.

2. Since the image formed within a medium is different from that in which the object is usually seen, the focal length on the image side of the lens system is different than the focal length on the object side.

a. This arrangement requires the use of another factor, the nodal points.

b. At the nodal points the angle subtended by the object equals the angle subtended by the image.

c. A useful application of the nodal points is in the determination of the size of an object on the retina.

$$\frac{\text{Image size}}{\text{Object size}}=\frac{\text{Distance of image to nodal point (17mm)}}{\text{Distance of object to nodal point}}$$

3. Accommodation: The lens is able to change its shape when the ciliary muscle contracts. So as to increase its refractive power by 10～20D (in a youthful eye) above the resting power. The process by which the curvature of the lens is increased is called accommodation of the lens for near vision.

a. Mechanism: when ciliary muscle is relaxed (for distance vision) it holds zonule fibers taut, stretching the lens into a thin, flattened shape because the lens substance is malleable and the lens capsule has considerable elasticity.

When ciliary muscle contracts (via parasympathetic postganglionic neurons from ciliary ganglion), ciliary body moved towards lens, releasing tension on zonules → lens balloons out through its natural elasticity, decreases its radius of curvature, and increases its refractive power.

b. When the emmetropic eye accommodates, the increased refractive power will enable the focusing of diverging rays from nearby objects on the retina. If an emmetropic eye accommodates by 8D, light rays emanating from an object 1/8 meter distant will now be in focus. With advancing age the lens losses its youthful elasticity and its ability to increase refractive power during accommodation (= presbyopia). e. g. If lens can only accommodate by 2D (ca. age 50), object nearer than 1/2 meter can not be focused clearly and close work becomes difficult. Corrected by dioptor lenses during near vision (e. g. in bifocal).

c. The "near point" is the closest point of clear focus during maximum accommodation. (increases with age as in b). The "far point" =infinity in emmetropia and hyperopia, less in myopia.

d. The near point recedes throughout life:

at age 8 the near point is about 8cm,

at age 20 10cm,

and at age 50 50cm.

This recession of the near point is due primarily to increasing hardness of the lens substance, with a resulting steady decrease in the degree to which the curvature of the lens can be increased.

D. Near response.

1. When vision is shifted to a nearer object, a triad of events takes place synergistically to bring the object into clear view.

a. Lens accommodates,

b. Pupil constricts, to decrease blur and increase depth of focus,

c. Eye converge: medial recti contract until nearby target is fixated by foveas of both eyes, eliminating double vision.

2. These three components occur in proper proportions for different distances, under the control of a "reflex center" in the midbrain. The relation of convergence to accommodation is slightly flexible, however.

3. Pathways for near response

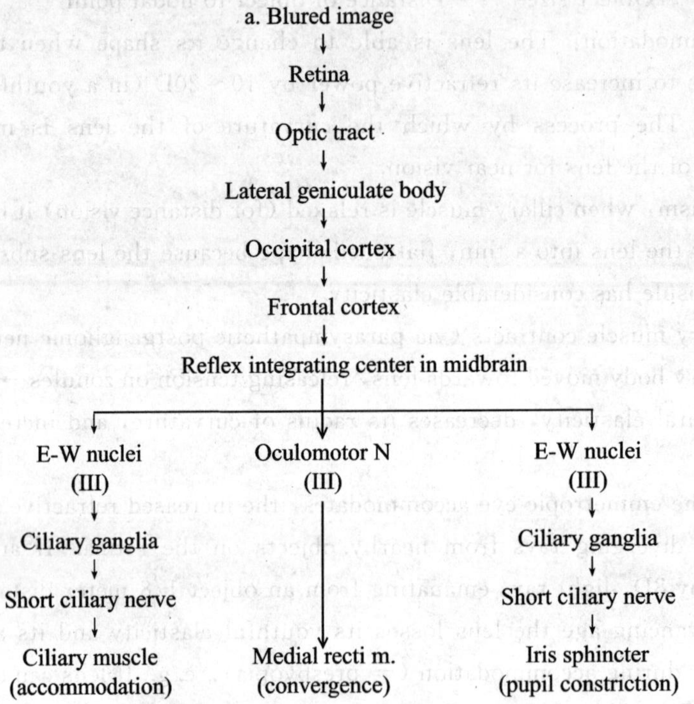

b. Cortical initiation and control is necessary since only visual cortex can register when an object is out of focus or so near as to produce double vision.

c. Note that pupil-constriction-to-light reflex follows a different pathway to Edinger-Westphal E-W), via pretectal nuclei. Also note fibers from either eye project to E-W nuclei on both sides to produce the direct and consensual pupil response.

Ⅲ. Retinal Mechanisms

A. Rods and cones contain light-sensitive "photopigments" in flattened vesicles in their outer segments.

1. Four varieties of pigments (1 rod, 3 cone), each consisting of retinene (vitamin A aldehyde) attached to an opsin protein.

a. Absorption of photon changes retinene from cis to transit disattaches from opsin and change to a colorless compound; i. e, light "bleaches" the pigment of its color. Pigment is resynthesized over a certain time course.

b. Chemical reaction in outer segment is converted to change in receptor membrane potential.

2. Rod photopigment = rhodopsin

a. Absorbs light best at blue-green wavelengths (500nm).

b. Sensitivity curve of human eyes to different wave lengths under dim lighting conditions (scotopic) corresponds exactly to absorption spectrum of rhodopsin. In dim light, only the low threshold rods are operative, eliciting colorless sensation at all wavelengths.

c. Nyctalopia=night blindness: not enough visual pigment synthesized due to vitamin A deficiency.

3. Cone photopigment

a. Three classes of cones, each having a different pigment and making different central connections.

b. Cone pigments have peak sensitivities at wavelengths corresponding to blue (440nm), green (540nm), and yellow-orange (580nm), referred to "blue", "green", and "red" cone systems, respectively.

c. In brightly lit conditions (photopic), cones are the dominant receptor (rods have "saturated" and no longer signal differences in illumination). Photopic sensitivity curve to different wavelengths is determined by composite of 3 cone's spectral sensitivity curves: maximum sensitivity in the green (550nm), i. e. in photopic conditions, green lights appear brightest, and fovea is always most sensitive to green.

4. Purkinje shift

a. The shift in spectral sensitivity of the whole eye (outside the fovea) between scotopic conditions (when rods dominate) and photopic (cones dominant).

b. I. e. with dim backgrounds, blue-green wave lengths are easiest to see (due to rhodopsin absorption spectrum), although producing a colorless sensation; red lights then appear very dark. In photopic conditions retina is more sensitive to longer wavelengths (maximally sensitive to green).

5. Adaptation to light/dark

a. As steady background illumination ↑, more pigment is bleached and receptor potential ↑ momentarily. After several seconds, however, the receptor becomes less sensitive to light (=light adaptation) and further increments of light elicit a smaller response than prior to adaptation.

b. Since this loss of sensitivity is based on bleaching of pigment, recovery of sensitivity upon entering the dark (= dark adaptation) takes place gradually over many minutes as pigments are regenerated.

c. This adapting property enables receptors to respond sensitively to changes in illumination against a wide range of backgrounds, from a dark cave to bright sunlight (brightness range of 10^6). Without adaptation, a receptor which gives a sensitive response to dim lights would be overwhelmed (saturated) by bright light.

d. Rods do not adapt to as bright lights as do cones, but instead "saturate" at medium intensities, leaving the cones to mediate photopic vision.

e. In bright light it is possible to protect the rods from becoming light adapted and insensitive by wearing red goggles with only pass long wavelength light. Absence of blue-green wavelength reduces bleaching of rhodopsin and good night vision is preserved for immediate use, without waiting for rods to dark adapt.

B. Retinal synaptic interactions

1. Basic sequence of activation: receptor (R) → bipolar (B) → ganglion cell (G) → optic nerve.

2. Lateral interactions mediated by horizontal cells (H) and amacrine cells (A).

H cells receive input from receptors in one area and synapse upon B cells at some distance. These lateral connections are antagonist it to the bipolar cell response. If a bipolar cell is excited by light shining directly in front of it, it will be inhibited by a light shining on a distant receptor, via the lateral H cell inhibition.

The B cell's response to light on its receptive field center is antagonized by light falling on its inhibitory surround.

3. Consequences of lateral synaptic interactions

a. B cells have a concentrically organized "on-center, off surround" organization to their receptive fields, as do the G cells (which receive input from B cells). There are also mirror image "of-center, on-surround" G cells.

b. Diffuse lights which stimulate both the receptive field center and antagonistic surround of G cell produce a minimal response therein and, hence, in optic nerve. Brain is not informed about diffuse lights but rather about light-dark boundaries which fall on G cell receptive field and stimulate center and surround differentially.

c. Thus information regarding boundaries border outlines, etc. is preferentially enhanced at G cell level.

d. Lateral inhibition upon B cells by H cells is also a second mechanism by which the retina adapts (maintains its sensitivity) to high levels of background illumination.

e. Accordingly, the perceived brightness of an object is not solely determined by how much light it sheds on the retina but also how bright the surrounding field is.

4. Lateral interactions by amacrine cells

a. "A" cells receive inputs from B cells and project laterally to distant B cells and/or G cells.

b. "A" cells respond selectively to changes in level of illumination and relay this change information to certain G cells.

c. Lateral inhibition makes "A" cell most sensitive to local changes (like a small moving object=bug), at least in amphibians.

5. Receptors, H cells and B cells do not generate spikes, but use graded changes in membrane potentials.

C. Color vision and blindness.

1. The perceived color of any stimulus (=hue) is determined by the relative proportions of excitation among the 3 cone systems.

a. Each distinct hue is associated with a distinct ratio of activity in cone systems,

e. g. white light activates all cones in about equal proportions, yellow (560nm) activates red and green equally, blue much less.

b. Three cone types explain why human color vision is "trichromatic": the entire range of color sensations can be duplicated by adding together 3 "primary" colors and adjusting their intensities.

c. Discovery of 3 cones validated the old Young-Helmholtz theory of color vision which postulated 3 distinct receptor systems having different spectral sensitivities.

2. Opponent process cell

a. In order to identify specific wavelengths, the system must have some way of assessing the relative ratios of activity in 3 cone systems. This is achieved in retina by G cells which "take the difference" between the output of the (red and green) cones. i. e. these G cells are excited by red light (via the red cones) and inhibited by green light (via the green cones). Thus, firing rate in such a red-green G cell encodes the wavelength of the light throughout the red-orange-yellow-green range.

A second system of opponent process cells computes the difference between the blue cone activity and the red cone activity; they encode wavelenghts along a "blue to yellow" axis.

b. Opponent process cells validate Hering's theory of color vision, and explain negative color afterimages, etc.

3. Color blindness

a. Most common types described below are varieties of "red-green" color blindness: difficulty in discriminating among wavelenghts in the red-green range which all appear similar in hue.

b. Dichromates: the more extreme form, lack entirely one of the cone pigments—protanopia= lack the red pigment; Deuteranopia = lack the green pigment. Their spectral sensitivity curves are depressed due to the missing pigments. Thus, the protanope does not see long wavelength reds at all. Since both varieties of dichromates lack the red-green opponent cell system they do poorly at discriminating between hues in this range. They can readily distinguish between blue and the longer wavelenghts, however, since their blue-yellow opponent cells are still working.

c. Color anormalies, less severe form of red-green color blindness, have deficient rather than absent red or green pigment.

—Protanomaly= deficient red pigment.

—Deuteranomaly = deficient green pigment.

These types do not experience hues as intensely as normal in the red-green range and discriminate among them poorly.

D. Light-electricity transduction

1. In the resting or dark state, there is constant leakage of some ion (undoubtedly Na^{+}), which keeps the resting membrane potential measured in photoreceptor cells at a relatively low value (-30mV).

2. At the onset of the light stimulus.

a. The light splits rhodopsin, which is thought to initiate the breakdown of cGMP by activating a phosphodiesterase. The lower concentration of cGMP results in the dephosphorylation of channel proteins and consequent closing of the Na^+ channels.

b. The light seems to increase the release of Ca^{2+} ions, which could flow from within the disc, through the rhodopsin-formed Ca^{2+} channel, into the cytoplasm. The free Ca^{2+} then postulated to bind to the Na^+ channel and thereby block the channel.

3. The closing of Na^+ channel results in decreased Na^+ conductance and a net hyperpolarization.

4. The light-induced receptor hyperpolarization decreases the release of inhibitory transmitter at the receptor-bipolar cell synapse.

5. This disinhibition of the bipolar cell produces an increase in the release of excitatory transmitter at the bipolar-ganglion cell synapse, resulting in excitation of the ganglion cell.

6. Synapses of photoreceptors and bipolar cells do not have a clear threshold for transmitter release, thus retinal synapses demonstrate spontaneous transmitter release.

7. All of the distal cells in the retinal pathway (i. e. photoreceptors, bipolars, and horizontal cells) carry their information without the aid of action potentials.

Ⅳ. Central Visual Pathways

A. Optic chiasma (OC).

1. Achieved by the crossing in the OC of the optic nerve (ON) fibers coming from the nasal half of each retina.

2. Purpose of OC is to bring the two separate "mappings" of the binocular visual field of the two eyes into superimposition and create a single "fused" retinotopic map of visual space in the visual cortex.

B. Lateral geniculate nucleus (LGN).

1. Contains six layers of neurons, upon which the optic tract (OT) fibers terminate.

2. OT fibers from two eyes project to separate LGN layers, three layers for ipsi. eye and three for contra. i. e. LGN cells are driven mainly by lights in one eye only.

C. Visual cortex.

1. Axons of LGN cells=optic radiations (OR) project exclusively to the primary visual cortex.

2. The 6 separate mappings in the LGN converge upon a single retinotopically ordered mapping of the contra half field in area 17.

D. Visual "Association areas" (18 & 19).

1. Area 17 projects to 18 and 19, each of which contains a complete retinotopically-organized map of the contralateral visual half field.

2. Are concerned with further analysis of certain properties of visual stimuli and with eye movement control.

E. Other cortical areas concerned with vision

1. Inferior temporal gyrus: learned associations to visual stimuli. Cells encode complex pattern information.

2. Parietal lobe (angular and supramarginal gyri) required for interpretion certain aspect of visual stimuli.

Ⅴ. Visual Reflexes

A. Pupillary constriction (direct light) reflex.

1. The pupils constrict when the eyes are exposed to bright light and reduce the intensity of light reaching the retina.

2. This involuntary light reflex is in response to direct light stimulation and its pathway is:

a. Retinal ganglion cell axons via the optic nerve, optic chiasma (some fibers decussate). Optic tract, and brachium of superior colliculus (bypassing the lateral geniculate body) to terminate in the pretectum.

b. Interneurons project to the contralateral pretectum via the posterior commissure.

c. Interneurons interact with other interneurons which, in turn, synapse with preganglionic neurons of the oculomotor nerve (arising in the E-W nucleus).

d. These preganglionic neurons project via the IIIrd nerve and synapse in the ciliary ganglion from which postganglionic neurons innervate the constrictor muscle of the iris.

B. Consensual reflex.

1. When only one eye is exposed to bright light, the pupils of both eyes constrict (consensual reflex).

2. This is a result of crossing of some fibers in the optic chiasma and interconnections across the midline of the bilateral pretectum.

C. Pupillary dilatation.

1. The pupils dilate when the eyes are exposed to dim light.

2. Optic pathways act through the reticular formation and descending sympathetic pathways (in the dorsolateral tegmentum of the brainstem and in the anterior half of the cervical spinal cord) to stimulate preganglionic neurons of the sympathetic intermediolateral cell column at C8 and T1 levels.

3. The preganglionic fibers ascend in the sympathetic chain, synapse in the superior cervical ganglion, and postganglionic neurons follow adjacent blood vessels to innervate the dilator muscle of the iris.

4. Interruption of these fibers may result in Horner's syndrome.

D. Corneal reflex.

1. Touching the cornea causes the eyelids to close reflectly.

2. The afferent fibers are in the Vth nerve and the efferent fibers of the reflex arc are in the Ⅶth nerve to the orbicularis muscle.

Ⅵ. Vision in Man

A. Visual acuity.

1. Defined as ability to perceive fine details of patterned visual stimuli.

2. Depends on quality of eye's optical system, retinal position, illumination level, central pathway integrity, oculomotor system integrity, etc.

3. Commonly tested by reading letters of graded size, the Snellen Test. Based on a "normal" visual acuity defined as ability to read block letters 5 minutes of visual angle in height, with line widths equal to one minute. (Fig. 4-1-4)

4. Acuity is far superior at the fovea and falls off rapidly in the peripheral retina.

5. Fovea contains only cones, slender and tightly packed giving fine "grain" to receptor surface. Intercone distance is somewhat less than one minute at fovea, corresponding roughly to letter-reading acuity.

6. At fovea each cone has its "private line", connecting with one bipolar and one ganglion cell, thus preserving the fine grain centrally. In contrast, in peripheral retina there is extensive convergence of many receptors (rods and cones) upon bipolars and ganglion cells.

7. Since cones are less sensitive to light than rods, full foveal acuity requires good illumination (photopic conditions).

B. Visual fields.

1. The visual field seen by an individual eye is not circular because it is cut off medially by the nose and above and below by the orbital ridges.

2. When the foveas of the two eyes are accurately fixated upon a target, the central portion of visual space is seen by both eyes (binocular field) while a temporal fringe of each eye's field is only monocular.

C. Corresponding points and binocular fusion.

1. Corresponding points are pairs of points, one on each retina, which, when stimulated with the same visual object, give rise to a single fused percept (binocular single vision), i. e. pairs of corresponding retinal points send their projections (via LGN) to exactly the same point on the cortical "map" of the contra visual field and synapse there upon the same neurons. Area 17 neurons are thus binocularly driven by stimuli upon the appropriate pair of corresponding points. This convergence of fibers from corresponding points of the two eyes upon single elements of the cortical map is the neurological basis of binocular fusion and single vision.

2. If different optical images fall on corresponding points they will be seen as superimposed and will alternately be suppressed (binocular rivalry). If the same optical image falls on non-corresponding points in the two eyes the object will be seen double (diplopia).

D. Diplopia and the near reflex.

1. If the two eyes are in proper alignment with each other, the image of an object being fixated will fall upon the two foveae and will be fused perceptually. Other stimuli lying at the

same "depth of field" will also stimulate pairs of corresponding points and generate single percepts.

2. The "near reflex" system maintains binocular fixation and perceptual fusion of the target stimulus. If the target being fixated moves nearer, the resulting diplopia is registered in the occipital cortex and the ocular convergence reflex is elicited until the target is again falling upon the two foveae and diplopia is eliminated.

E. Positive after image and critical fusion frequency.

1. If the gaze is directed to a light for a moment and the eyes then closed, an image of the light slowly floats into view and then gradually fades.

2. When the retina is stimulated intermittently by a series of light flashes, a characteristic flickering is experienced when the periodic stimulation reaches a certain frequency.

3. Upon further increasing the frequency, fusion results and the flickering is replaced by a continuous sensation. The lowest frequency of inducing continuous sensation is called critical fusion frequency.

4. The critical fusion frequency is directly proportional to the logarithm of the light intensity.

F. Depth perception.

1. The most precise and accurate means for localizing objects in space utilizes the images seen simultaneously by both eyes, called stereopsis or solid vision.

2. Based on the fact that visual cortex on one side receives input from the contralateral nasal hemiretina and the ipsilateral temporal hemiretina, and the presence of an interhemispheric link through the corpus callosum, the sole basis for stereopsis is the horizontal disparity between the two hemiretinal images; the horizontal disparities between the two hemiretinas viewing the same visual field obtain the cue of depth and, in turn, the processing in the neurons of the visual pathways lead to depth perception.

G. Binocular vision (Fig. 4-1-5).

1. The same points in the field of vision common to the two eyes must be focused on corresponding points in the two retinas. The simultaneous movement of both eyes in the same direction is called conjugate movement (convergence is a disconjugate movement, when the eyes look at a close up vision together).

2. The oculomotor system regulates these movements and comprises four subdivisions.

a. The saccadic system (search for visual targets): the movement is a small rapid jerk called a saccade. Saccades search the visual field, move the visual image over the receptors and prevent adaptation. Saccades are the fastest movement in the body.

b. The smooth pursuit system (tracking of visual objects) are smooth movements causing the eye to follow objects in the visual fields.

c. The vestibular system (compensation for head movements): if a stationary visual object is focused on the fovea and the head is moved, the eyes must be moved an equal distance for the object to remain focused on the fovea (i. e. if the head moves down, the eyes must move up).

d. The convergence system (convergence): used to track a visual object in depth through the visual field by turning the eyes inward as the object gets closer and outward as it moves away.

3. The four movements appear to be controlled by separate neurologic system, yet they cooperate in all movements.

Hearing

Ⅰ. Physical Properties of Sound Waves

A. Vibrating objects displace molecules in an elastic medium, creating waves of compression followed by rarefaction.

1. Sound wave—the progression of these displacements through space. For vibrating objects the wave consists of sequential compressions and rarefactions moving through space at velocity characteristic of medium. A pressure gauge registers alternating increments above and decrements below the ambient pressure.

2. Frequency of a sound = number of compression/rarefaction waves per unit time, measured in "Hertz" (Hz=cycles per second).

3. Amplitude of sound wave = the energy or pressure imparted to the particle displacements.

a. Amplitudes of sounds are expressed in a special scale, decibels (dB). The dB scale gives the intensity (energy) of one sound in relation to that of another sound (usually a reference standard).

b. A dB is defined as follows:

$1dB = 20 \log pt/pr$

Where pt is the test pressure and pr is the reference pressure (2×10^{-4} dynes/cm).

c. The pr in the equation above is that sound pressure which is required to make a sound 3 000Hz (Human hearing is most acute near this frequency) just audible.

d. A pt 1 000 times louder than the pr (pt=1 000pr) would have a pressure level 1 000 times greater, and would be a sound of 60dB ($dB=20 \log pt/pr=20 \log 1\,000=60$).

B. Types of sound waves.

1. Pure tone=sinusoidal pressure change above and below the ambient level.

2. Noise=pressure change random in frequency and amplitude.

3. Click=a very sharp pressure change lasting some 1~2 ms.

4. Speech=a complex sequence of abrupt transients (e. g. the constants "sp") and near sinusoids (e. g. the vowel "ee") in a word like "speech".

Ⅱ. Structure of the Ear (Fig. 4-2-1)

A. The external ear.

1. In many mammals the pinnae collect sound waves, and can be moved, so as to be in

the optimum position.

2. The external canal conducts the waves to the eardrum, which can move in and out as the pressure just outside it goes up and down.

B. The middle ear.

1. The three, small bone ossicles at the middle ear, the hammer, the anvil and the stirrup, function as a lever system linking the inner side of the ear drum to the liquid-filled inner ear at the oval window.

2. The position of the join and the bearing on the system are such that displacements at the oval window are about one-third of the displacements at the tympanic membrane.

3. The force at the oval window is spread over an area of 3.2 mm^2 whereas that at the tympanic membrane is spread over an area of 65 mm^2, the pressure changes on the liquid just inside the oval window are therefore 20 times greater than the air pressure changes outside the eardrum.

4. The lever system, has two small muscles as associated with it.

a. The tensor tympani keeps the tympanic membrane taut.

b. The stapedius has a similar action on the membrane of the oval window.

5. The Eustachian tube

a. The tube connects the middle ear to the nasopharynx, normally closing by a valve system.

b. Opening by swallowing and yawning equalizes the pressure in the middle ear and prevents bursting of the eardrum during the changes in the external atmosphere pressure.

C. The inner ear (Cochlea)(Fig. 4-2-2).

1. The inner ear cochlea has the shape of a snail shell (helix) and is connected to the middle ear by two windows, the oval window and the round window.

2. The cochlea has two membranes which divide the helicoidal tube in three compartments.

a. Reissner's membrane is slanted across the cochlea to form two compartments—the scala vestibuli and the scala media (cochlea duct).

b. Another, more important membrane is the basilar membrane, which separates the scala media from the scala tympani.

3. The basilar membrane, which is graded in width and stiffness, has a ridge of specialized epithelial cells—the organ of Corti, where the auditory receptors are located.

a. The organ of Corti is formed of a group of cells (receptors) and various supporting cells.

b. The top of the hair cells, facing the scala media, has small hairs or cilia, and is covered by (or in contact with) a stout structure, the tectorial membrane.

c. Upon the base of the hair cells, sensory nerve endings from the Ⅷ nerve terminated, whose cell body is located in the spiral ganglion within the modiolus.

4. The cochlea is filled with endolyph and perilymph fluids.

a. The scala media, the central compartment, cochlear duct, which contains the hair cell receptors is filled with endolymph.

b. The inner tunnel bounded below by the basilar membrane and above by the inner and outer pillar cells is filled with perilymph.

c. Surrounding the cochlear duct are perilymph filled compartments, the scala vestibuli and tympani.

Ⅲ. Auditory Mechanics

A. There are three stages in the transmission of the mechanical energy from the air to the receptors.

1. The first is concerned with the transmission of the energy in the form of sound wave in air in the external ear.

2. In the second stage, the energy is transmitted by a lever system in the middle ear.

3. In the last stage the energy is transmitted primarily through water and this takes place in the cochlea.

B. Normal conduction of sound waves to inner ear via eardrum and vibration chain of ossicles is termed ossicular conduction. Define also air conduction and bone conduction, the latter operating when the skull is vibrated with a tuning fork.

C. Sound conduction during the first two stages.

1. Dimensions of outer ear cavity are such that speech frequencies upon reaching the tympanic membrane are boosted (by resonance) some 10 db above their amplitude at entrance to the ear canal.

2. Inward motion of eardrum produces inward motion of stapes footplate against the oval window. Drum to oval window area ratio is 20 : 1; this optimizes energy transfer from air wave to inner ear fluid wave.

3. The force of the thrust at the oval windows is three times that at the eardrum since the displacement ratio of the oval window to the eardrum is 1 : 3.

D. Sound transmission at the inner ear.

1. Whenever a pressure wave peak hits the membrane covering the oval window, the fluid moves since the membrane covering the round window is displaced toward the middle ear.

2. The pressure change is then transmitted to the scala vestibuli and the scala media. This action displaces both Reissner's and the basilar membrane.

3. High frequency waves would spread along the cochlea for shorter distance than low frequency ones since the liquid in the cochlea has mass and hence, by its inertia, opposes the displacement due to pressure change.

4. Because of its stiffness, basilar membrane moves in travelling waves when pressure pulses are applied to scala vestibuli.

5. Frequency with which stapes moves in and out determines where travelling wave of the basilar membrane and cochlear fluid will peak.

a. Low frequencies cause maximum displacement of basilar membrane and hence maximum hair cell activation at apex of cochlea (far from oval window).

b. Progressively higher frequencies have peaks progressively closer to the base (near oval window).

6. A faint sound barely moves the basilar membrane, and progressively louder sounds activate increasingly large numbers of hair cells.

7. As the basilar membrane moves, a net shearing force is produced upon the microvilli of the hair cells since the tectorial membrane does not move to the same degree.

Ⅳ. Cochlear Mechanisms

A. Hair cell deformation and basilar membrane displacement lead to the production of an electrical potential. If this potential attains a certain magnitude, it may depolarize the nerve endings of the first-order neurons. Once this is accomplished, a generator-like potential develops in the nerve ending. Again, if this potential is of enough amplitude, it may trigger the all-or-none mechanism of the sensory axons.

Furthermore, transmission of activity between the cells of Corti and the nerve endings of the first-order neurons of the Ⅷ nerve may be chemical as in ordinary synapses.

B. The endolymphatic potential.

1. The scala media is found to be around 100 mV positive with respect to the scala vestibuli (as well as the scala tympani). The inside of Reissner's membrane is 30 mV negative to the scala vestibuli (and the scala tympani).

2. Hence current normally flows between these compartments and across hair cells. This may represent a mechanism for increasing receptor activity.

3. Endolymphatic potential is oxygen-dependent and cannot be explained in terms of ionic concentration differences across Reissner's membrane.

C. Cochlear microphonic potential (Fig. 4-2-3).

1. When basilar membrane moves, the hairs are bent and resistance of hair cell thus changes by E=IR rule, current flow correspondingly changes.

2. The resulting change in current flow can be detected by an electrode on nearby temporal bone; this is the cochlear microphonic potential (appeared between the scala media and the scala tympani), a voltage fluctuating with the incoming sound waveform as if the ear were a microphone.

3. The potential is thought to be only a physical by-product of events occurring in the inner ear which lead to the generation of the sensory impulses.

4. Increasing negativity of the scala media during microphonic potential is thought to cause an outward current in the hair cell membrane and this in turn generates impulses in the cochlear nerve.

D. Discharges in the auditory nerve fibers.

1. If the displacement of the cochlear partition and the associated microphonic potentials are direct precursors of the excitation of the receptors, the pattern of varying amplitude with distance from the oval window would to be reflected in the behavior of the primary receptor

units.

2. A single auditory fibers respond to only a stricted range of the sounds: separate fiber populations are responsible for different frequencies; fibers arising from the base of the cochlea have response areas for high frequency tones, etc.

3. The greater the intensity of a sound, the greater the length of the membrane in which receptors will be excited. Hence the number of fiber units active increases as the intensity increases.

Ⅴ. Auditory Central Pathways (Fig. 4-2-4)

A. Be able to reproduce the following sequence of nuclei and pathways: spiral ganglion in cochlea→Ⅷ nerve → cochlear nuclei in medulla (dorsal, ventral) →superior olive nuclei of both side (some via trapezoid body) → lateral lemniscus →inferior colliculus → medial geniculate of thalamus—superior surface of temporal lobe.

1. Note where synapses occur.

2. Note each ear projects to both sides of brainstem and cortex via multiple commissures mainly via trapezoid body (medulla), at inferior colliculus (midbrain), and in corpus callosum.

B. Auditory input also projects into reticular formation, from which projections go (Fig. 4-2-4):

1. Up to cerebral cortex.

2. Out to brainstem reflex centers, e. g. to motor nucleus of V for tensor tympani muscle and to motor nucleus of Ⅶ for stapedius.

C. The descending, or efferent auditory path originates in the afferent nuclei named above (including cortex), terminates here and there en route, and converges upon the cochlear hair cells via the olivocochlear bundle.

Ⅵ. Hearing in Man

A. Auditory acuity.

1. Threshold: Absolute threshold of audibility is the smallest intensity of sound required to produce a hearing sensation.

a. Sound frequencies audible to human range from 20 to 20 000 Hz. Conventional speech involves frequencies between 1000～5 000 Hz at intensities around 50～70dB.

b. The physical intensity (sound pressure level) of a threshold sound varies considerably with its frequency. The average ear is most sensitive to frequencies between 1 000 ～ 4 000 Hz.

c. A very intense sound is not only heard, but also felt by the ear (threshold of feeling).

d. The minimum perceptible difference (absolute difference threshold) is, for most subjects, around 3Hz. Auditory acuity for intensity difference is poorer than for frequency.

B. Auditory sensations

1. Pitch, a perceptual quality of sensation related to the frequency of the sound waves.

a. Pitch of a sound is largely determined by the frequency of the sound waves, depending somewhat on the intensity.

b. The ability to discriminate between two tones differing in frequency (i. e. pitch discrimination) is very good at low frequencies (<1 000 Hz) and increases progressively for higher tones.

c. One sound can "mask" another more effectively if it has a similar pitch.

2. Loudness, the perceived intensity of a sound.

a. Loudness is largely determined by the amplitude (sound pressure level, energy) of a sound, although some frequencies sound louder than others.

b. Perceived loudness increases lawfully (as a power function of the applied stimulus intensity).

3. Quality, a perceptual quality of sensation related to the form of sound waves. It may depend on both the intensity and the frequency of the fundamental components.

4. Auditory fatigue, a transient loss of hearing sensitivity when the ear be subjected to prolonged loud sounds.

a. The fatigue is binaural.

b. The fatigue is probably central.

C. Localization of the position of a sound source in space is achieved by a comparison in the CNS of the arrival times (and/or intensities) of the signals elicited in the two ears by the sound.

1. E. g. a sound directly in front of the head activates the two ears simultaneously and with equal intensity.

2. A sound located to one side activates the nearest ear first and with greatest intensity.

3. Auditory neurons in the brainstem make precise comparisons of time and intensity differences between signals coming from two ears and thus compute its spatial position.

Ⅶ. Coding of Auditory Information

A. Labelled lines (coding by place).

1. As indicated above, stimulus frequency determines locus of maximum displacement of basilar membrane which in turn determines which Ⅷ nerve fibers will be activated. This "place" of activation largely determines the pitch that is perceived.

2. Pitch information is thus conveyed via labelled lines for different pitches. There are frequency specific neurons, arranged topographically, at each level of the auditory pathway.

B. Volley principle (coding by neuron firing rate).

1. At lower stimulus frequencies (<3 000Hz), the neurons may discharge in synchrony with the cochlear pressure wave, either one impulse/wave or an impulse at a particular phase of the sound wave.

2. Even if a neuron "misses" firing on some or even most cycles, a number of neurons could in principle "take turns" firing and convey an accurate pulse code to higher brain centers.

3. This volleying rate or pattern of the nerve fiber provides an alternate code for pitch information which may used by the CNS in certain circumstances.

4. In particular, the volleying rate of auditory neurons provides essential information for the perception of pitch of human voices.

C. Hemispheric specialization.

1. In most right-handed individuals the left cerebral hemisphere contains the appropriate neural "decoding mechanisms" for understanding speech messages.

Speech comprehension by the right hemisphere is much more rudimentary.

2. Although the auditory pathways are bilateral there is a slight contralateral predominance.

D. "Feature detector" neurons.

1. In the monkey auditory cortex are found cells which respond not to a simple pitch but to a complex sound pattern that is meaningful to the animal, such as a species-specific call.

2. These "call detector" cells may be highly specific. Different species are equipped with specialized "croak detectors", " song detectors" .

E. Sound localization.

1. Cells of the medial superior olivary nucleus respond only for specific values of inter-aural time delay or intensity ratios.

2. This place coding at spatial position is relayed to the: inferior colliculus and ultimately to cortex.

Ⅷ. Hearing Tests

A. Tuning fork.

1. All depend on the fact that normal ear is more sensitive to a faint stimulus delivered via ossicular conduction than via bone conduction

2. Weber Test delivers vibration via bone conduction, by passing the ossicular chain. A conduction deaf ear will hear this as louder than does normal ear, since normal is masked by environmental sound.

B. Audiometer.

1. Consists of pure tone oscillator and earphones.

2. Measures minimum sound energy necessary to obtain a threshold-level sensation over a range of selected frequencies (25～4 000Hz, the speech range).

3. An audiometer plots patient's hearing threshold relative to a standard "normal" threshold energy at each tested frequency. If a more intense than "normal" tone e.g. by 20 dB is required before the patient can hear it, he is said to have a hearing loss of 20 dB at that frequency.

4. Audiogram for conductive deafness: typically a "flat loss", similar across all frequencies.

5. Audiogram for sensory-neural deafness: typically a selective loss of sensitivity to higher frequencies, the most vulnerable portion of the basilar membrane.

C. Other tests are "subjective", i. e. require cooperation from testee, "objective" tests measure auditory reflexes or electrophysiological events time-locked to the stimulus.

Sense of Balance

Ⅰ. Functional Anatomy of Labyrinth (Fig. 4-3-1)

A. The labyrinth is made up of two parts: the bony labyrinth and the membranous labyrinth.

B. The spaces occupied by the membranous labyrinth are filled with endolymph. The membranous labyrinth is separated from the bony labyrinth by the perilymph.

C. Located in the membranous labyrinth are the vestibular hair cells. The vestibular labyrinth consists of two otolith organs—the utricle and the saccule and three semicircular ducts. The sensory receptor cells in each of these structures respond to acceleration of the head, or to acceleration due to gravity.

D. The utricle encloses the otoliths lying against the projecting filaments of the hair cells.

1. The hair cell receptors here are activated by the weight of the otoliths and so provide information as to the orientation of the head with respect to gravity; they are also activated by linear acceleration.

The saccule, which also contains otoliths, is perhaps also concerned with signaling the position of the head in space.

2. Neurons supplying the utricle and saccule have higher rates of spontaneous discharges.

3. Otolith organs thus signal the resting position or steady-state tilt of the head, giving a tonic output as a function of the direction of the gravitational vector.

E. The semicircular canals lie in three planes at right angles to each other.

1. Each canal contains a cupula, which consists of hair cells. When the head is rotated, the endolymph in the canals, owing to its inertia, lags behind; the cupula is dragged through the endolymph and thus displaced and distorted.

2. Neurons supplying the canals have low level of spontaneous activity.

3. Canal receptors give phasic responses to turnings of the head, signaling the initial acceleration and terminal deceleration but not steady-state angular velocity.

Ⅱ. Sensory Transducers (Fig. 4-3-2)

A. Hair cells: are the actual receptor cells transducing mechanical displacement into membrane potential changes (Fig. 4-3-2).

1. Located in the sensory epithelium in the ampulla of each semicircular canal, and in the macula of each otolith organ.

2. Comprise two types, Ⅰ and Ⅱ, both with a singal, long kinocilium on one side and

many, short stereocilia.

3. Hair cell is excited (depolarized) by bending in the direction of kinocilium, hyperpolarized by beding in opposite direction; thus every hair cell has a sensitive axis and excitatory direction.

4. Innervated by afferents and efferents with chemical synapses; efferents are inhibitory. There is continual spontaneous firing of afferents. Excitation of hair cell produces increased firing rate in vestibular neuron.

B. Cupula: the hairs of these hair cells project into the endolymph as a dome-shaped collagenous body, the cupula. The cilia of hair cells are embedded in the gelatinous cupula and are bent when cupula is displaced.

1. Otolith organs depend mainly, for their tonic tilt signaling, on solid crystalline weights, statoconia or otoconia, attached to cupula.

a. Gravitational or other acceleration apply force to these weights which causes displacement of cupula and hair cell bending.

b. Pattern of hair cell bending is interpreted by brain as tonic head position.

2. Semicircular canal receptors are stimulated by fluid flow which displaces cupula.

a. Consider the right horizontal canal for instance:

(1) Rotation of the head to the right induces relative movement of endolymph fluid in the canal to left, thus bending the cupula (and hairs) to the left (toward the utricle). Most hair cells of horizontal canals are polarized so that bending toward utricle is excitatory.

(2) With continued rotation, the fluid velocity approaches that of the head, force on cupula is reduced, and cupula is restored by its elasticity to original resting position. Receptor ceases excitation.

(3) When rotation stops, inertia of moving fluid now displaces cupula to right, inhibiting the receptor (but exciting the receptors in left horizontal canal).

Results in post-rotatory vestibular effects until fluid movement ceases.

b. Excitatory direction for the anterior (=superior) canal is nose down, for posterior canal nose up.

c. Thus, acceleration around any axis is encoded by a specific ratio of excitation/inhibition among the canals.

d. The superior and posterior canals on one side work synergistically for tilting the head to the right or left and work reciprocally for nose up or nose down.

e. The right and left horizontal canals always work reciprocally.

Ⅲ. Central Connections of the Vestibular Labyrinth

A. Vestibular ganglion cells are bipolar.

1. The peripheral process innervates the hair cells.

2. The central process runs along with the cochlear fibers of the Ⅷ nerve to terminate in the brain stem.

B. Vestibular branch of Ⅷ also includes efferents from the brainstem to the hair cells, exerting inhibitory effects.

C. Vestibular nuclei are large, integrating centers, not just stations.

1. Lateral (=Deiter's) nucleus sends a fast descending tract ipsilaterally to the spinal gray to influence motoneuron activity.

2. Superior vestibular nucleus is the main origin of the ascending pathway, via medial longitudinal fasciculus (MLF), for influencing eye movement.

3. Medial nucleus and inferior nucleus have connections with cerebellum (flocculo-nodullar lobe), reticular formation, descending MLF, and elsewhere. Poorly defined projection to superior temporal gyrus, just posterior to auditory cortex.

D. The motion of the head affects both sides of the vestibular apparatus, so there must be extensive interaction in the CNS between the inputs arising from both labyrinths.

E. Much of the input carried centrally via the vestibular division is purely afferent in nature; the input is used to mediate a variety of reflexes but much of it never reaches consciousness.

F. Information from the vestibular apparatus serves two purposes:

1. It controls the muscles that move the eyes so that in spite of changes in head position, the eyes remain fixed on the same point.

2. The formation is used in reflex mechanism to maintain the upright posture.

Ⅳ. Effects of Vestibular Stimulation

A. Eye movements

1. Stimulation of one vestibular nerve causes slow primary deviation of eyes to the other side followed by fast return toward the stimulated side.

a. With continued stimulation, movements are repeated rhythmically (nystagmus).

b. By convention the direction of the nystagmus is labelled as that of the fast phase.

c. What turns on the fast phase is not known but presumably central, probably in reticular formation; it is neither a fixed spike frequency of slow phase command nor a proprioceptive reflex.

2. When the head is rotated to right, the right horizontal canal receptors are excited, which also results in slow eye deviation to the left (Doll's eye movements).

a. This reflex pathway, which tends to keep the eyes aligned despite head movements, is a three neuron chain; vestibular nerve-vestibular nucleus, axon sent to MLF-oculomotor nuclei (Ⅲ and Ⅵ for horizontal eye movements).

b. If head rotation continues, the alternation slow/fast nystagmus pattern continues even after endolymph velocity approaches head velocity due to visual input to vestibular nucleus neurons sustaining their activity.

c. When head rotation ceases, the postrotatory nystagmus is in the opposite direction.

3. Nystagmus to the right is produced by several types of excitatory stimuli on the right (conversely, to the left side) (Fig. 4-3-3).

a. Nerve stimulation or irritation.

b. Head rotation to right.

c. Cessation of rotation to left.

d. Hot water in right ear.

B. Postural reflexes

1. The reflex mechanisms governing the orientation of the head in space, the position of the head in relation to the trunk and appropriate adjustments of limb and eye to the position of the head are called into action by afferent impulses discharged from receptors situated in

a. the vestibular apparatus,

b. the neck muscles,

c. the retina,

d. the body wall or limb muscles.

2. The postural reflexes are classed into two main groups, static and kinetic.

a. Static reflexes. These are general and local. The general static reactions are the righting reactions and the stato-tonic reflexes. The general static reflexes are called into play by the deviation of the head from its usual position in space (stimulation of receptors of utricle) or in relation to the trunk (stimulation of neck muscle receptors).

b. Kinetic (stato-kinetic or accelerator) reflexes. The actual movements of the head bring these reflexes into action (stimulation of receptors in semicircular canals or utricle).

3. The righting reflexes bringing the body into its normal posture after it has been displaced from it in some way is one of the general static reflexes.

a. The reflexes occur in a particular sequence, i. e. there is a chain of righting reflexes leading to final posture.

b. In the first stage, signals from the vestibular organs bring the head into normal position (labyrinthine righting reflexes).

c. This movement of the head changes its position with respect to the rest of the body, an alteration signaled by the receptors in the neck muscle, resulting in movements that bring the trunk into its normal alignment (neck-muscle righting reflexes).

4. Tonic labyrinthine and tonic neck reflexes, influencing the skeletal muscles and thereby maintain the different parts of the body in an attitude appropriate to a given position of the head, is one of the stato-tonic or attitudinal reflexes.

a. The proprioceptors concerned are in the labyrinth (tonic labyrinthine reflexes) and in the neck muscles (tonic neck reflexes).

b. The tonic labyrinthing reflexes exert an influence upon the tone of the extensor muscles which is in the same direction (increase or decrease) in all four limbs. The influence of the neck reflexes, on the other hand, is usually in opposite directions in the fore and hind pairs of limbs.

c. The greatest degree of extensor tone is exerted through the labyrinth mechanism. When the animal is supine the otolith organ is maximally stimulated. Extensor tone diminishes as the angle increases; it is minimal in the prone position when the stimulation of the otolith organ is lowest.

5. The stato-kinetic reflexes are caused by movements.

a. Actually the adequate stimulus for these reflexes is the acceleration above a certain rate angular (rotatory) or linear (progressive), so acceleratory reflexes is a better name.

b. The reflexes are initiated by the labyrinth. e. g. if an animal is rotated clockwise, the head turns counterclockwise relative to the body, and so on.

c. These responses are compensatory—head (and eyes) are moved so that the visual images remain as constant as possible during the movement of the body.

C. Autonomic responses

1. Vertigo: is a sensation of spinning, a strong illusion of movement of environment with respect to self, in direction opposite to slow phase of nystagmus.

2. Autonomic disturbances accompany the vertigo and include nausea, vomiting, pallor, sweating, cardiac and vasomotor changes giving hypotension.

D. Higher function changes

1. Decreased consciousness in some instances.

2. Rarely, seizures can result from vestibular stimulation.

Smell

Ⅰ. Anatomy of Smell

A. Peripheral olfactory receptors are located in small specialized areas of the nasal mucosa referred to as the olfactory epithelium in type (Fig. 4 - 4 - 1).

1. It is usually pseudostratified columnar epithelium in type.

2. It is located specifically on the superior concha, roof of the nasal cavity, and on the superior portion of the nasal septum. The mucosa lies above the path of the major air currents entering the nose so that odorous molecules must diffuse up to the cells or be drawn up by respiratory changes.

B. The receptor cells are modified neurons originally to the CNS itself.

1. They have two processes (bipolar): one passes to the brain to form the olfactory nerve; the other has fine cilia and extends but to the surface of the olfactory mucosa.

2. The mucosal end of the olfactory cell forms a knob called the olfactory vesicle from which larger numbers of olfactory hairs or cilia project into the mucus that coats the inner surface of the nasal cavities. These projecting olfactory hairs are believed to react to odors in the air and then to stimulate the olfactory cells.

3. Spaced among the olfactory cells in the olfactory membrane are many small glands of Bowman that secrete mucus onto the surface of the membrane.

Ⅱ. Physiological Basis for Discrimination of Odors (Fig. 4 - 4 - 2)

A. To be detected, an odorous substance must release molecules that diffuse into the air and pass into the nose to the region of the olfactory mucosa.

B. Molecules dissolve in the layer of mucus over the receptors and form a relation with the receptor that depolarizes the membrane to initiate an action potential in the afferent nerve fiber.

C. Odor discrimination may depend on a larger number of different types of interactions between the odor-substance molecules and receptor sites. Each of receptor sites may be able to interact with many different odor molecules but responds best to a specific molecule.

D. Olfactory discrimination depends not only on action potential patterns generated in the different afferent neurons but varies also with attentiveness. The state of the olfactory mucosa is affected by congestion, hunger, sex and smoking.

Ⅲ. Pathways of Smell

A. The olfactory nerves, bulbs, and striae comprise the most peripheral portion of the olfactory apparatus.

B. Receptor cell's elongated proximal processes, the olfactory nerves pierce the surface of the olfactory bulb to synapse with second order neurons (mitral, tufted, and granule cells).

C. The anterior olfactory nucleus is located in the caudal portion of the bulb and consists of clusters of neurons.

D. The paired olfactory tracts are narrow caudal projections of the bulbs. Each tract bifurcates into lateral, medial, and intermediate striae.

E. The prepiriform cortex is designated as the primary olfactory cortex. Area 28, the parahippocampal gyrus, is considered the secondary olfactory cortex.

Ⅳ. Clinical Significance

A. Anosmia: total or partial loss of smell may be caused by the following factors.

1. The common cold is perhaps the most frequent cause of the loss of smell.

2. Other causes include nasal irritants, ethmoid bone fractures, meningitis, drug intoxications, psychoses, and uncinate fits.

B. Hyperosmia has been associated with hysterias and drug addiction.

C. The subarachnoid space may also become involved in certain infections involving the olfactory system.

Taste

Ⅰ. Anatomy of Taste (Fig. 4-5-1)

A. The specialized receptor organs for the sense of taste consist of about 10 000 taste buds located on the tongue roof of the mouth (palate), tonsillar pillars, pharynx, and larynx.

B. Each taste bud contains upward of 25～40 neuroepithelial taste cells and other less differentiated cells, the sustentacular cells, which act as reserve cells to replenish the taste cells when they die out.

C. The outer tips of the taste cells are arranged around a minute taste pore.

D. From the tips of the taste cells, several microvilli (taste hairs) protrude outward through the taste pore to approach the cavity of the mouth, and are bathed by mouth fluids, and provide the receptor surface for taste.

E. The receptor sites are probably located on the surface of the microvilli; each taste cell can respond to several stimuli, having different sites.

Ⅱ. Mechanism of Stimulation (Fig. 4-5-2)

A. The first step of the mechanism is thought to be a loose binding of ions or individual dissolved molecules that enter the taste pores with specific sites on the receptor cell.

B. The chemical-substance-receptor site combination alters the cell membrane, forming pores through which ions move to change the membrane potential of the cell.

C. The membrane of the receptor cells depolarizes when the cell is chemically stimulated.

D. The proteins on the cell membrane may act to open or close "gates" of the membrane to different types of potential taste stimuli.

Ⅲ. Pathways of Taste

A. Taste nerve fibers interwoven among the taste cells is a branching terminal network of several taste nerve fibers that are stimulated by the taste cells.

B. One receptor cell may be innervated by the nerve fibers of several nerve cells and one nerve fiber may innervate several receptor cells.

C. First-order fibers: taste fibers of the facial (via the chorda tympani), glossopharyngeal, and vagus nerves pass into the medulla and end in the rostral portions of the nucleus solitarius (gustatory nucleus).

D. Second-order fibers have axons which probably ascend as uncrossed fibers in association with the medial lemniscus and reticular formation to their termination in the VPM of the thalamus.

E. Third-order fibers from the VPM pass through the internal capsule and terminate in the postcentral gyrus and possibly in the cortex of the insula and superior temporal gyrus.

Ⅳ. Taste Sensation

A. Taste sensations are divided into 4 basic modalities or groups: sweet, sour, salt, and bitter.

B. Salt and sweet are perceived acutely on the tongue; bitter and sour are perceived most acutely on the palate.

C. Adaptation is rapid (in seconds or minutes).

D. Information is increased by temperature, texture, and odor.

E. The nuance of true taste are the result of transmission via many patterns of afferent impulses in various nerve fibers and of processing in the nuclei of the taste pathways.

F. A decrease in taste sensitivity with age is parallel with a decrease in total number of taste buds after the age of 40.

G. The ability to taste certain chemicals has an hereditary basis. Some people have a taste "blindness" to certain substances that others can taste.

Glossary

absolute refractory period
[ˈæbsəluːt riˈfræktəri ˈpiəriəd]
绝对不应期

The interval in which the arrival of a second stimulus at a muscle fiber or a neuron, too soon after the first, will elicit no response, no matter how intensive the stimulus is.

accommodation
[əkəməˈdeiʃən]
顺应

A rise in threshold transmembrane depolarization required to initiate a spike when depolarization is slow or a subthreshold depolarization is maintained.

action potential
[ˈækʃən pəˈtenʃəl]
动作电位

A stereotyped sequence of depolarization and repolarization of the membrane that occurs, spontaneously, whenever the membrane is depolarized beyond the threshold potential.

adaptation
[ædæpˈteiʃən]
适应

Decline in response, typically measured as frequency of spike discharge, during a maintained stimulus.

adequate stimulus
[ˈædikwit stimjuləs]
适宜刺激

The kind of stimulus that a given receptor normally detects and signals; distinguished from other stimuli that can excite under artificial conditions or cannot excite.

adrenergic neuron
[ˌædrəˈnəːdʒik njuərən]
肾上腺素能神经元

A kind of neuron that releases at its end buttons on stimulation a substance with the properties of adrenaline or noradrenaline.

after-depolarization

['aftə dipouləraisi'zeiʃən]

后去极化

The slower fall at the end of the spike potential; also called negative after-potential.

after-discharge

[ɑ:fə dis'tʃɑ:dʒ]

后放

Continuation of an impulse train following the end of a period of stimulation.

after-hyperpolarization

['ɑ:ftə hai,pəpouləraі'zeiʃən]

后超极化

Following the after-depolarization, the tracing overshoots slightly in the hyperpolarizing direction; it is small but prolonged; also called positive after-potential.

after-potential

['ɑ:ftə pə'tenʃəl]

后电位

Membrane potential following a spike and not yet recovered to resting values; it may be depolarized or hyperpolarized relative to normal, or both in sequence.

all-or-none law (Adrian principle)

[ɔ:l ə nʌn lɔ:] (['eidriən 'prinsəpl])

全或无定律

A characteristic of nerve or muscle action potentials in which a stimulus either evokes the maximum response or is too weak to evoke a response.

analog device

['ænəlɔg di'vais]

模拟装置

A class of communication devices carries intelligence by representing some variable in the input with a corresponding quantity in the output, which varies as some continuous function of the input quantity. A train of nerve impulses usually carries information by continuously graded intervals between impulses and is pulse-coded analog.

antidromic impulse

[ænti'drɔmik 'impʌls]

逆行冲动

An impulse that conducts in the direction counter to the normal (dromic or othodromic) one for that fiber; usually an impulse conducted toward the dendrites.

augmenting response

[ɔːg'mentiŋ ris'pɔns]

增强反应

A certain evoked potential in the cerebral cortex that grows larger with repetition. This type, in contrast to the recruiting response, is confined to the primary sensory cortex, is elicited by stimulation of specific afferent pathways, and appears with a short latency in response to the first shock.

axon reflex

['æksɔn 'riːfleks]

轴突反射

A class of responses in which one branch of an axon acts as an afferent limb and is excited by an adequate stimulus and another branch carries the excitation to an effector-typically arteriolar smooth muscle in the adjacent skin.

bioelectricity

['baiouilek'trisiti]

生物电

The electrical phenomena that appear in living tissues, as that generated by muscle and nerve tissue.

burst

[bəːst]

（冲动）簇

A short sequence of spikes in the same neuron.

cathodal electrotonus (catelectrotonus)

['kæθoudol ilek'trɔtənəs]

阴极电紧张

Application of subthreshold stimulus currents with a cathode leads to localized depolarizing potential change which rises sharply and decays exponentially with time.

cholinergic neuron

[ˌkouli'nəːdʒik' njuərən]

胆碱能神经元

A kind of neuron that liberates acetylcholine at its synaptic knobs with activity.

chronaxie (chronaxy)
['krounæksi] (['krounæksi])
时值

A value expressing sensitivity of nerve fibers to stimulation. It is the time length that a current that is two times the rheobase value must last to cause depolarization.

cochlear microphonic potentials
['kɔkliə maikrə'fɔnik pə'tenʃəlz]
耳蜗微音器电位

Fluctuations in potential between the endolymph and perilymph of the cochlea, caused by sound, duplicate the sound wave in terms of amplitude and frequency.

compound action potential
['kɔmpaund 'ækʃən pɔ'tenʃəl]
复合动作电位

Potentials recorded from a bundle of nerve fibers heterogeneous with respect to velocity, threshold, and spike duration; the spikes of the individual fibers sum according to their amplitudes, numbers, and velocities.

conditioned reflex
[kən'diʃənd 'riːfleks]
条件反射

A learned reflex in which the nervous system is trained to produce a new and unusual response to a stimulus.

conduction
[kən'dʌkʃən]
传导

Process of active propagation of nerve impulses within the same neuron, mainly in axons.

contrapolarization
['kɔntrəˌpouləraiˈzeiʃən]
反极化

Polarity reversal; the polarity of the membrane of the resting cell is changed in such a way that the outside briefly becomes negative and the inside positive.

convergence
[kən'vəːdʒəns]
汇聚

The funneling of nerve impulses from more numerous primary receptor cells or neurons to fewer neurons in the second and succeeding ranks.

critical fusion frequency
['kritikəl 'fjuʒən 'fri:kwənsi]
临界融合频率

The lowest frequency of stimulation at which the measurable responses to successive stimuli can on some criterion be said to have fused.

decapitation
[diˌkæpi'teiʃən]
去头

The removal of the head, as of an animal or a fetus.

decerebration
[ˌdi:seri'breiʃən]
去大脑

Eliminating cerebral function by transecting the brainstem between the anterior colliculi and vestibular nuclei or by ligating the common carotid arteries and the basilar artery at the center of the pons.

demarcation potential
[ˌdi:mɑ:'keiʃəd pə'tenʃəl]
分界电位

The difference in electrical potential between the intact longitudinal surface and the injured end of a muscle or nerve.

denervation
[ˌdi:nə:'veiʃən]
去神经

Resection or removal of the nerves to an organ or region for depriving its nerve supply.

denervation hypersensitivity
[di:nə:'veiʃən haipəˌsensi 'tiviti]
去神经敏感

When the motor nerve to skeletal muscle is cut and allowed to degenerate, the muscle gradually becomes extremely sensitive to acetylcholine.

depolarization
['di:ˌpouləraiˈzeiʃən]

去极化

Decrease in polarization from any cause, to any degree, relative to normal resting potential.

desynchronization

[ˌdisiŋkrənaiˈzeiʃən]

去同步化

The replacement of a rhythmic EEG pattern with irregular low-voltage activity; it represents a breaking up of the synchronized activity of neural elements responsible for the wave pattern.

discharge

[disˈtʃɑːdʒ]

放电

A firing of one or more relatively rapid events, usually all-or-none.

dual innervation

[djuːəl ˌinəːˈveiʃən]

双重神经支配

Nerve supply to an organ from both the sympathetic and parasympathetic system.

electroencephalogram (EEG)

[iˌlektrouenˈseʃəlogræm]

脑电图

Record of the electrical activity of the brain, recorded from the scalp surface.

electro-oculogram

[iˌlektrou ˈɔkjulogræm]

眼动电图

The electroencephalographic tracings made by moving the eyes a constant distance between two fixation points, inducing a deflection of fairly constant amplitude.

electro-physiology

[iˌlektroˌfiziˈɔlədʒi]

电生理学

The science of physiology in its relations to electricity; the study of the electric reactions of living body.

electro-retinogram (ERG)

[iˌlektro reˈtinogræm]

视网膜电图

The record of measuring the electrical response of the retina to light stimulation.

electrosalivogram

[iˌlektrosəˈlaivəgræm]

唾腺电图

A graphic record or curve showing the action potential of the salivary glands.

electro-spinogram

[iˌlektro spainogræm]

脊髓电图

A tracing of the action potential of the spinal cord.

electrotonic potential

[ilektrouˈtɔnik pəˈtenʃəl]

电紧张电位

A localized potential change, produced by application of subthreshold stimulus current of fixed duration on a nerve, which rises sharply and decays exponentially with time and also diminishes exponentially in its magnitude as the distance between the stimulating and recording electrodes is increased.

end-plate potential (EPP)

[end pleit pəˈtenʃəl]

终板电位

The EPSP (excitatory postsynaptic potential) restricted to the end-plate region of a muscle. It is normally of sufficient size to elicit an all-or-none action potential which propagates along the muscle fiber. Notice that, in contrast with the situation in a propagated potential, the membrane ion conductances are not initiated by changes in the potential change constituting membrane potential so that the EPP is not regenerative.

equilibrium potential

[ˌi:kwiˈlibriəm pəˈtenʃəl]

平衡电位

A concentration gradient of an ion species across the membrane can be balanced by a potential gradient. This potential gradient is called equilibrium potential and is determined from the Nernst equation: $E= (RT/ZF) (\ln Ion_o/Ion_i)$

evoked potential

[iˈvoukit pəˈtenʃəl]

诱发电位

The various discrete electrical changes in the encephalon or the spinal cord which can be produced by stimulation of sense organs or of some point along the ascending pathways to it.

excitability
[ikˌsaitəˈbiliti]
兴奋性

The capability of nerve cells and muscle cells responding to a sudden and significant change in their environment，i. e. stimulus. The excitability is the reciprocal of threshold.

excitatory postsynaptic potential (EPSP)
[ekˈsaitətəri ˌpoustsiˈnæptik pəˈtenʃəl]
兴奋性突触后电位

The shift toward the direction of depolarization at a synapse on the membrane of the postsynaptic cell，associated with excitation. Notice that，conductance change in EPSP is non-regenerative，i. e. independent of membrane potential.

excitation
[ˌeksiˈteiʃən]
兴奋

Arousal by a stimulus；a process of releasing potential energy built into a system，causing it to depart from its previous state. The condition of a spontaneous，progressive discharge of the membrane that is triggered at the threshold，i. e. action potential，is also called excitation.

excitation-contraction coupling
[ˌeksiˈteiʃən kənˈtrækʃən ˈkʌpliŋ]
兴奋收缩偶联

The process by which depolarization of the muscle fiber initiates contraction. The action potential is transmitted to all the fibrils in the muscle fiber via the T system. It triggers the release of calcium ions from the terminal cisterna. The Ca^{2+} initiates contraction.

extrinsic potential
[eksˈtrinsik pəˈtenʃəl]
外禀电位

On the other side of a block region which action potentials fail to pass，small potentials appear，which diminished in size along the length of the nerve in the same way that electrotonic potentials do.

facilitation
[fəˌsiliˈteiʃən]

易化

Tendency of increase in excitability.

fatigue

[fəˋtiːg]

疲劳

A state of depressed responsiveness due to protracted activity and requiring appreciable recovery time.

feed back

[fiːd bæk]

反馈

A fraction of the output brought back and added to the input. In the case of negative feed back, the sign of this part is reversed.

feed forward

[fiːd ˈfɔːwəd]

前馈

A type of connection in a communication system in which a line divides into parallel lines, each carrying a signal forward to a point of reunion of the lines.

final common path

[fainl ˈkɔmən pɑːθ]

最后公路

The motor neuron, so called because it, has several types of neurons converging upon it. These include the sensory, internuncial, facilitatory, inhibitory and upper motor neurons.

firing level

[ˈfaiəriŋ ˈlevl]

发放水平

The point of a localized depolarizing potential change at which a runaway spike potential is initiated.

galvanic skin response (GSR)

[gælˈvænik skin risˈpɔns]

皮肤电反应

The change in electrical resistance of the skin as a response to stimulation, as measured by a galvanometer.

gating currents

[ˈgeitiŋ ˈkʌrents]
启闸（闸控）电流

Very small currents in the membrane just prior to the increase in ionic permeability, produced by the movement of charged particle within the membrane which would open channel "gate" for ionic flow. They can be determined by subtracting the response to a hyperpolarizing voltage clamp pulse from the response to a depolarizing pulse of the same magnitude when ionic currents are blocked pharmacologically.

generator potential
[ˈdʒenəreitə pəˈtenʃəl]
发生器电位

A graded potential change occurring in a receptor cell or sense organ associated with the transducer process and subsequent initiation of impulses by electrotonic spread to the spike initiating locus. Synonym: receptor potential.

graded response
[gˈreidid risˈpɔns]
分级反应

A change in membrane potential that varies continuously in amplitude over a range of stimulus strengths.

hallucination
[həˌluːsiˈneiʃən]
幻觉

Perception in the complete absence of stimuli, e. g. the drunk who gazes at the blank wall and sees elephants is having an hallucination.

hyperpolarization
[ˈhaipəˌpouləːraiˈzeiʃən]
超极化

Increase in the amount of electrical charge separated by the cell membrane and hence in the strength of the transmembrane potential.

illusion
[iˈluːʒən]
错觉

A false perception based on a stimulus, e. g. the drunk who gazes at the flowers on the wallpaper and insists that they are pink elephant is suffering an illusion.

immobilization

[i,moubilai'zeiʃən]
限动术

The act of rendering immovable as by a cast or splint.

impulse
['impʌls]
冲动

Spike potential which is all-or-none, rapidly rising and rapidly falling, typically propagated without decrement along axons. Arbitrarily, the impulse may be said to last until a line tangent to the rapid descent phase of the action potential crosses the base line.

inactivation
[in'ækti'veiʃən]
失活

The process of decreasing certain ions conductance of membrane, e. g. Na^+ inactivation.

indifferent electrode
[in'difrənt i'lektroud]
无关电极

One larger in size than active electrode, and dispersing electrical stimulation over a large area, providing a zero point of potential in reference to active electrode.

inhibition
[,inhi'biʃən]
抑制

Prevention or reduction of activity or responsiveness to stimulatory influences by nervous or hormonal mechanisms.

inhibitory postsynaptic potential (IPSP)
[in'hibitəri poustsi'næptik pou'tenʃəl]
抑制性突触后电位

A hyperpolarizing potential at a synapse that reduced the excitability of the postsynaptic cell.

injury potential
['indʒəri po'tenʃəl]
损伤电位

See demarcation potential.

integration

[ˌintiˈgreiʃən]
整合

Process of putting parts together to make a whole. Process resulting in the output being some function of input other than 1. 0. Two or more separate inputs may converge to cause one or more outputs, or a single input line may cause a greater or lesser number of impulses in an output line.

ionic channel
[ˈaiɔnik ˈtʃænl]
离子通道

Some proteins making ensembles across the membrane for ion penetration. According to whether opening the gate of channel is electrical-dependent, there are two types of channels, e. g. the ionic channels connected to the Ach receptors at the endplate are non-electrically excited, whereas the sodium and potassium channel of axons are electrically excited.

irritant
[ˈiritənt]
刺激物

An agent that produces stimulation.

isometric contraction
[ˌaisouˈmetrik kənˈtrækʃən]
等长收缩

Tension increases but the length of the muscle does not change when a muscle contracts.

isotonic contraction
[ˌaisouˈtɔnik kənˈtrækʃən]
等张收缩

Tension remains constant but the muscle shortens when a muscle contracts.

junctional potential
[ˈdʒʌnkʃənl pəˈtenʃəl]
接点电位

i. e. "postsynaptic potential" .

kymograph
[ˈkaiməgrɑːf]
记纹鼓

An instrument that writes a record on the surface of a slowly revolving drum of a movement or of an event that can be translated into a movement; most commonly used for recording a muscle contraction.

latency (latent period)
['leitənsi] (['leitənt 'piəriəl])
潜伏期

The time between the onset of a stimulus and the initiation of the inducing response.

local response
['loukəl ri'spɔns]
局部反应

When the cathodal stimulus intensity is raised above half the threshold level, the resulting potential did not return to the baseline as rapidly as in the response to anodal stimulation of the same intensity. Subtracting the expected electrotonic response from the whole response, remained is local response.

membrane conductance
['membrein kən'dʌktəns]
膜电导

The conductance of an ion is the reciprocal of its electrical resistance in a membrane and is a measure of membrane permeability to that ion.

membrane potential (transmembrane p.)
['membrein pə'tenʃəl] ([trænz'membrein])
膜电位

The electric potential which exists on two sides of a membrane or across the wall of a cell.

microelectrode
['maikroui'lektroud]
微电极

Any of a variety of types of electrode with an uninsulated tip smaller than about 10μm in diameter, such as glass microelectrode.

miniature end-plate potentials
['minjətʃə 'endpleit pə'tenʃəlz]
微终板电位

Small fluctuations in membrane potential at the end-plate region of the resting muscle, of much the same shape as normal EPPs, but only about 0.5mV in height. Their occurrence is randomly distributed in time, caused by the action of acetylcholine released spontaneously from the motor nerve ending in discrete packets or quanta.

motor unit
[ˈmoutə juːnit]
运动单位

A single motor neuron and all the muscle fibers its axon supplies.

myotatic reflex
[maiəˈteitik ˈriːfleks]
牵张反射

Reflex contraction of a muscle in response to passive longitudinal stretching. Synonym: stretch reflex.

negative after-potential
[ˈnegətiv ˈɑːftə pəˈtenʃəl]
负后电位

The period following termination of spike potential during which there is a lag in the return of the potential of an excitable cell membrane to resting potential.

neurohormone
[njuərəˈhɔːmoun]
神经激素

A hormone released from nerve cells at a distance from its target organ.

neuropile
[ˈnjuərəpail]
神经绒

A dense feltwork of interwoven cytoplasmic processes of nerve cells (dendrites and axons) and of neuroglial cells in the central nervous system and in some parts of the peripheral nervous system.

neurosecretion
[ˌnjuərousiˈkriʃən]
神经分泌

Product of, or the process of release of visible droplets of neurohormone from the cytoplasm of special secretory nerve cells.

neurotransmitter
[ˈnjuəroutrænzˈmitə]
神经递质

Substances released from nerve cells at synapses and presumed to mediate normal chemical transmission.

nociceptor

[ˌnousiˈseptə]

伤害感受器

A receptor specialized to fire in response to injurious or noxious stimuli.

node of Ranvier

[noud əv rænˈviə]

郎飞结

The regularly spaced constrictions along a myelin sheath to which the action potentials are restricted during nervous conduction.

occlusion

[ɔˈkluːʒən]

闭塞

A process of spatial overlap of central excitation in a reflex activity, inferred where the sum of two reflex effects going on together is less than the sum of their separate effects.

oscilloscope

[ˈosiləskoup]

示波器

An instrument for giving a visual (luminous) trace or image representing the variations of electric currents or voltages, and particularly the rapid variations of an oscillatory nature.

phasic

[ˈfeizik]

时相的

Referring to a transitory state. A phasic contraction of a muscle is one that not long maintained, in contrast to a tonic contraction. A phasic receptor response or component of a response is one that shows adaptation.

polarization

[ˌpouləraiˈzeiʃən]

极化

State in which ions are in unequal concentrations on two sides of a membrane, with production of an electric potential across the membrane.

positive after-potential

[ˈpɔzətiv ˈɑːftə pəˈtenʃəl]

正后电位

The period following termination of the negative after-potential during which the potential of an excitable cell membrane is more negative than the resting potential. It is paradoxically called positive because it was first detected outside the cell, where the polarity is reversed.

postsynaptic inhibition
[ˌpoustsiˈnæptik ˌinhiˈbiʃən]
突触后抑制

The presynaptic neuron liberates an inhibitory transmitter increasing the permeability of the postsynaptic membrane to potassium ions and/or chloride ions thereby increasing the negativity of the postsynaptic membrane potential. In this hyperpolarized state it is difficult to stimulate.

postsynaptic potential
[ˌpoustsnæptik pəˈtenʃəl]
突触后电位

The special form of subthreshold potential change occurring across the synaptic membrane of the postsynaptic neuron when an impulse arrives in the presynaptic fiber, see EPSP IPSP.

posttetanic potentiation
[poustiˈtænik pətenʃiˈeiʃən]
强直后加强

Enhancement of excitability following along period of high frequency stimulation; the phenomenon is known mainly in the mammalian spinal cord, where it lasts for minutes or even hours.

predepolarization
[priˌdipouləraiˈzeiʃən]
前去极化

A prepotential in the depolarizing direction.

prepotential
[pripəˈtenʃəl]
前电位

Any of the several types of graded processes that can, if they reach threshold, lead to spike; thus, synaptic, generator, and local potentials.

presynaptic inhibition
[prisiˈnæptik ˌinhiˈbiʃən]
突触前抑制

A process which reduces the amount of synaptic transmitter liberated by action potentials arriving at excitatory synaptic knobs. The neuron producing presynaptic inhibition ends on an excitatory synaptic knob.

propagation
[ˌprɔpəgeiʃən]
扩布

Conveyance of excitation with the active participation of the regions traversed; usually used for conduction within one axon, not for transmission across junctions; contrasted with electrotonic spread.

proprioceptor
[ˌproupriouˈseptə]
本体感受器

A mechanoreceptor that normally signals movements or positions of the parts of body.

pulse-code
[pʌls koud]
脉冲编码

The special type of analog communication represented by axons, in which information is coded in the numbers of and intervals between all-or-none pulses.

reafference
[riːˈæfərəns]
重传入

Sensory input signals caused by the animal's own movements (Von Holst).

receptor
[riˈseptə]
感受器

A cell or part of a cell specialized and normally functioning to convert (transduce) environmental stimuli into nerve impulses or some active response in nerve cells.

receptor potential
[riˈseptə poˈtenʃəl]
感受器电位

See "generator potential".

recruiting response
[riˈkruːtiŋ risˈpɔns]

募集反应

An evoked potential in the cerebral cortex produced by stimulation of intralaminar thalamic nuclei and related structures, widely distributed but especially prominent in cortical areas with fewest projections and showing increased amplitude with repetition at certain frequencies.

recruitment

[riˈkruːtmənt]

募集

As the strength of stimulation increases, more and more nerve or muscle fibers respond. This progress response of more units termed recruitment.

rectification

[ˌrektifiˈkeiʃən]

整流

A property of some cell membranes providing a greater resistance to current flow in one direction than in the other. Delayed rectification is a term applied to the delayed increase in conductance to K^+ following depolarization.

reflex

[ˈriːfleks]

反射

An action carried out without voluntary control, in which a relatively fixed output pattern is produced in response to a simple input.

reflex arc

[ˈriˌfleks ɑːk]

反射弧

The chain of sensory receptor, afferent neuron, synapse, efferent neuron, effector and, in general cases, also including several interneurons, carries out a reflex action.

relative refractory period

[ˈrelətiv riˈfræktəri ˈpiəriəd]

相对不应期

Period follows the end of the absolute refractory period, during which it is possible to elicit a second action potential, but the threshold stimulus intensity is higher than usual and the second action potential, if it is recorded near the stimulating electrodes, may be reduced in size.

relay

['ri:lei]

驿站

A collection of junctions with relatively little cross connection, recombination, and higher integration; therefore passing on signals with nearly the same meaning as those received. A relay synapse is one with little or no convergence or integration, transmitting one to one.

repolarization

[ri'poulərai'zeiʃən]

复极

Returning a muscle or nerve cell to its original resting state of separation of ions across the cell membrane and electrical potential.

response

[ris'pɔns]

反应

An activity in reply to a stimulus.

resting potential

['restiŋ pə'tenʃəl]

静息电位

The difference in electrical potential across the membrane of an undisturbed cell, having a positive sign on the outside surface and a negative sign in the interior.

reversal potential

[ri'və:səl pə'tenʃəl]

翻转电位

The value of the postsynaptic membrane potential at which the action of transmitter cause no potential change (P. S. P.) but a normal conductance change. At membrane potential above or below this value, P. S. P.'s occur with a polarity that transiently deflects the membrane potential toward this value.

rheobase

['ri:obeis]

基强度

The minimum potential of electric current necessary to produce stimulation.

(L. Lapicque, 1909)

run

[rʌn]

(冲动）流

A run of impulse is a long continued regular series of spikes.

saltatory conduction
['sæltətori kən'dʌkʃən]
跳跃传导

Conduction of a nerve impulse down a myelinated nerve fiber by skipping from node to node.

sensory unit
['sensəri ju:nit]
感觉单位

A single sensory axon and all its peripheral branches.

sodium-potassium pump
['soudjəm pə'tæsjəm pʌmp]
钠-钾泵

The mechanism responsible for the active transport of sodium out of the cell and potassium into the cell. The energy for pumping is provided by ATP.

space constant
[speis 'kənstənt]
空间常数

A measure of decrement of a passive potential change with distance at which the potential has declined to l/e or about 37% of its initial height.

spatial summation
[speiʃəl sʌ'meiʃən]
空间总和

The increasing excitatory effects, culminating in a propagated action potential, occurring in a neuron by the simultaneous arrival of impulses at numerous synapses on its surface.

spike potential
[spaik pə'tenʃəl]
峰电位

The initial, very large change in potential of an excitable cell membrane during excitation.

spinal shock

['spainl ʃɔk]
脊休克
Following spinal cord transection all reflex responses below the level of damage are lost for a period of time. This areflexia is termed spinal shock.

stereognosis
['steriɔg 'nousis]
实体觉
The ability to recognize objects by touching without visual assistance.

stimulus artifact
['stimjuləs ˌɑːtifækt]
刺激伪迹
In the recording of the action potential there is usually seen a deflection which precedes that of the action potential. The former is called the stimulus artifact, caused by capacitive coupling of the stimulating and recording electrodes.

stretch reflex
[stretʃ 'riːfleks]
牵张反射
See "myotatic reflex".

summation
[sʌ'meiʃən]
总和
The addition of separate responses that are adjacent in time or space. The former is called temporal summation; the latter, spatial summation.

synaptic delay
[si'næptik di'lei]
突触延搁
Elapsed time between arrival of a presynaptic impulse at a junction and the first sign of postsynaptic response.

temporal summation
['tempərəl sʌ'meiʃənl]
时间总和
The increasing state of excitation leading to a nerve action potential or a muscle contraction in response to a rapidly repeated subliminal stimulation.

threshold

['θreʃhould]

阈

Just perceptible; the lowest strength stimulus that results in a detectable response or reaction.

threshold stimulus

['θreʃhould 'stimjuləs]

阈刺激

A threshold stimulus is often operationally defined as that intensity which produces a response on 50% of equivalent trials or some other arbitrary criterion to take account of variability.

time constant

[taim 'kənstənt]

时间常数

A measure of the rate of decay of a passive potential or an equivalent process proceeding logarithmically; the time from the start of decay until the amplitude has declined to l/e or about 37% of its initial height.

tonic

[tənik]

紧张性的

Continuing for a relatively long time; a tonic receptor or a tonic fraction of a receptor discharge is one without adaptation.

tonus (tone)

['tənəs]

紧张

A degree of tension, firmness, or maintained contraction in a muscle, and by extension, a degree of maintained nerve impulse traffic in the neurons system, i. e. the general background of spontaneous discharges.

train

[trein]

(冲动) 串

A series of nerve impulses of limited duration and therefore distinct from a run, but lasting too long to be called a burst.

transmission

[trænz'miʃən]
传递

The passage of excitation or inhibition cross synapses; distinguished from conduction and propagation, which occur within a neuron and do not involve synapses.

trigger
['trigə]
触发

An energy state in a system such that proper application of an increment of energy will precipitate a change whose time course and magnitude are essentially independent of those of the energy increment.

unconditioned reflex
['ʌnkəndiʃənd 'ri:fleks]
非条件反射

A fixed reflex whose mechanism may be supposed to be inherited as its functioning does not depend on previous experience.

utilization time
[ˌju:tilai'zeiʃən taim]
利用时

The length of time a current of rheobase intensity must be applied to produce a response at a given nerve or muscle.

volley
['vɔli]
排放（齐放）

A simultaneous discharge of a single impulse in each of many nerve fibers in a bundle set up by a single stimulus.

voltage-clamp method
['voultidʒ klæmp 'meθəd]
电压钳置法

The technique for electrically controlling the membrane potential at a desired level despite membrane conductance changes that would otherwise tend to bring the membrane potential toward a new equilibrium level and determining the conductance in the terms of current necessary to keep the membrane potential equal to the command voltage by counteracting natural one.

Weber-Fecher law

[ˈwiːbə ˈfetʃnə lɔː]

韦伯-费希钠定律

The rate of firing of a receptor is proportional to the logarithm of the intensity of the stimulus. Also, the magnitude of the receptor potential is proportional to the intensity of the stimulus.

References

1 Bullock T H. Introduction to Nervous Systems. San Francisco: Freeman, 1977.

2 Frackowiak, Richard S J. Human Brain Function, 2nd ed. San Diego: Academic Press, Elsevier Science (USA), 2004.

3 Ganong W F. Review of Medical Physiology, 21th ed. New York: McGraw-Hill, 2003.

4 Guyton A C. Basic Human Neurophysiology, 3rd ed. Philadelphia: Saunders, 1981.

5 Hainsworb F R. Animal Physiology. Massachusetts: Addison-Wesley, 1981.

6 Kandel E R, J H Schwartz, T M Jessell. Principles of Neuroscience, 4th ed. New York: McGraw-Hill, 2000.

7 Kuffler S W, I G Nicholls. From Neuron to Brain. Sunderland: Sinauer, 1976.

8 Levitan I B, L K Kaczmarek. The Neuron. New York: Oxford University Press, 1991.

9 Lippold O C J, F R Winton. Human Physiology, 7th ed. New York: Longman, 1979.

10 Longstaff A. Instant Notes in Neuroscience. London: BIOS Scientific Publishers, 2000.

11 Marchand E R, et al. Basic Medical Neurology. San Diego: UCSD School of Medicine, 1982.

12 Mountcastle V B. Medical Physiology, volume I, l4th ed. St, Louis: Mosby, 1980.

13 Neuman P P. Neurophysiology. New York: SP Medical and Scientific Books, 1980.

14 Pansky B, D J Allen. Review of Neuroscience. New York: Macmillan, 1980.

15 Randall D, Burggren W, French K. Animal Physiology . New York: WH Freeman, 2002.

16 Schmidt R F. Fundamentals of Neurophysiology (Translated by M A Biederman-Thorson), 2nd ed. New York: Springer-Verlag, 1978.

17 Schmidt R F. Fundamentals of Sensory Physiology (Translated by MA Biederman-Thorson), 2nd ed. Revised and Enlarged ed. New York: Springer-Verlag, 1981.

18 Schmidt RF, G. Thews. Human Physiology (Translated by M A Biederman. Thorson), New York: Springer-Verlag, l983.

19 Seidel C. Basic Concepts in Physiology: a student's survival guide. New York: McGraw-Hill, 2002.

20 Shepherd G M. Neurobiology. New York: Oxford University Press, 1983.

21 Squire LR, Floyd Bloom. Fundamental Neuroscience, 2nd ed. San Diego: Academic Press, 2003.

22 Stein J F. An Introduction to Neurophysiology. Oxford: Blackwell Scientific Publications, 1982.

23 Stephenson W K. Concepts in Neurophysiology. New York: John Wiley & Sons, 1980.

24 Winter H F, Shourd M L. Review of Human Physiology. Philadelphia: WB Saunders, 1982.

